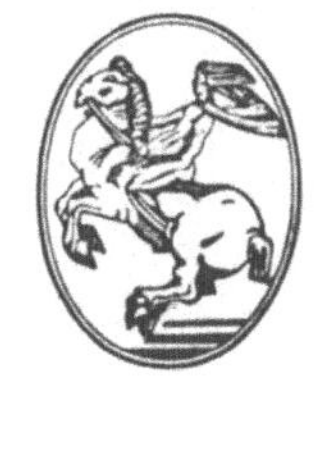

W0262666

Kohlenhydrate in der Infusionstherapie

Grundlagen und neue Aspekte

Herausgegeben von
O. Mayrhofer-Krammel

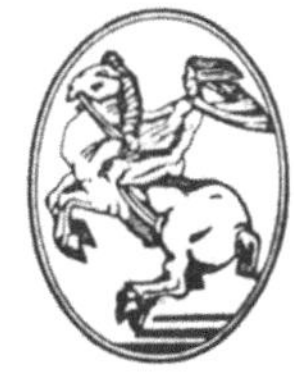

Springer-Verlag
Wien New York

Prof. Dr. Dr. h. c. mult. *Otto Mayrhofer-Krammel*
Klinik für Anaesthesie und allgemeine Intensivmedizin,
Universität Wien, Österreich

Mit 119 Abbildungen

ISBN-13:978-3-211-81495-6   e-ISBN-13:978-3-7091-8525-4
DOI: 10.1007/978-3-7091-8525-4

Vorwort

Der vorliegende Band enthält die Referate eines am 26. November 1977 in Wien abgehaltenen Internationalen Symposiums über »Kohlenhydrate in der Infusionstherapie« einschließlich der Diskussionsbeiträge.

An dieser Veranstaltung nahmen Biochemiker, Pharmakologen, Pathologen und Kliniker aus der Bundesrepublik Deutschland, der Schweiz und Österreich teil und berichteten über ihre experimentellen und klinischen Untersuchungen. Eines der wesentlichsten Ziele dabei war es, die Rolle der Kohlenhydrate im Rahmen der parenteralen Ernährung, insbesondere bei chirurgischen und bei Intensivbehandlungspatienten, zu umgrenzen. Gleichzeitig sollte auch auf etwaige Nebenwirkungen und Störungen eingegangen werden.

Wenngleich auch natürlich in der kurzen Zeit nicht alle einschlägigen Fragen geklärt werden konnten, so hat das Symposium doch einige sehr wesentliche Informationen geboten und dem Kliniker wichtige neue Hinweise für die Praxis der Infusionstherapie gebracht. Wir glauben, daß wir diese einem über die Tagungsteilnehmer hinausreichenden Leserkreis nicht vorenthalten dürfen.

Wien, im Juli 1978   **Otto Mayrhofer-Krammel**

Inhaltsverzeichnis

Liste der Vorsitzenden, Referenten und Diskussionsteilnehmer

Benzer, H., Univ.-Prof., Dr., Klinik für Anaesthesie und allgemeine Intensivmedizin, Spitalgasse 23, A-1090 Wien.

Coraim, F., Dr., Klinik für Anaesthie und allgemeine Intensivmedien, Spitalgasse 23, A-1090 Wien.

Dudziak, R., Univ.-Prof., Dr., Zentrum der Anästhesie, Johann-Wolfgang-Goethe-Universität, Theodor-Stern-Kai 7, D-6000 Frankfurt/Main.

Egger, G., Dr., Institut für funktionelle Pathologie, Mozartgasse 14/II, A-8010 Graz.

Fasching, W., Univ.-Doz., Dr., II. Chir. Univ.-Klinik, Spitalgasse 23, A-1090 Wien.

Förster, H., Univ.-Prof., Dr., Zentrum der Biologischen Chemie, Universität Frankfurt, Theodor-Stern-Kai 7, D-6000 Frankfurt/Main.

Gabl, W. F., Univ.-Prof., Dr., I. Med. Univ.-Klinik, Lazarettgasse 14, A-1097 Wien.

Gassner, A., Dr., I. Med. Univ.-Klinik, Lazarettgasse 14, A-1097 Wien.

Grünert, A., Univ.-Prof., DDr., Universität Ulm, Oberer Eselsberg M 23, D-7900 Ulm.

Haider, W., Univ.-Doz., Dr., Klinik für Anaesthesie und allgemeine Intensivmedizin, Spitalgasse 23, A-1090 Wien.

Hohenegger, M., Univ.-Doz., DDr., Institut für allgemeine und experimentelle Pathologie, Währinger Straße 13, A-1090 Wien.

Kleinberger, G., OA, Dr., I. Med. Univ.-Klinik, Lazarettgasse 14, A-1097 Wien.

Kraupp, O., Univ.-Prof., DDr., Pharmakologisches Institut, Währinger Straße 13a, A-1090 Wien.

Kubat, R., Dr., Institut für funktionelle Pathologie, Mozartgasse 14/II, A-8010 Graz.

Leutenegger, A., OA, Dr., Departement für Chirurgie, Kantonsspital Basel, CH-4004 Basel.

Lochs, H., Dr., I. Med. Univ.-Klinik, Lehrkanzel für Gastroenterologie und Hepatologie, Spitalgasse 23, A-1097 Wien.

Mayrhofer-Krammel, O., Univ.-Prof., DDr. h. c. mult., Klinik für Anaesthesie und allgemeine Intensivmedizin, Spitalgasse 23, A-1090 Wien.

Pall, H., Dr., I. Med. Univ.-Klinik, Lazarettgasse 14, A-1097 Wien.

Pauser, G., OA, Dr., Klinik für Anaesthesie und allgemeine Intensivmedizin, Spitalgasse 23, A-1090 Wien.

Pichler, M., Ass., Dr., I. Med. Univ.-Klinik, Lazarettgasse 14, A-1097 Wien.

Porta, S., Dr., Institut für funktionelle Pathologie, Mozartgasse 14/II, A-8010 Graz.

Raberger, G., Dr., Pharmakologisches Institut, Währinger Straße 13a, A-1090 Wien.

Rudas, B., Univ.-Prof., Dr., Medizinisch-physiologisches Institut, Schwarzspanierstraße 17, A-1090 Wien.

Sattelberger, R., Dr., Institut für funktionelle Pathologie, Mozartgasse 14/II, A-8010 Graz.

Seewann, S., Dr., Institut für funktionelle Pathologie, Mozartgasse 14/II, A-8010 Graz.

Semsroth, M., Dr., Klinik für Anaesthesie und allgemeine Intensivmedizin, Spitalgasse 23, A-1090 Wien.

Steuer, A., OA, Dr., Johann-Wolfgang-Goethe-Universität, Theodor-Stern-Kai 7, D-6000 Frankfurt/Main.

Wurnig, P., Univ.-Doz., Dr., Chirurgische Abteilung, Mautner-Markhofsches Kinderspital, Baumgasse 75, A-1030 Wien.

Die Biochemie des Kohlenhydratstoffwechsels bei Intensivpatienten

A. Grünert

Department für Anästhesiologie, Universität Ulm, Bundesrepublik Deutschland

Mit 29 Abbildungen

Die allgemeine Fassung dieses Themas ist begründet in der Absicht, mit diesem einführenden Referat einige Aspekte über physiologisch-chemische Grundprinzipien darzustellen, die die Veränderungen im Intensivstoffwechsel verstehbar machen und die so eine Basis für Abhandlungen bieten können, die im Laufe dieses Tages noch dargestellt werden sollen. Die Beschränkung auf einige wesentliche Leitlinien ist bei einer Darstellung der beiden eigentlichen Teilbereiche, nämlich der Biochemie der Kohlenhydrate einerseits und deren spezieller Ausprägung in der Intensivmedizin andererseits, allein aus Zeitgründen unverzichtbar.

Für ein Verständnis der besonderen Beziehungen des Stoffwechsels in der Intensivmedizin ist eine profunde Kenntnis der normalen, also physiologisch-chemischen Prozesse erforderlich. Aus diesem Grund erscheint es uns sinnvoll, einige grundlegende Beziehungen vor allem im Hinblick auf die Regulation der Stoffwechselprozesse darzustellen, auf deren Grundlage dann spezielle Veränderungen eines hormonell derangierten Stoffwechsels diskutiert werden können.

Eine weitere Voraussetzung für eine Verständigung über die gewählte Thematik besteht in einer einheitlich akzeptierten Inhaltsbestimmung des Begriffs Intensivmedizin. Boshafterweise könnte man ja davon ausgehen, daß alle medizinischen Aktivitäten intensive Bemühungen sein sollten. Hier verstehen wir unter Intensivmedizin die besonders gefährdende, jede spezielle Krankheitsform übergreifende, vitale Bedrohung des Organismus, die übergeordnet generell jenseits jeder speziellen Krankheit vorliegen kann. Wenn wir diese Voraussetzungen akzeptieren, dann können wir den Versuch wagen, Aspekte zu Veränderungen der physiologischen Chemie des Organismus zu pathologischen Zuständen darzustellen.

Die Riesenlandschaft des Kohlenhydratstoffwechsels unter der besonderen Optik und Ausprägung der Intensivmedizin zu erkunden und zu beschreiben, erzeugt naturgemäß ein Dilemma, das sich zwischen zwei weit auseinanderliegenden Grenzmarken ansiedelt, die darin bestehen, einerseits das Interesse des Spezialisten durch die Beleuchtung einiger komplizierter Details wachzuhalten und andererseits den praktisch tätigen Realtherapeuten in einem Überblicksbild zur Groborientierung die tatsächliche Relevanz glaubhaft sichtbar zu machen.

Aus der Riesenfülle des das Thema berührenden Materials muß also notgedrungen eine Auswahl getroffen werden. Ausgehend von einer Darstellung der Auswirkung besonderer Stoffwechselzustände wollen wir einige Aspekte herausgreifen, die in voller Bandbreite den Übergang von normalem Stoffwechsel zu pathologischen Veränderungen sichtbar machen. Auf dieser Grundlage müssen bei den Kohlenhydraten als Teilbereich des gesamten Stoffwechselgeschehens die engverzahnten Funktionen des Abbaus in der Glykolyse, den feinen Kontrollmechanismen der Glukoneogenese, dem Aufbau von Kohlenhydraten also, gegenübergestellt werden, was gleichzeitig die Grundlinien des Glykogenstoffwechsels beinhaltet. Als Resultat dieses gewissermaßen normalen Zustandsbildes soll anhand der zentralen Stellung des Glukose-6-Phosphats die enge Verflechtung des Kohlenhydratstoffwechsels mit der gesamten Maschinerie des Organismus, beispielsweise die Wechselbeziehung zum Fettstoffwechsel, aufgezeigt werden. Diese Wechselbeziehungen, die sowohl in energetischer als auch in substantieller Hinsicht im intensivmedizinischen Bereich vor allem Verzerrungen und Störungen erfahren, unterscheiden sich prinzipiell von sozusagen normalen Veränderungen, wie wir sie im Hungerstoffwechsel oder in pathologischer Weise im Diabetes mellitus vorliegen haben.

Die Kohlenhydrate stellen den Hauptanteil der Nahrung dar, welcher sowohl vom Menschen als auch von den meisten Tieren für die Bedarfsdeckung energetischer und substantieller Bedürfnisse eingesetzt wird. Von den bedeutendsten Kohlenhydraten spielt die Zellulose als β-1,4-verknüpftes Glukosepolymer in der Ernährung des Menschen keine Rolle, da diese Bindung bekanntlich nur von Mikroorganismen aufgebrochen werden kann. Dagegen stellen die Stärken, in Form der Amylose als lineare Kette von α-1,4-verknüpften Glukosemolekülen und des Amylopektins als einer verzweigtkettigen α-1,4-, α-1,6-glykosidisch verbundenen Polyglukose, den Hauptanteil der Nahrung dar. Andere Stärken wie das Glykogen spielen quantitativ gesehen zwar keine besondere Rolle, haben aber gerade beim Menschen als wesentlicher Anteil in den Regulationsmechanismen als Depotsubstanzen eine besondere Funktion, was wir auch noch entsprechend herausstellen werden. Neben den Disacchariden haben wir es vor allem mit Monomeren zu tun, von denen wegen der ubiquitären Verwertbarkeit der Glukose eine herausragende Bedeutung zukommt. Die Glukose besitzt einen exzeptionellen Rang, da sie für einige Gewebe wie die Erythrozyten und die Tubulusepithelzellen der Nieren obligat ist. Unter anaeroben Bedingungen ist die Glukose die einzig mögliche Energiequelle, wohingegen bei ausreichender Sauerstoffversorgung bestimmte Gewebe auch andere Rohstoffe zur Energiegewinnung einsetzen können, wie z. B. Fettsäuren und Ketonkörper.

Die Leber bildet dabei eine besondere Ausnahme — und das ist für das weitere Verständnis sicher sehr wesentlich —, da sie selbst kein guter Glukoseverwerter ist; sie ist enzymatisch besser ausgestattet für die Produktion von Glukose als für die Verbrennung von Glukose und benutzt als Energiequelle auch unter normalen Verhältnissen die Fettsäurenoxydation. Für das Verständnis der Regulationsmechanismen sei zur Groborientierung erst einmal gezeigt, welches Weltbild der Biochemie wir Ihnen hier darstellen (Abb. 1).

Es geht im Grunde genommen in der gesamten Biochemie eigentlich darum, daß der Körper aus irgendwelchen Rohstoffen versucht, Energie

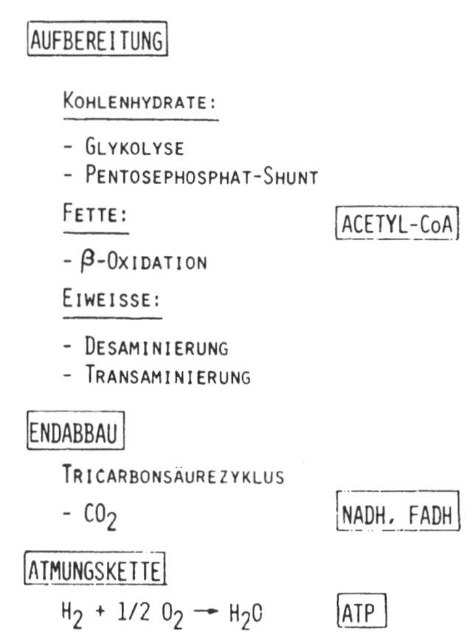

Abb. 1. Drei-Stufen-Schema der Energiebereitstellung

zu gewinnen, was im Grunde genommen ein dreistufiger Prozeß ist. Die erste Phase als Aufbereitungsphase wandelt die drei wesentlichen Rohstoffe Kohlenhydrate, Fette und Eiweiße in Acetyl-CoA um, welches dann in einem chemischen Endabbau schließlich zu CO_2 und Wasserstoff, der coenzymatisch gebunden ist, reagiert. In der eigentlichen Endreaktion, nämlich in der Atmungskette, wird schließlich durch stufenweise Oxydation des Wasserstoffs mit Sauerstoff die Energie gewonnen, die in chemisch gebundener Form als ATP dem Körper dann zur Verfügung steht.

Abb. 2 zeigt Ihnen aus dieser prinzipiellen Einteilung den Bereich der Biochemie, den wir hier abhandeln wollen. Wir beabsichtigen dabei nicht, innerhalb dieses Kohlenhydratstoffwechsels gar die einzelnen Reaktionen abzuhandeln, das sei folgenden Referaten vorbehalten, sondern wollen in einem groben Überblick zeigen, wo in dieser zunächst verwirrenden Fülle prinzipiell Eingriffsmöglichkeiten für Regulationsmechanismen gegeben sind. Wir wollen dann über dieses normale Bild ableiten, wo im sogenannten Streßstoffwechsel Varia-

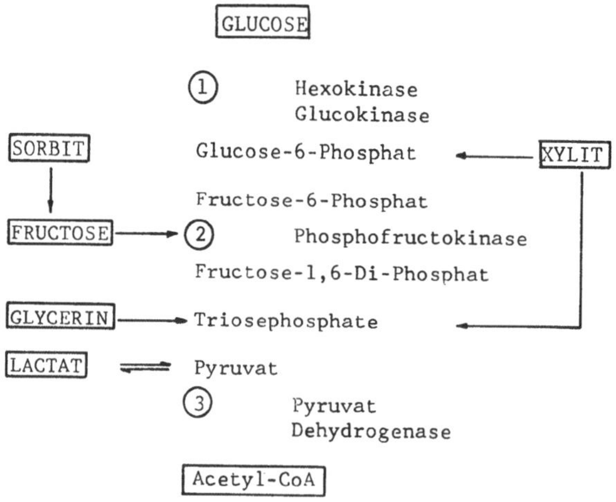

Abb. 2. Zusammenhänge im Stoffwechsel der Kohlenhydrate

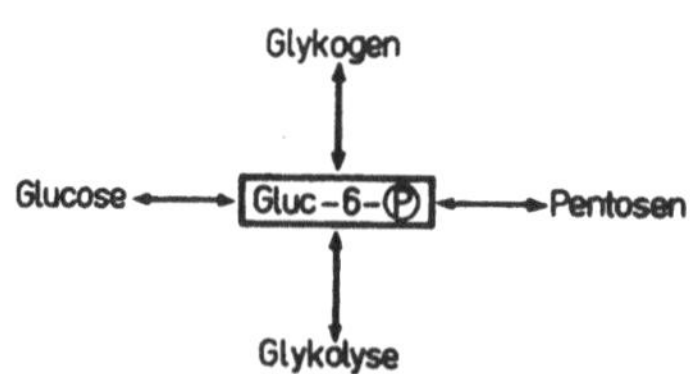

Abb. 3. Zentrale Stellung des Glukose-6-Phosphats

tionen eintreten. Am Schluß unseres Referats werden wir etwas näher auf das spezielle Problem der Laktazidose eingehen, welche als eine der möglichen Folgereaktionen von Infusionstherapien besonderes Interesse erweckt.

Für ein Verständnis der Stoffwechselprozesse haben wir festgestellt, daß die Glukose-6-Phosphatester eine zentrale Stellung einnehmen (Abb. 3). Wenn wir einen Überblick über den normalen Glukosestoffwechsel gewinnen wollen, gehen wir am besten von zwei Grenzsituationen aus, wo auf der einen Seite der Glukoseüberschuß und auf der anderen Seite der Glukosemangel im Prinzip dargestellt werden.

<pre>
➡ Glykolytischer Abbau

➡ Lipogenese

➡ Glykogensynthese

➡ hoher Durchsatz durch
   Citratzyklus

Schaltstelle Pyruvat:

➡ oxidativer Abbau
</pre>

Abb. 4. Physiologisch-chemische Konsequenzen des Glukoseüberschusses

In Abb. 4 ist die Situation der Glukosezufuhr im Überschuß dargestellt, und man sieht, daß die Glukose in der Leber sowohl als Glykogen gespeichert als auch in Fettsäuren umgewandelt werden kann. Bei hohen Glukosekonzentrationen im Blut ist es eben möglich, daß die Peripherie ihre Energieversorgung aus der Oxydation dieser Glukose bewerkstelligt. In der Muskulatur wird die Glukose dabei zum großen Teil für die Bildung von ATP eingesetzt, wobei allerdings auch ein gewisser Teil in die Glykogensynthese einfließen kann und für biosynthetische Prozesse zur Verfügung steht. Im Fettgewebe wird die Glukose im wesentlichen zur Ausbildung von α-Glyzerophosphat benutzt, welches dann mit Fettsäuren verestert in Form der Triglyzeride als Langzeitenergiedepotstoff gespeichert wird.

In Abb. 5 ist nun im Gegensatz dazu eine normale Situation dargestellt, wie sie bei Glukosemangel vorliegen kann. Dabei werden in erster Linie die Glukosespeicher der Leber und Muskulatur mobilisiert. Gleichzeitig erfolgt eine Mobilisierung der Fettspeicher mit vermehrter Freisetzung freier Fettsäuren. Dies bewirkt eine Umschaltung zur Energieproduktion aus anderen Rohstoffen, z. B. aus Fettsäuren. Dieser Vorgang löst Folgereaktionen aus — wir werden darauf noch eingehen —, die vor allem eine Umschaltung an einer Schalt-

⟶ Mobilisierung der Fettspeicher
    Lipolyse

⟶ Fettsäurenoxidation

⟶ Ketogenese

⟶ Proteinabbau

⟶ Gluconeogenese

Schaltstelle Pyruvat

⟶ Inhibierung der PDH

Glucogene Substrate

⟶ Lactat, Alanin, Glycerin

Abb. 5. Physiologisch-chemische Konsequenzen des Glukosemangels

stelle verursachen, wo der normale Abbau des Pyruvats zu Acetyl-CoA in einer negativen Rückkopplung geblockt wird. Unter diesen Zuständen wird die Neubildung der Glukose stimuliert unter einer gleichzeitigen Inhibierung der abbauenden Prozesse. Diese Umschaltung ist für das weitere Verständnis wesentlich.

Es ist also festzuhalten, daß unter einem Glukosemangel, wie im Hungerzustand, Funktionen in Gang gesetzt werden, die die Blutglukosekonzentration aufrechterhalten und die durch besondere Sparmechanismen unter Einsatz alternativer Energiequellen dafür sorgen, daß Glukose für glukoseabhängige Gewebe aufgespart wird.

Der erste Schritt in der Verwertung der Glukose durch viele Gewebe erfordert die Mitwirkung von Insulin. Beim Anstieg der Blutglukosekonzentration wird das normale Pankreas angeregt, Insulin zu sezernieren. Das in die Peripherie zirkulierende Insulin erhöht dann die Permeabilität der Zellmembranen für Glukose. Dabei ist von Bedeutung, daß der Einstrom der Glukose in die Leber und in das zentrale Nervensystem offensichtlich insulinunabhängig erfolgt. Bei einem Insulinmangel kann die Glukose nur über Diffusion in die Zelle gelangen, was allerdings zu sehr niedrigen Flüssen führt. Man kann dann diesen Zustand so beschreiben, daß hierbei die Zelle gewissermaßen in einem Meer von Nährstoffen hungert. Insulin, welches in erster Linie von der Leber abgebaut wird, hat eine relativ kurze Halbwertzeit von ungefähr 20 Minuten. Das hat zur Folge, daß die Aktivität von Insulin nur so lange hoch bleibt, solange die Glukosekonzentration im Blut hoch ist, hoch genug jedenfalls, um die Sekretion von Insulin aus dem Pankreas zu stimulieren.

Die physiologisch-chemischen Veränderungen beim Übergang in einen Hungerstatus sind in den folgenden Abbildungen dargestellt (Abb. 6, 7, 8).

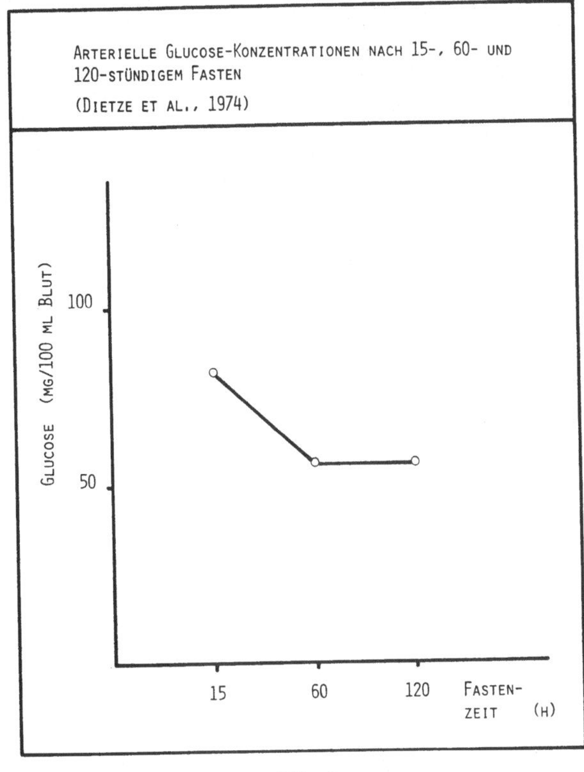

Abb. 6

Die Daten stammen von Dietze, München, der untersucht hat, welche Änderungen in den Konzentrationen von Glukose, Insulin und Glukagon eintreten, wenn wir den Organismus in einen Hungerzustand versetzen.

Der Trigger zur Stoffwechselumstellung ist also der Abfall der arteriellen Glukosekonzentration. Die Folge ist ein Abfall der Insulinkonzentration mit einem gegenläufigen Anstieg der Glukagonkonzentration. Wir sehen also, daß hier ein relativ schnell und empfindlich funktionierender Abhängigkeitsmechanismus zwischen den drei Größen Glukose, Insulin und Glukagon besteht.

In Abb. 9 ist zusammengestellt, wie aufgrund dieser Mechanismen der Anteil der in der Leber neugebildeten Glukose aufgrund der Blockade des weiteren Abbaus des Pyruvats zu Acetylcoenzym A zunimmt. Wir sehen dabei aber gleichzeitig, daß in späteren Phasen sich die Verhältnisse komplizieren, wobei der Anteil der Glukose, der nicht aus der Glukoneogenese direkt, sondern aus dem Abbau von Glykogenspeichern stammt, wieder zunimmt.

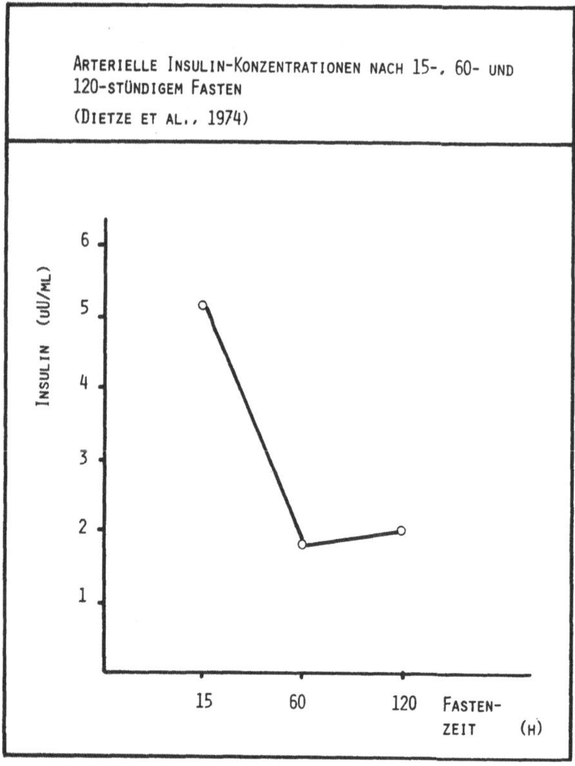

Abb. 7

In der Zelle erfolgt eine Phosphorylierung der Glukose durch die Hexokinase zu Glukose-6-Phosphat. In Abb. 10 wird im groben Überblick gezeigt, wie dieser Glukosephosphorsäureester in weitere Stoffwechselprozesse abfließen kann. Die bestimmende Größe ist die Konzentration des Phosphorsäureesters. Die Reaktionsrichtung in der Leber wird je nach Zustand des Stoffwechsels hinsichtlich seiner Energieversorgung und auch hinsichtlich seiner hormonellen Verzerrung verschieden gewichtig sein.

Die aufgezeigten Möglichkeiten beinhalten den Abfluß der Glukose über die Glykolyse zur Energiegewinnung, die Speicherung als Glykogen beim Überschuß, einen weiteren Abbauweg über den Pentosephosphatzyklus, der im wesentlichen dazu dient, beispielsweise NADPH für Synthesen und Ausgangssubstanzen für Nukleotide zu liefern, wie auch die Rückverwandlung nicht unwesentlicher Anteile in Glukose zur Aufrechterhaltung der arteriellen Glukosekonzentration. Phosphorylierte Substanzen können mit wenigen Ausnahmen die Zellmembran nicht passieren. Der Prozeß der

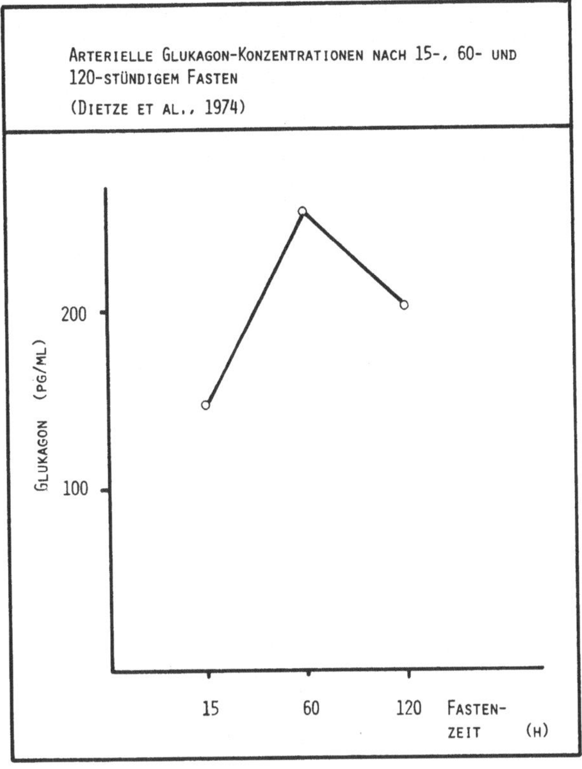

Abb. 8

Glukosefreisetzung erfolgt nur in der Leber, da nur die Leber eine genügend hohe Aktivität der Phosphatase aufweist. Aus diesem Grunde kann das Glykogen der Muskulatur nicht direkt zur Konstanthaltung der Glukosekonzentration eingesetzt werden, sondern muß über einen Umweg, den Corizyklus, über ein Zwischenabbauprodukt in die Leber zurücktransportiert werden.

In Abb. 11 werden auch mögliche Stoffwechselquerschnitte angegeben, welche zeigen, in welchem Verhältnis die verschiedenen Abflußwege bei verschiedenen Zuständen zueinander stehen. Hier ist die Situation in der Leber unter normalen Bedingungen dargestellt, wobei etwa rund 20% des Glukosephosphats in die Glykogensynthese einfließt, etwa 2% — in der Leber — zu CO_2 abgebaut wird über den Pentoseweg, der wesentlichste Anteil von etwa 60% als Glukose für die Belieferung der Peripherie freigesetzt wird und etwa 25% in den Embden-Meyerhof-Weg einfließt. Diese Stoffwechselquerschnitte ändern sich rasant bei anderen Zuständen, z. B. im Diabetes mellitus, der durch einen Insulinmangel verursacht wird, wo vor

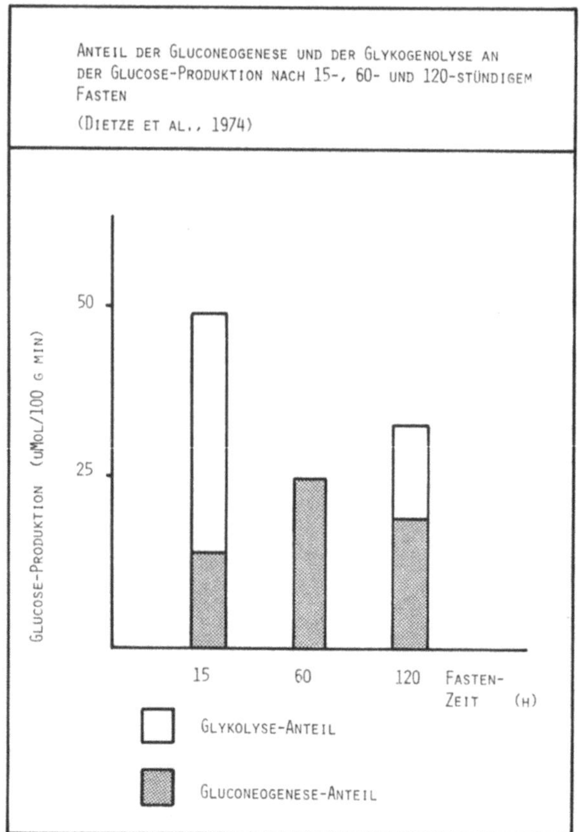

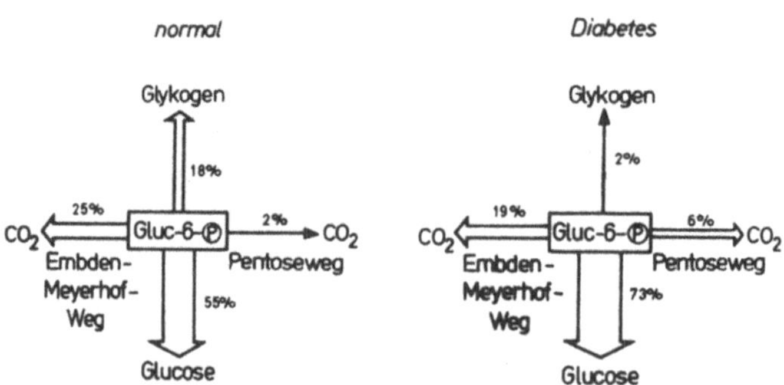

Schaltstelle Glucose-6-phosphat (Versuche an Rattenleberschnitten) (nach ASHMORE)

Abb. 10 und 11

allem die Synthese des Glykogens eingeschränkt ist und andere Prozesse wie z. B. der Pentosephosphatzyklus zunehmen, während die Glykolyse abnimmt.

Wenn wir nun den Weg der Glukose verfolgen, die aus der Blutbahn in das Gewebe einströmt, so müssen wir festhalten, daß der erste Schritt eine Phosphorylierung der Glukose in der Zelle benötigt. Das Enzym, welches dafür in der Peripherie eine Rolle spielt, ist die Hexokinase. Ich möchte gar nicht so sehr auf Details eingehen, aber folgender Punkt ist vielleicht für das Verständnis wichtig, nämlich, daß dieses Enzym in der Leber praktisch keine Rolle spielt, wo im wesentlichen das Enzym Glukokinase diese Phosphorylierung katalysiert. Das ist für das Verständnis aus folgendem Grund wichtig: Die Michaeliskonstanten der Hexokinase und der Glukokinase unterscheiden sich erheblich. Ich möchte auch gar nicht so sehr in Details gehen und Sie erschrecken mit komplizierten Beziehungen, nur soviel sollte in Erinnerung gebracht werden, daß die Hexokinase eine außerordentlich niedrige Michaeliskonstante besitzt, etwa 10 μMol. Das bedeutet allgemeinverständlich ausgedrückt, daß dieses Enzym bei normalerweise im Blut vorliegenden Glukosekonzentrationen immer auf höchsten Touren arbeitet und in seiner Aktivität nur gebremst werden kann durch intrazelluläre Regulationsmechanismen. Während die Glukokinase — vor allem in der Leber aktiv — mit einer Michaeliskonstante von etwa 10 mMol, das ist so etwa der Bereich, den wir normalerweise im Blut vorfinden, in ihrer Umsatzkapazität von der augenblicklich im Blut vorliegenden Glukosekonzentration abhängt.

Hexokinase phosphoryliert also mit höchster Aktivität, ganz gleich, in welchem Ausmaß die Glukosekonzentration schwankt. Sie wird geregelt durch intrazelluläre Prozesse, wohingegen die Glukokinase entsprechend dem Angebot arbeitet. Ein weiterer Punkt ist wesentlich zu erwähnen, nämlich, daß die Hexokinase als sogenanntes konstitutives Enzym in der Zelle praktisch unbeeinflußt bleibt durch Maßnahmen der Ernährung oder durch hormonelle Derangierung. Dagegen ist die Glukokinase als sogenanntes adaptives Enzym durch extrakorporale Maßnahmen, wie durch Infusionstherapie beispielsweise, beeinflußbar.

Wir gehen einen Schritt weiter (Abb. 12). Anhand des verwirrenden Inhalts soll keineswegs spezielle Biochemie demonstriert werden. Dargestellt ist der Glukosestoffwechsel einmal in Richtung Abbau zum Pyruvat, einmal in Richtung Aufbau zum Glykogen. Die Punkte, die ich in der Reaktionsfolge an diesem Bild zunächst herausstreichen möchte, sind einmal die Stelle der Glukosephosphorylierung über die Hexokinase oder Glukokinase, zum anderen die Stelle, an der das C_6-Molekül gespalten wird in C_3-Moleküle, und zum dritten ganz

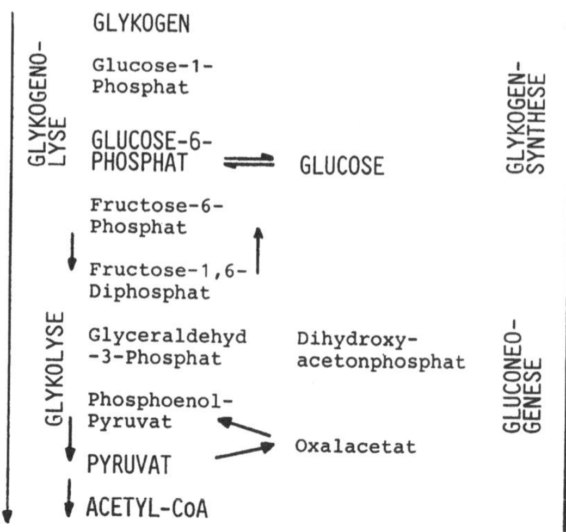

Abb. 12. Flußdiagramm des Glukoseabbaus und der Glukoseneubildung

wesentlich die Stelle, an der das Pyruvat im normalen Abbau über das Enzym Pyruvatdehydrogenase zu Acetyl-CoA abgebaut wird. Gerade diese letzte Reaktion ist von grundlegender Bedeutung für das Verständnis der Rückwirkung hormoneller Einflüsse und auch Ernährungszustände auf den Stoffwechsel, denn das Pyruvat nimmt eine Schlüsselstellung ein. Haben wir einen normalen Zustand mit normaler Energieversorgung, mit normalen Glukosekonzentrationen, dann wird es in der Regel so sein, daß das Pyruvat über die Pyruvatdehydrogenase zu Acetyl-CoA weiter umgebaut wird. Muß der Organismus seine Energieproduktion aus anderen Quellen speisen, also aus Fettsäurenoxydation, dann kommt es zu einer Anhäufung von Acetylcoenzym A aus der β-Oxydation der Fettsäuren. Dieses Acetylcoenzym A und auch die eingesetzten Acylcoenzym-A-Verbindungen, also die Fettsäuren selbst, haben eine inhibierende Rückwirkung auf die Pyruvatdehydrogenase. Gleichzeitig aktivieren diese Verbindungen eine Enzymfolge, die den in Abb. 12 dick ausgezogenen Weg ermöglichen unter Umgehung des irreversiblen Abbauprozesses zwischen Pyruvat und Acetylcoenzym A. Daran ist ein Enzym beteiligt, welches unter CO_2-Anlagerung aus Pyruvat die Oxalacetatsynthese katalysiert, die Pyruvatcarboxylase, und ein Enzym, welches die Phosphoenolpyruvatsynthese katalysiert, die Phosphoenolpyruvatcarboxikinase. Diese beiden Enzyme sind erforderlich, um den irreversiblen Schritt zwischen Pyruvat und Acetyl-CoA im normalen Abbau der Glykolyse zu umgehen.

Man muß diesen Punkt deswegen herausstreichen, weil das ein Komplex ist aus der Fülle des Materials, an dem gezeigt werden kann,

wie weit die Kluft zwischen dem theoretischen Wissen und dem in der Klinik akzeptierten Wissensgut auseinanderklafft. Es gibt sehr wohl einige Gruppen, die die Existenz dieser Regulationsmechanismen negieren. Es gibt sicher noch sehr viel Arbeit, die tatsächliche Relevanz dieses Mechanismus in der Klinik aufzuzeigen; erst wenn das akzeptiert ist, wird man auch in solchen Zuständen, bei denen eben eine massive Fettsäurenoxydation — also eine massive Blockade der Pyruvatdehydrogenase — einsetzt, die Auswirkung infundierter Substrate, z. B. Glukose, besser verstehen. Die Bedeutung der Pyruvatdehydrogenase kann nicht unterschätzt werden, denn sie ist der Schlüssel zum Verständnis für die Rückwirkung auf die in einer bestimmten Situation zugeführte Glukose, die eben nicht die Blockade ihres Abbaus über Pyruvat zu Acetyl-CoA überwinden kann, sondern durch die Blockade der PDH durch das Acetyl-CoA und Acyl-CoA eben zu einer weiteren Erhöhung der Glukosekonzentration beispielsweise im Streßstoffwechsel führt.
Ich möchte kurz aufzeigen, wie der Körper sich bei einem Energiemangel hilft, das an und für sich für die weitere Belieferung mit Glukose über die Blutwege blockierte Glykogen der Muskulatur nutzbar zu machen. Bekanntlich erfolgt im sogenannten Corizyklus die Ausnutzung der Glykogenreserven der Muskulatur dadurch, daß ein Teilabbau bis zum Laktat erfolgt. Das Laktat kann dann an das Blut abgegeben werden und dient als einer der wesentlichen Präkursoren in der Leber für die Glukoneogenese, wobei die neuproduzierte Glukose dann über die Blutbahn der Peripherie wieder zur Verfügung steht (Abb. 13).

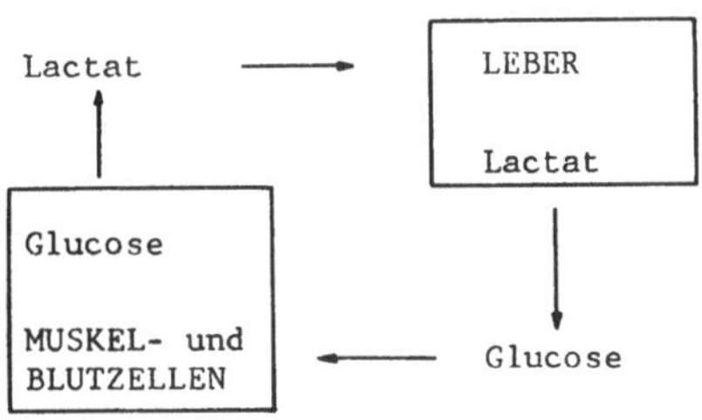

Abb. 13. Corizyklus

Ein weiterer Zyklus, der weniger bekannt ist, ist der sogenannte Alaninzyklus, der auch unter den Bedingungen der Energieproduktion aus der Fettsäurenoxydation eine Rolle spielt in der Einschleusung peripherer Energiereserven in den zentralen Glukoseneubildungsprozeß der Glukoneogenese in der Leber. Auch dieser Prozeß ist streng abhängig von der jeweils vorliegenden Ernährungssituation

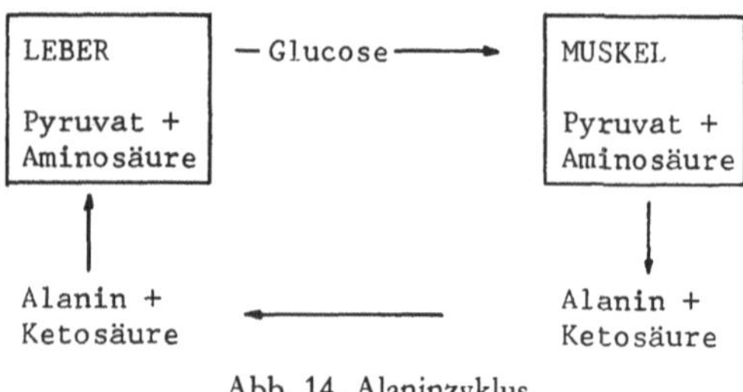

Abb. 14. Alaninzyklus

und hat in der Situation eines gestreßten Stoffwechsels deswegen eine
ganz zentrale Bedeutung, da dann noch mehr als im Hungerzustand
dieses Alanin als Aminosäure mehr als 50% der Präkursoren für die
Glukoneogenese darstellen kann, was ganz besonders dann relevant
wird, wenn wir in dieser Situation die Zufuhr von Aminosäuren in
Form adaptierter Lösungen diskutieren. Daran sieht man auch schon,
wie sehr der Zustand des Stoffwechsels auf das Schicksal einer Substanz, die wir inkorporieren, rückwirkt (Abb. 14).

Mit der Abb. 15 sollen prinzipielle Zusammenhänge aufgezeigt
werden. Ich möchte aber zuvor einen Kommentar dazu geben. Solche
Bilder bergen eine große Gefahr in sich. Sie sind eine grobe Reduzierung eines sehr komplizierten Sachverhaltes, welche eine Einfachheit
vortäuscht, die in Wirklichkeit gar nicht existiert. Wenn man das be-
achtet, dann darf man sich solcher Bilder bedienen, um übergeord-
nete Regulationsmechanismen aufzuzeigen. Dieses Bild soll zeigen,
daß im Fall einer normalen Energieversorgung mit Glukose anabole
Prozesse überwiegen. Anabolie wird gekennzeichnet mit Schlagwörtern
wie Insulinsekretion mit Insulinwirksamkeit — Insulin kann sehr
wohl hoch sein, wie wir noch sehen werden, und trotzdem nicht wir-
ken —, Glukoseabbau zur Energieproduktion und Lipogenese zur

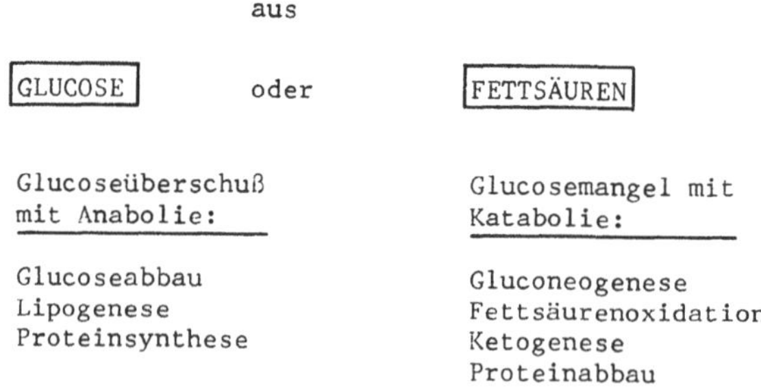

Abb. 15

Deponierung überschüssiger Energieträger, sowie Stimulierung der Proteinsynthese.

Fällt die Glukose ab, wie z. B. im Hunger, dann überwiegt die Energieproduktion aus Fettsäuren, was gleichzeitig einen Zustand kennzeichnet, den wir als Katabolie bezeichnen, wobei dieser Begriff sich im wesentlichen auf den Proteinstoffwechsel beziehen sollte, geprägt durch Energieproduktion über die Lipolyse mit anschließender Fettsäurenoxydation, Ketogenese, Proteinabbau und Glukoneogenese.

Ich möchte an dieser Stelle nochmals als Aspekt des normalen Stoffwechsels auf die Situation der Fettmobilisation im Hungerzustand und im Zustand der normalen Energieversorgung über Glukose

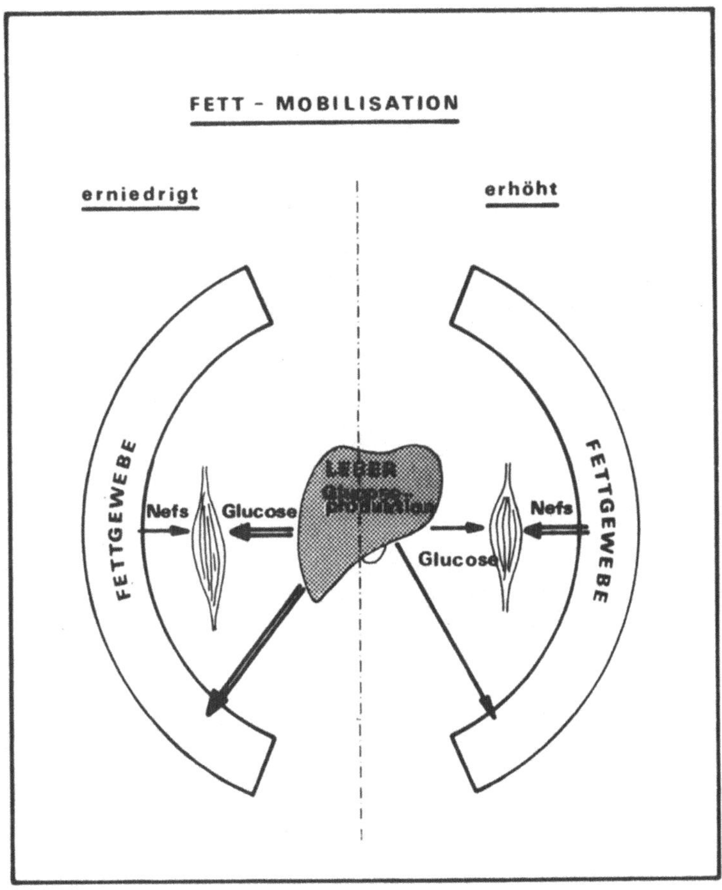

Abb. 16. Zusammenhänge zwischen Fettgewebe, Leber und Muskulatur bei der Fettmobilisation

zurückkommen. Es besteht dabei eine Wechselbeziehung, deren Ausprägung für die Diskussion der intensivmedizinischen Situation ausschlaggebend ist. Die Fettmobilisation ist erniedrigt eben dann, wenn eine normale Glukoseversorgung vorliegt, die normalerweise über die Leber aufrechterhalten wird. Die Glukose wird in die Fettzelle aufgenommen, die dann eine Deponierung von Neutralfett über die Bildung von α-Glyzerophosphat und Veresterung mit Fettsäuren ermöglicht. Die Belieferung der Peripherie mit Nichtesterfettsäuren wird daher relativ gering sein. Die Situation ist völlig anders, wenn ein Mangel an Glukose vorliegt, wo eine größere Freisetzung von Fettsäuren aus der Fettzelle erfolgt (Abb. 16).

Um das Bild noch etwas zu verfeinern, soll die Situation in der Fettzelle selbst noch einmal dargestellt werden. Für die Deponierung von Fettsäuren in der Fettzelle ist die Anwesenheit von Glukose obligat, denn die Fettzelle benötigt die Produktion von α-Glyzerophosphat, um über die Veresterung der inkorporierten Fettsäuren Triglyzeride zu bilden. Die Fettzelle kann das in der Lipolyse freiwerdende Glyzerin aufgrund der geringen Aktivität der Glyzerokinase nicht wiederverwenden. Sie ist auf die Neusynthese von α-Glyzerophosphat aus Glukose angewiesen. Die beiden gegensätzlichen Prozesse von Lipolyse und Reveresterung bestimmen auch die Auswirkung auf die Peripherie. Wenn Glukose in der Fettzelle nicht zur Verfügung steht, d. h. die Reveresterung gering ist, muß der Ausstrom von freien Fettsäuren hoch sein. Dieser Prozeß, der im

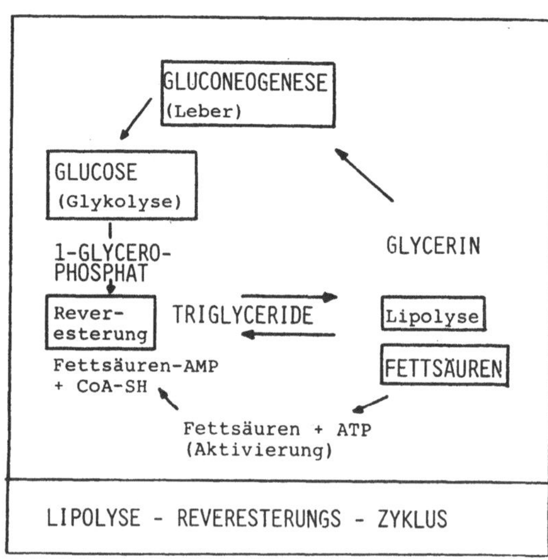

Abb. 17. Wechselwirkung zwischen Lipolyse und Reveresterung im Adipozyten

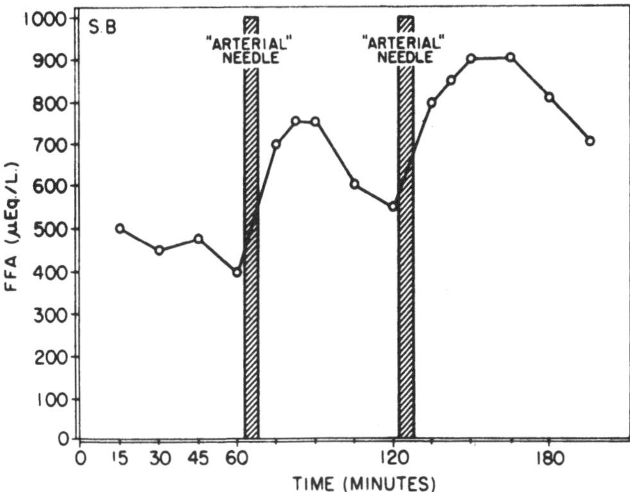

Abb. 18. Veränderungen der Konzentration der „Freien Fettsäuren" durch sensorische und psychische Faktoren

normalen Stoffwechsel im Hunger eine gewisse Höhe erreicht, kann durch äußere Einflüsse in der Intensivmedizin, z. B. durch Streß, durch eine hormonelle Belastung, so verschoben werden, daß dann die Freisetzung der freien Fettsäuren nicht mehr bestimmt ist durch den energetischen Bedarf, sondern durch die hormonelle Derangierung des Stoffwechsels. Dann überschreitet die Freisetzung der freien Fettsäuren jedes Bedarfsmaß (Abb. 17).

Wie kritisch die Methodik beurteilt werden muß, soll hier nicht unerwähnt bleiben. Ich möchte mir hier nicht entgehen lassen zu zeigen, wie allein die analytische Bestimmung der freien Fettsäuren außerordentlich kompliziert ist. In dem dargestellten Versuch (Abb. 18), wird nichts anderes gemacht, als daß man bei einer liegenden Kanüle zunächst Blut für die Bestimmung freier Fettsäuren entnimmt. Anschließend hat man dem Probanden noch einmal eine Blutentnahmekanüle gelegt, wobei man sieht, daß dabei die freien Fettsäuren prompt ansteigen. Anschließend, nach vorübergehender Beruhigung, wurde noch eine Venenpunktion vorgenommen, wobei man die Reproduzierbarkeit des Effektes zeigen kann. Die freien Fettsäuren haben nicht nur die unangenehme Eigenschaft einer ziemlich niedrigen Konzentration, sie reagieren auch sehr empfindlich auf jeden von außen einwirkenden Streß.

Wenn wir uns nun mit dem normalen Stoffwechsel abgefunden haben und versuchen, auf dieser Grundlage endlich ein Bild der Pathologie zu gewinnen, dann sollten wir uns zunächst an die Klinik

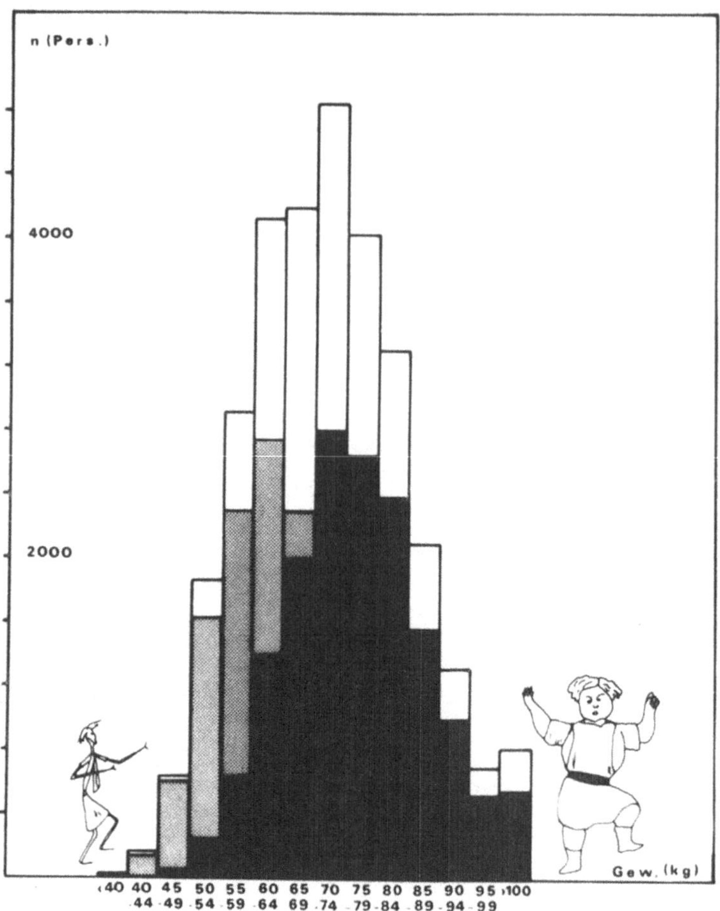

Abb. 19. Verteilungen des Körpergewichts von Männern (schwarz), Frauen (grau) und
der Gesamtbevölkerung (weiß)

zurückerinnern und das Dilemma beschreiben, welches wir allein
durch die verschiedene Ausbildung des normalen Organismus vorfinden. Ich möchte die Grenzmarken (Abb. 19) mit klinischen Bildern
belegen, wofür die in der Abb. 20 gezeigte Anorexia nervosa einerseits, das ist praktisch die linke Seite der Kurve, und (in Abb. 21) eine
Adipositas permagna stehen. Diese Patientin kam wegen einer Herz-
insuffizienz zu uns und ist realiter zwar herzkrank, wobei sie natürlich
krank ist durch diese massive Fettanhäufung, die nicht von heute auf
morgen entstanden ist, sondern in fleißiger Arbeit über 40 Jahre natürlich erzeugt wurde. Dieser Zustand kann hinsichtlich des Stoffwech-

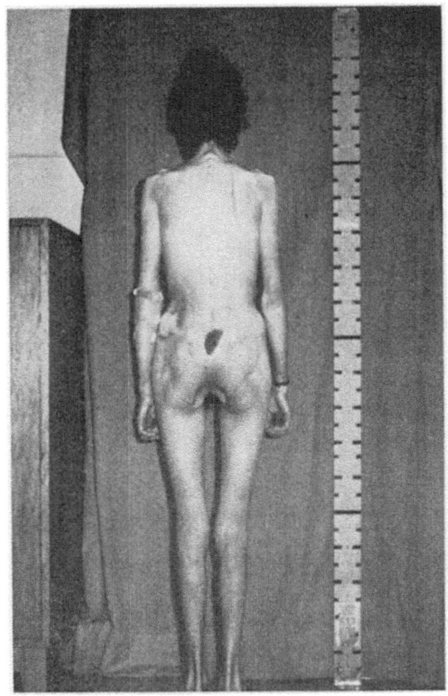

Abb. 20. Anorexia nervosa

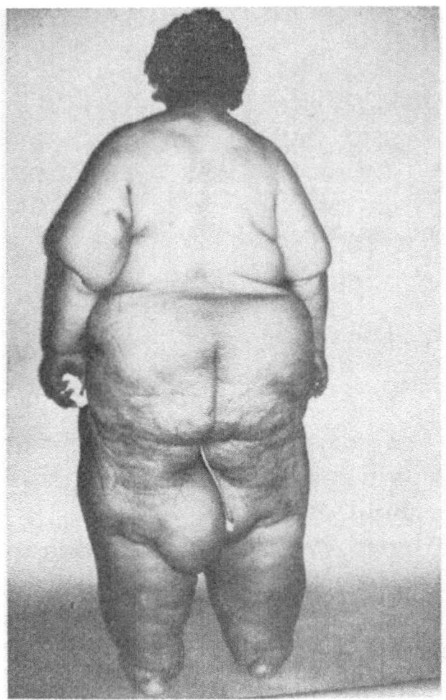

Abb. 21. Adipositas permagna

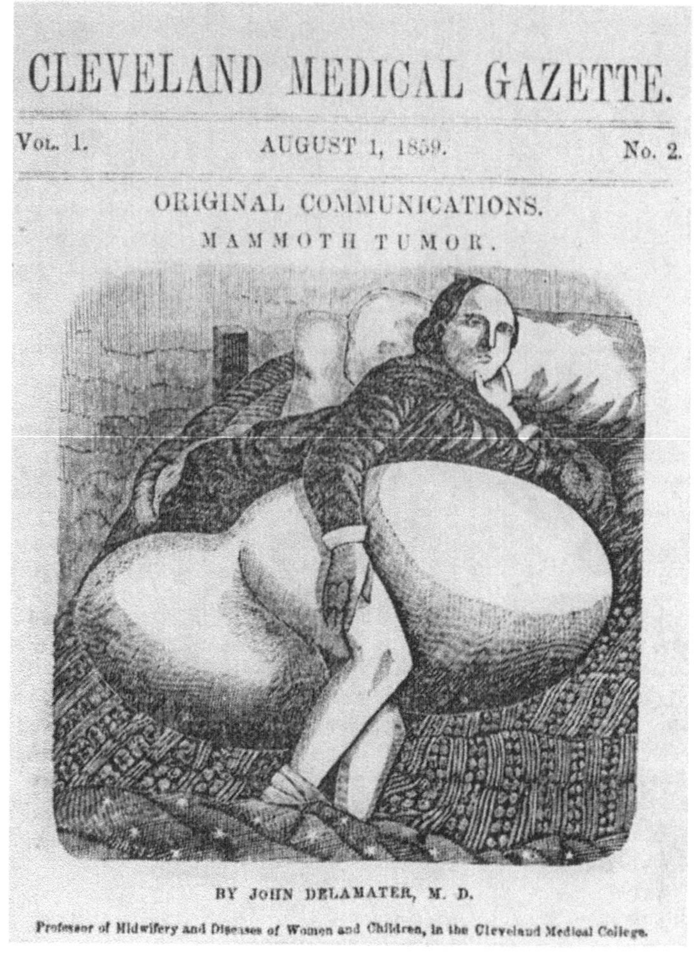

Abb. 22. Mammuttumor eines Lipoms

sels auch noch normal sein; dieser Zustand geht mit in die physiologisch-chemischen Funktionen ein und beschreibt das Dilemma der
Abgrenzung von Krank und Gesund.

Wie kompliziert die Abgrenzung wird, soll das nächste Bild zeigen,
wo ein Mammuttumor dargestellt ist. Das, was bei dieser im Bett
liegenden Frau weiß gezeichnet ist, ist reines Fett, ein riesiges Lipom.
Ist diese Frau nun krank in bezug auf ihren Stoffwechsel oder nicht?
Das ist die Frage, die ich hier offenlassen möchte, nur als Basis für
weitere Diskussionen (Abb. 22).

Vor diesem enorm verwirrenden Hintergrund sollten wir uns darauf zurückbesinnen, daß die eigentliche Triebkraft des Stoffwechsels darin besteht, in energiebereitstellenden Reaktionen ATP zu produzieren, um mit diesem ATP energieverbrauchende Reaktionen zu unterhalten (Abb. 23).

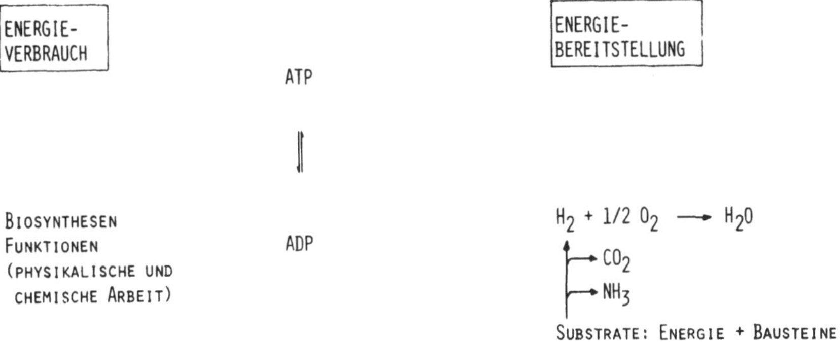

Abb. 23. ATP/ADP-Gleichgewicht zwischen energieliefernden und energieverbrauchenden Prozessen

H_2O-BILDUNG
(ML H_2O PRO 100 G SUBSTANZ)
BEI VOLLSTÄNDIGER OXIDATION

GLUCOSE	60
STÄRKE	56
XYLIT	71
FETT	110

Abb. 24. Wasserbildung als Endprodukt des energieliefernden Stoffwechsels

CO_2 – TAGESPRODUKTION

13 000 – 20 000 MMOL/TAG

≙   13 – 20 MOL HCL

≙   1 – 2 L RAUCHENDE HCL

≙   13 – 20 L 1 M HCL

Abb. 25. CO_2-Bildung als Endprodukt des energieliefernden Stoffwechsels

Ein weiterer Aspekt zur Komplizierung der Tatbestände beruht darauf, daß gleichzeitig ein Umweltproblem entsteht dergestalt, daß für normale Prozesse der Körper mit der Bewältigung einer enormen Menge von Abfallstoffen fertig werden muß (Abb. 24). In Abb. 25 sind die täglich anfallenden CO_2-Mengen aufgeführt, wobei man sich daran erinnern sollte, daß das etwa der Menge von 13—20 Liter 1 M Salzsäure entspricht. Diese enormen Mengen CO_2 betreffen einen durchaus normalen Stoffwechsel.

Ich möchte im letzten Teil meines Referats unter Zugrundelegung des bis jetzt dargestellten und in Einzelpunkten beleuchteten Stoffwechsels auf einen Mechanismus eingehen, der eine Rolle spielt bei den Veränderungen des Stoffwechsels in pathologischer Richtung. Ich möchte Zusammenhänge diskutieren, die unter dem Schlagwort Randle-Mechanismus in die Literatur eingegangen sind. Die Arbeitsgruppe von Randle hat schon vor nunmehr über 15 Jahren diese Mechanismen untersucht und beschrieben. Dieser Mechanismus beschreibt nichts weiter als das vorhin schon in Einzelpunkten dargestellte Wechselverhältnis zwischen Energieversorgung aus Fettsäuren oder Glukose. Unter normalen Verhältnissen ist es wie oben

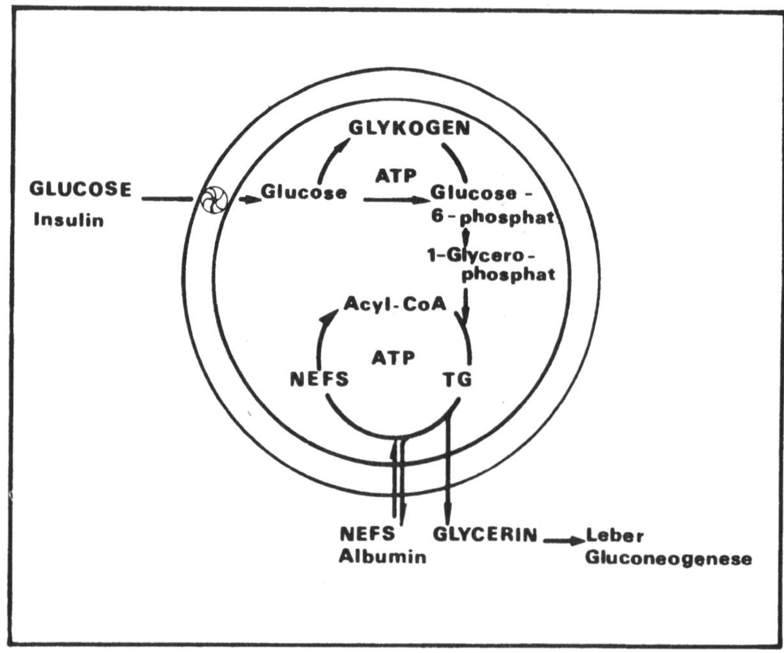

Abb. 26. Glukose-Fettsäuren-Zyklus in der Fettzelle als Teil des Randle-Mechanismus

dargestellt so, daß unter Inkorporierung von Glukose in die Fettzelle, wozu Insulin erforderlich ist, eine Reveresterung der lipolytisch freigesetzten Fettsäuren erfolgt. Diese Glukoseaufnahme ist ziemlich kompliziert, wobei noch eine Menge bis jetzt unbekannter Faktoren eine Rolle zu spielen scheint. Ich möchte als Schlagwort nur den fraglichen Glukosetoleranzfaktor anführen, an dem wir zur Zeit arbeiten. Er stellt eine eventuelle Chrom-3-Verbindung dar. Unter Einwirkung des Insulins erfolgt also eine aktive Inkorporierung der Glukose in die Zelle, woraus dann auch in der Fettzelle Glykogen entstehen kann, was schon seit 1906 durch von Gierke bekannt ist (Abb. 26). Dennoch dauerte es bis 1948, bis man einen Stoffwechsel in der Fettzelle überhaupt akzeptierte, was aber sicher methodisch begründet war. Die Glukose kann dabei über die Glykolyse Glyzerophosphat produzieren, welches mit den Coenzym-A-aktivierten Fettsäureestern zu Triglyzeriden umgesetzt wird, die dann als Langzeitenergiedepots gespeichert werden. Die chemischen Gleichgewichte, die zur Folge haben, daß die entstandenen Triglyzeride einer permanenten Lipolyse unterliegen, bestimmen bei der normal glukoseversorgten Zelle die Wechselbeziehung zwischen der Neubildung von Triglyzeriden und der Lipolyse zu nichtveresterten Fettsäuren. Es folgt daraus gleichzeitig eine Grundversorgung des Organismus mit freien Fettsäuren, so daß wir normalerweise bei einem nicht pathologisch veränderten Stoffwechsel mit Fettsäurekonzentrationen im Blut in der Größenordnung von 0,5—2,0 mMol/l zu rechnen haben.

Was geschieht nun in diesem normalen Stoffwechsel, wenn er einem sogenannten Streß unterzogen wird? Für diesen Streßstoffwechsel müssen wir noch eine Definition zugrunde legen, da eine nicht präzise gefaßte Nomenklatur sehr dazu neigt, hinter anders gemeinten Inhalten Mißverständnisse zu verstecken. Wir wollen hier unter dem pathologisch veränderten Stoffwechsel durch Streß eine periphere Glukoseverwertungsstörung verstehen, mit insulinrefraktären Hyperglykämien bei normaler bis erhöhter Insulinkonzentration mit über jeden Bedarf hinaus massiv erhöhten Nichtesterfettsäuren, die konzentrationskorreliert die Insulinwirksamkeit einschränken und die Glukoseverwertungsstörung verursachen. Auf diesen Inhalt soll im folgenden Bezug genommen werden. Wenn wir einen Streßstoffwechsel vorliegen haben, dann wird er verursacht durch ein äußeres Ereignis, welches zu einer quasi hormonellen Explosion führt. Es kommt zu einem massiven Ausstoß an Katecholaminen. Diese Katecholamine haben primär zunächst die Wirkung einer Blockade der Insulinfreisetzung. Wenn wir genügend kurz nach dem Ereignis messen, werden wir einen Abfall der Insulinkonzentration messen. Wir haben solche Messungen an Patienten mit Reinfarkten durchführen können, bei Patienten, die in der Studie waren und da zufällig einen Reinfarkt erlitten.

Mit dem durch die Katecholaminreaktion bedingten massiven Lipolyseprozeß kommt es zu einer folgenden massiven Steigerung der Fettsäurenkonzentration, die bei Herzinfarktpatienten Werte von 6 bis 7 mMol/l erreichte. Diese massive Erhöhung der Fettsäuren hat konsekutiv eine Blockadewirkung auf die Insulinwirksamkeit, so daß die aktive Einschleusung der Glukose in die Zelle durch diesen Mechanismus vermindert wird. Es handelt sich um einen grundsätzlichen Mechanismus, der durch die experimentellen Befunde untermauert wird, also die Blockade des aktiven Einstroms der Glukose in die Zelle durch die freien Fettsäuren selbst, durch deren Wirkungseinschränkung für das Insulin.

Wenn wir nun die letzten Minuten dafür verwenden, um einen Aspekt aus der Fülle möglicher Alterationen durch parenterale Zu-

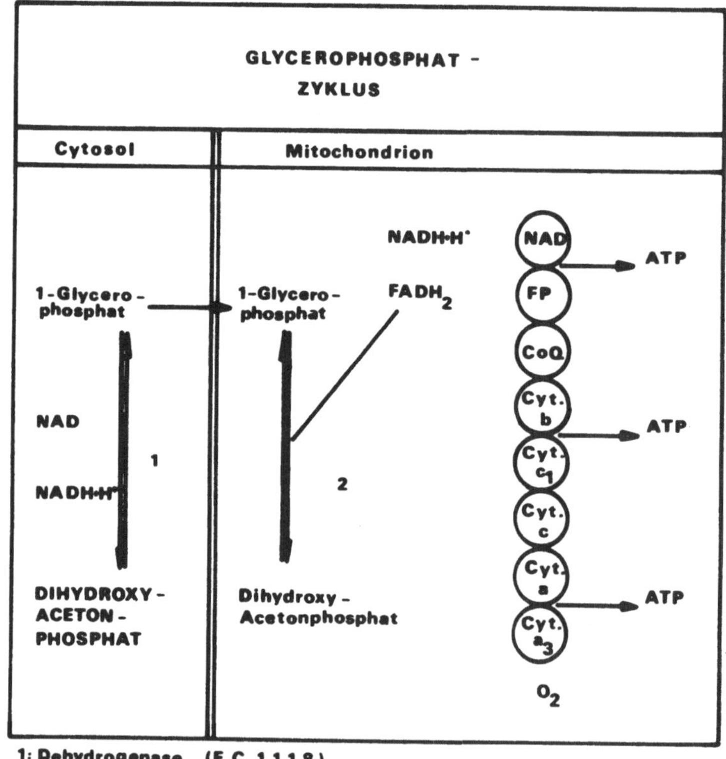

Abb. 27. Einschleusung des zytoplasmatischen Wasserstoffs in das Mitochondrion

$$
\begin{array}{c}
\text{COO}^- \\
| \\
\text{C} = \text{O} \quad + \quad \text{NADH} \cdot \text{H}^+ \\
| \\
\text{CH}_3
\end{array}
$$

$\Big\Updownarrow$ Lactat-Dehydrogenase

$$
\begin{array}{c}
\text{COO}^- \\
| \\
\text{HC} - \text{OH} \quad + \quad \text{NAD}^+ \\
| \\
\text{CH}_3
\end{array}
$$

Abb. 28 Laktat-Pyruvat-Gleichgewicht in der Zelle

fuhr von Stoffen herauszugreifen, so wollen wir etwas zu Befunden sagen, wo nach Fruktoseinfusionen am häufigsten Veränderungen des Säuren-Basen-Haushalts und da in spezieller Weise Veränderungen des Laktats gefunden werden. Als grundlegende Kenntnis ist der Mechanismus der Regenerierung von coenzymatisch gebundenem Wasserstoff Voraussetzung. Der normalerweise in der Glykolyse anfallende Wasserstoff wird in die Mitochondrien eingeschleust und dient letzten Endes der Synthese von ATP, wobei der coenzymatisch gebundene Wasserstoff mit Sauerstoff zu Wasser oxydiert wird (Abb. 27). Wenn es nun zu einem zytoplasmatischen Anstieg des coenzymatisch gebundenen Wasserstoffs kommt, kann es zwei Folgen haben, die den Säuren-Basen-Haushalt betreffen. Entweder ist der Transportmechanismus für den Wasserstoff beeinflußt — solche Prozesse lassen sich diskutieren bei Biguanidreaktionen —, oder aber es fehlt für die Oxydation des Wasserstoffs der Sauerstoff, was den häufigen Fall bei einer Hypoxie bzw. einer Hypoxidose betrifft.

Welchen Zusammenhang das nun mit dem Laktat hat, möchte ich in Abb. 28 demonstrieren. Wenn die Regenerierung des Coenzyms eingeschränkt ist, setzt der Körper eine Schutzreaktion ein, indem er Pyruvat zum Laktat reduziert, wobei das NAD$^+$ wieder frei wird. Ich möchte auf zwei Punkte hinweisen:

1. Wenn Wasserstoff auf NAD$^+$ übertragen wird, wird gleichzeitig pro H_2 ein Proton frei, was keineswegs an das NADH gebunden bleibt, d. h., es erfolgt eine Azidifizierung des Zytosols (Abb. 29).

2. Mit der Produktion von Laktat erfolgt gleichzeitig ein Anstieg freier undisoziierter Milchsäure. Das ist bedingt durch die Henderson-Hasselbalch-Gleichung. Dabei ist aber ein Prozeß außerordentlich

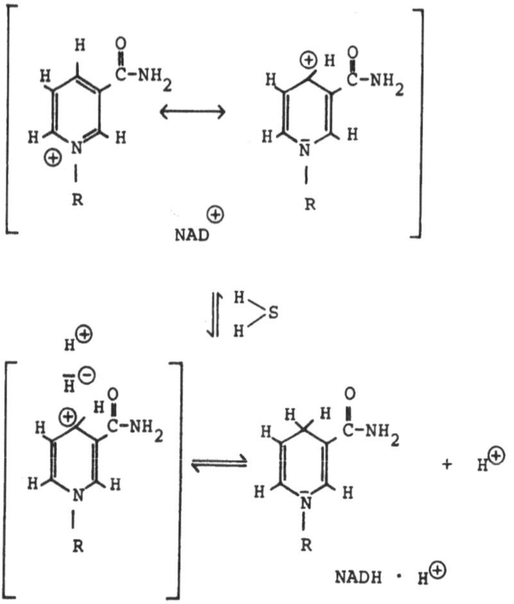

Abb. 29. Übertragung von Wasserstoff von einem Substrat SH_2 auf NAD^+

wichtig: Bei einem zellulären pH von 6,0 bildet sich ein Verhältnis von Laktat zur freien Milchsäure von etwa 300:1. Entsprechend dem Anstieg an undissoziierter Milchsäure erfolgt natürlich eine erhöhte Diffusion der Milchsäure in das äußere, in das extrazelluläre Kompartiment. Außerhalb des zellulären Bereichs findet sich aber ein pH von etwa 7,4. Für diesen pH ergibt sich aus der Henderson-Hasselbalch-Gleichung dann ein Verhältnis von Laktat zur freien Milchsäure von etwa 4000:1, d. h., daß bei einer Azidifizierung, wo ja die freie Milchsäure H^+ von der Zelle nach draußen schleppt, extrazellulär ein Anstieg des Laktats eintritt, einfach aufgrund des höheren pH-Werts, so daß dann bei einem Anstieg des Laktats ein Abfall des pH-Werts vorliegt. Was hat das mit der Fruktose zu tun? Es hat mit der Fruktose im Grunde genommen gar nichts zu tun und könnte durch jedes Kohlenhydrat produziert werden. Da aber die Fruktose insulinunabhängig in die Zelle einfließt, kann eine Überladung der zellulären Regenerationsmechanismen für NADH durch Fruktose sehr viel schneller erfolgen, als z. B. durch Glukose, welche prinzipiell diese Mechanismen auch macht, die aber für diesen massiven Einstrom in die Zelle durch das Insulin blockiert wird.

Wirkungen und Nebenwirkungen der Kohlenhydrate

H. Förster

Zentrum der Biologischen Chemie,
Universität Frankfurt, Bundesrepublik Deutschland

Mit 27 Abbildungen

Die Kohlenhydrate werden weitgehend unbestritten als wesentliche und unentbehrliche Energieträger in der parenteralen Ernährung angesehen (2, 4, 5, 7, 8, 16, 17, 19, 20, 34, 36, 52). Lediglich vereinzelt werden schwieriger herzustellende und damit auch teurere Fettemulsionen als Alternative zu Kohlenhydraten empfohlen. Man kann jedoch insgesamt gesehen eine totale parenterale Ernährung über längere Zeiträume vollständig ohne Kohlenhydrate als Energieträger nicht durchführen.

Bei den Kohlenhydraten ist grundsätzlich in Glukose und in Nichtglukosekohlenhydrate oder Zuckeraustauschstoffe zu unterscheiden. In der Vergangenheit wurden in teilweise sehr heftigen und nicht immer sachlichen Diskussionen die Glukoseaustauschstoffe mit zahlreichen Nebenwirkungen in Zusammenhang gebracht (9, 10, 11, 37, 44, 45, 47, 48, 50). Derartige Nebenwirkungen können jedoch lediglich im Vergleich zu Glukose festgestellt und in ihrer Wertigkeit beurteilt werden, da ja Glukose durch die Glukoseaustauschstoffe ersetzt werden soll. Wirkungen, welche von Glukose ebenfalls hervorgerufen werden, können nicht als Nebenwirkungen von Glukoseaustauschstoffen betrachtet werden.

Damit ist eigentlich zwingend, daß Vergleichsuntersuchungen vorgenommen werden müssen. Allerdings ist es verhältnismäßig schwierig, solche Vergleichsuntersuchungen mit schwerkranken Patienten vorzunehmen, da es kaum möglich ist, einheitliche und damit voll vergleichbare Gruppen von Patienten zu bilden. Insofern ist man zunächst einmal auf die Ergebnisse von entsprechenden Untersuchungen an freiwilligen Versuchspersonen und in Tierexperimenten angewiesen.

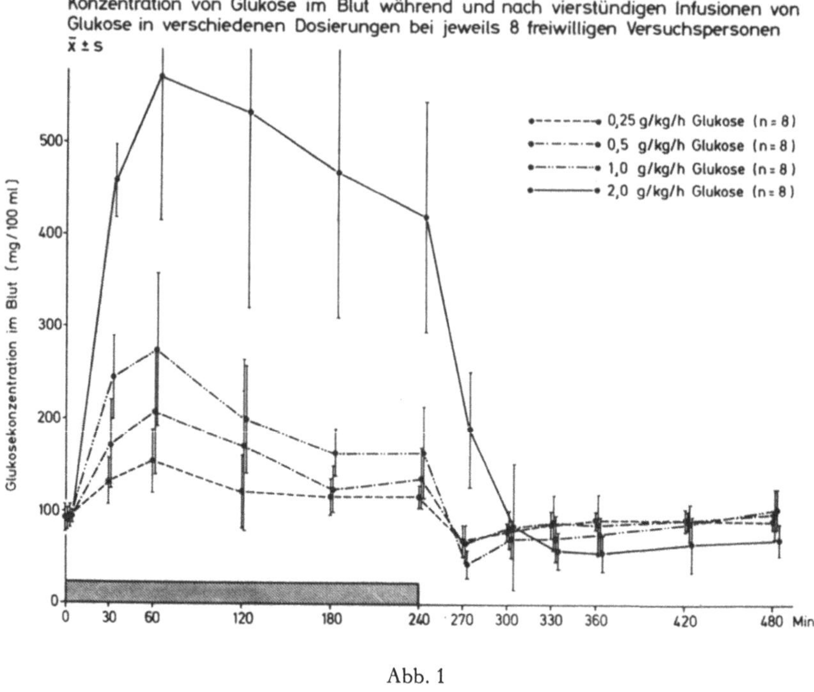

Abb. 1

Es ist ferner eigentlich selbstverständlich, daß der Dosierung eine wichtige Funktion bei der Beurteilung von Nebenwirkungen zukommt. Jede Wirkung kann unter extremen Bedingungen zur Nebenwirkung werden. Bei der parenteralen Therapie entfallen viele natürliche Steuerungsmechanismen und Regulationsvorgänge, es ist dabei ohne weiteres möglich, weitgehend überhöhte Mengen von Energieträgern zuzuführen. Der angelsächsische Ausdruck Hyperalimentation bedeutet Überernährung. Durch überhöhte Energiezufuhr kann der Stoffwechsel des kranken Organismus überfordert werden. Die dabei auftretenden „Nebenwirkungen" sind allein auf die Dosierung zurückzuführen. Die Voraussetzung für die Verwendung von Substanzen in der parenteralen Ernährung ist deren Umsatz im Stoffwechsel. Die Dosierungsmöglichkeiten müssen sich nach der maximalen Umsatzkapazität der entsprechenden Energieträger richten (4, 5, 6, 7, 8). Diese maximale Umsatzkapazität wurde für Glukose und für die verschiedenen Glukoseaustauschstoffe an freiwilligen Versuchspersonen in vierstündigen Dauerinfusionen ermittelt. Bei der Dauerinfusion von Glukose ist bei gesunden Versuchspersonen unabhängig von der Dosierung ein initial überschießender Anstieg festzustellen (Abb. 1). Erst nach einiger Zeit stellt sich auf einem deutlich niedrigerem Niveau ein sogenanntes Fließgleichgewicht (engl.: steady state) ein. Dieses Verhalten ist bei allen verwendeten Dosierungen von 0,25 g/kg KG bis zu 2,0 g/kg KG festzustellen. Diese initial überschießende Reaktion ist als Ausdruck der hormonellen Regulation des Glukoseumsatzes zu betrachten. Beim fastenden Probanden muß durch eine Glukoseinfusion zunächst einmal die Insulinsekretion angeregt werden, unter deren Wirkung dann mit zeitlicher Verzögerung die periphere Glukoseaufnahme stimuliert wird. Das Verhalten der Blutglukosekonzentration bei Glukoseinfusionen ist somit charakteristisch für ein hormonell geregeltes Substrat.

Für die Deckung des Grundumsatzes wäre eine Infusion mit einer Dosierung von etwa 0,25 g Kohlenhydrat/kg Körpergewicht ausreichend. Unter diesen Bedingungen wird ein Fließgleichgewicht bei verhältnismäßig niedrigen Blutkonzentrationen erreicht. Allerdings stellt sich auch bei der höchsten verwendeten Dosierung von 2,0 g/kg Körpergewicht nach 2—3 Stunden noch ein Fließgleichgewicht ein, jedoch erst bei Blutglukosekonzentrationen um 400 mg/100 ml. Nach diesen Ergebnissen ist davon auszugehen, daß die Umsatzkapazität für Glukose bei stoffwechselgesunden Probanden annähernd unbe-

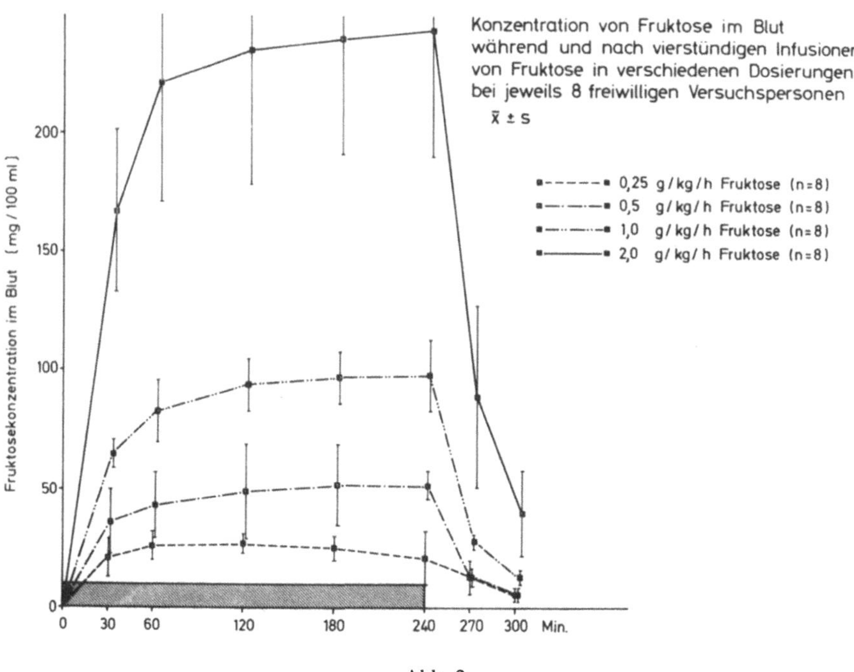

Abb. 2

grenzt ist. Bei kontinuierlicher Zufuhr kann eigentlich jeder erdenkliche Bedarf befriedigt werden.

Bei Fruktose ist die Situation lediglich hinsichtlich der Regulationsvorgänge anders als bei Glukose, hormonelle Mechanismen sind am Fruktoseumsatz zumindest nicht direkt beteiligt. Der für Glukose charakteristische initial überschießende Anstieg der Blutfruktosekonzentration bleibt daher aus (Abb. 2). Das Fließgleichgewicht wird selbst bei hoher Dosierung in verhältnismäßig kurzer Zeit erreicht, bei niedrigen Dosierungen bereits nach 30 Minuten. Die Dosierung von 2 g/kg Körpergewicht bedeutet bei einem 70 kg schweren Probanden eine Gesamtmenge von 140 g Fruktose pro Stunde oder von 560 g pro 4 Stunden. Damit wurde in diesem Zeitraum mit ca. 2000 Kcal ungefähr der energetische Bedarf für den Grundumsatz zugeführt. Es wäre also möglich, durch Infusion von Fruktose oder von Glukose bei freiwilligen Probanden den gesamten Tagesbedarf innerhalb 4 Stunden zu decken, so hoch ist die Umsatzkapazität für diese beiden Substanzen. Bei einer in der parenteralen Ernährung üblichen Dosierung von 0,25 g—0,5 g/kg Körpergewicht und Stunde würde also die Umsatzkapazität auch nicht im entferntesten erreicht werden kön-

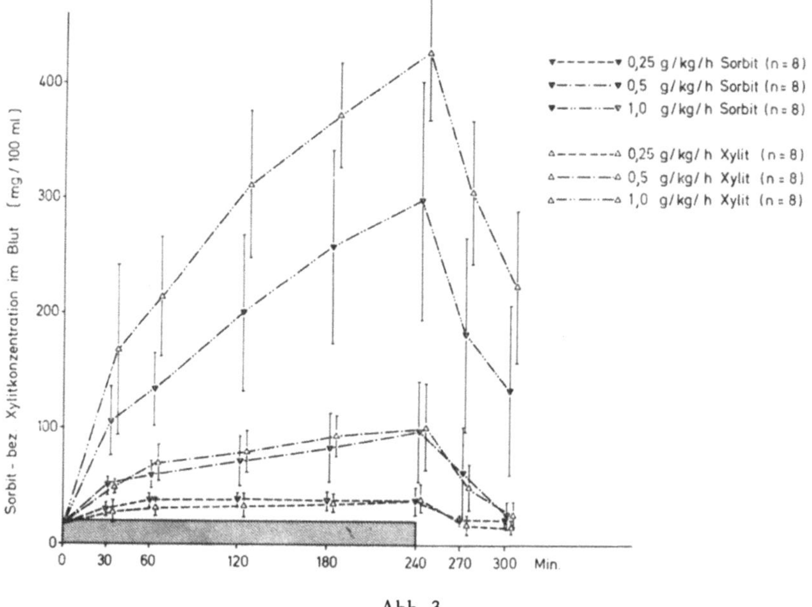

Abb. 3

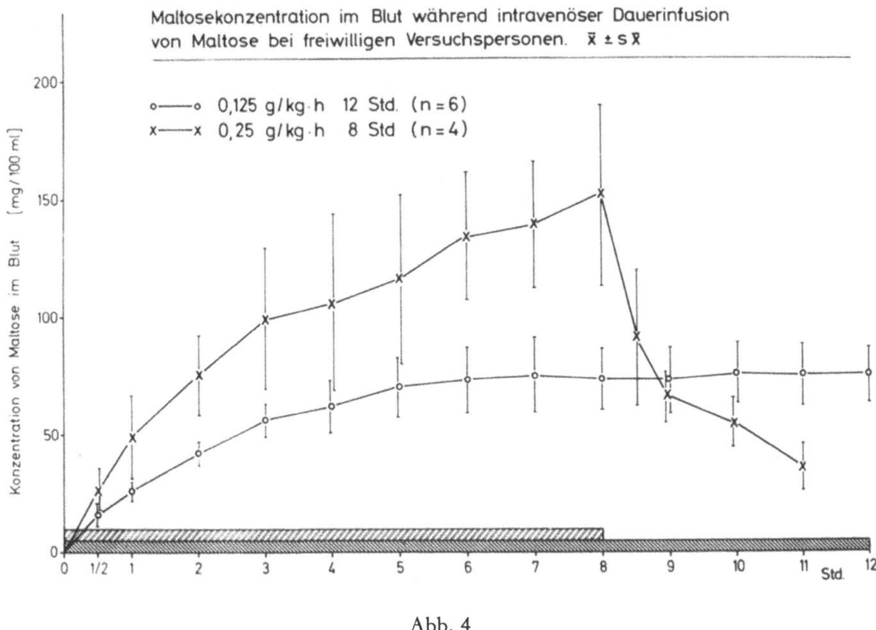

Abb. 4

nen, es besteht ein außerordentlicher Sicherheitsspielraum bei diesen
beiden Substanzen.

Völlig anders ist die Situation bei den beiden ebenfalls in der
parenteralen Ernährung verwendeten Polyalkoholen Sorbit und Xylit
(Abb. 3). Hier kommt lediglich bei der niedrigsten Dosierung von
0,25 g/kg Körpergewicht und Stunde noch ein sicheres Fließgleichgewicht zustande. Hingegen ist es bei 0,5 g/kg Körpergewicht bei freiwilligen Versuchspersonen nicht mehr möglich, ein
solches Fließgleichgewicht zu erreichen, bei 1,0 g/kg Körpergewicht
und Stunde ist die Situation noch eindeutiger. Es erfolgt ein kontinuierlicher Anstieg der Xylitkonzentration im Blut, da die Umsatzkapazität überschritten ist. Dies bedeutet, daß die beiden Polyole
Sorbit und Xylit lediglich in einer wesentlich niedrigeren Dosierung
in der parenteralen Ernährung verwendet werden können als die beiden Zucker Fruktose und Glukose. Der Sicherheitsspielraum ist aber
selbst bei einer Dosierung von 0,25 g/kg Körpergewicht bei den
Polyolen geringer als bei einer vierfachen Dosierung von 1,0 g/kg
Körpergewicht bei den Zuckern.

In den letzten Jahren wurde mit dem Disaccharid Maltose aufgrund
von unzureichenden Voruntersuchungen eine weitere Substanz als
Energieträger für die parenterale Ernährung vorgeschlagen. An dieser
Substanz kann man eigentlich sehr schön deren geringe Eignung für

diesen Zweck demonstrieren, vor allen Dingen bei ihrer isolierten Verwendung (27). Bei Maltoseinfusionen in einer Dosierung von nur 0,25 g/kg Körpergewicht und Stunde erfolgt über einen Zeitraum von 8 Stunden keine Einstellung eines Fließgleichgewichtes (Abb. 4), die Maltosekonzentration im Serum steigt kontinuierlich weiter an auf Werte um 150 mg/100 ml. Lediglich bei der sehr geringen Dosierung von 0,125 g/kg Körpergewicht wird nach mehreren Stunden Infusion doch noch eine konstante Blutkonzentration erreicht. Diese Dosierung entspricht etwa dem halben Grundumsatz. Um wenigstens einen geringen Sicherheitsspielraum einzuhalten, sollte die Dosierung von Maltose in der parenteralen Ernährung allerdings auf höchstens 0,1 g/kg Körpergewicht begrenzt werden. Damit ist dann allerdings keine umsatzdeckende parenterale Ernährung mehr durchzuführen. Maltose wäre lediglich als Ergänzung bei Mischinfusionen (Kombinationslösungen) zu verwenden. Keinesfalls wäre es möglich, mit Maltose allein den Energiebedarf eines schwerkranken Patienten über längere Zeiträume zu bestreiten. Dies geht am besten aus dem folgenden Vergleich hervor. In dieser Abbildung 5 wurden die Ergebnisse von Infusionen mit Dosierungen von 0,25 g/kg Körpergewicht für drei verschiedenartig metabolisierte Substanzen aufgetragen. Bei Verwendung von Fruktose wird in sehr kurzer Zeit ein Fließgleichgewicht bei

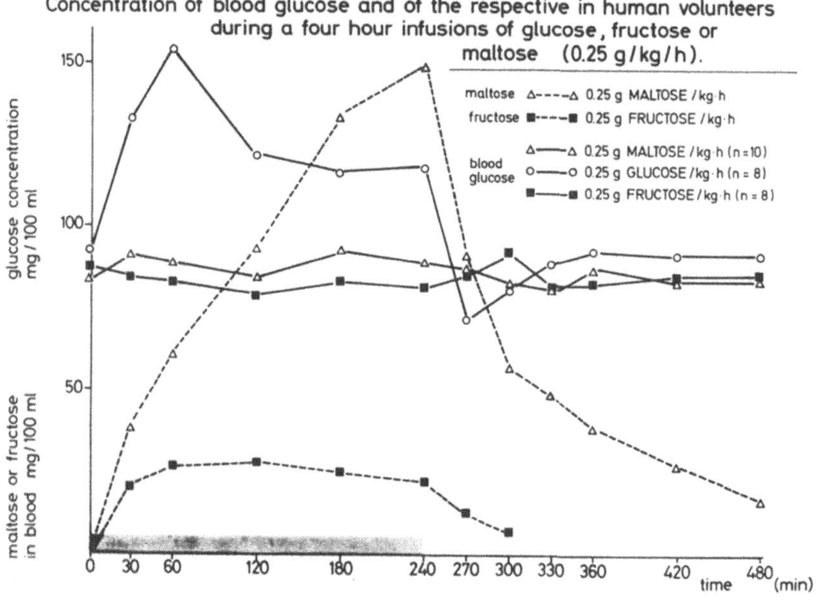

Abb. 5

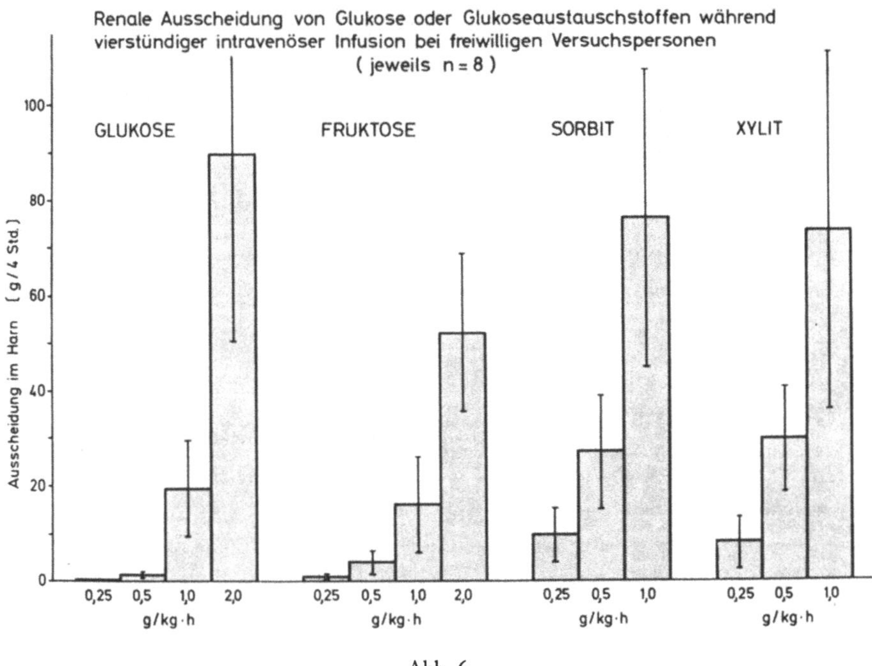

Abb. 6

einer niedrigen Konzentration erreicht; die Verwertung ist sicher.
Bei Glukose erfolgt zunächst ein überschießender Anstieg, dann wird
fast die Nüchternkonzentration wieder erreicht. Auch bei Glukose
ist die Verwertung in dieser Dosierung gesichert. Anders ist jedoch
die Situation bei Maltose, die Blutkonzentration steigt kontinuierlich
an, Maltose in dieser Dosierung ist offenbar für die parenterale Ernährung nicht geeignet.

Ein sehr wichtiger Parameter für die Beurteilung der Bedeutung
von Substanzen in der parenteralen Ernährung sind die renalen Verluste während der intravenösen Zufuhr. Bei den beiden Polyolen ist
die renale Ausscheidung bereits bei niedriger Dosierung verhältnismäßig hoch, um 5—12% der parenteral verabreichten Menge gehen
verloren (Abb. 6). Bei der Beurteilung dieser Werte ist zu berücksichtigen, daß die bei den Zuckern verwendete höchste Dosierung
von 2,0 g/kg Körpergewicht bei den Polyolen gar nicht erst versucht
wurde. Bei den Zuckern Fruktose und Glukose ist die renale Ausscheidung bei Dosierungen bis 0,5 g/kg Körpergewicht unerheblich,
lediglich bei 2,0 g/kg Körpergewicht geht ein gewisser Teil der Zuk-
ker im Harn verloren. Fruktose schneidet bei den höheren Dosierungen sogar deutlich günstiger ab als Glukose.

Bei Maltose ist bei der Beurteilung der Eignung für die parenterale Ernährung die Situation in dieser Hinsicht sogar noch wesentlich ungünstiger als bei den Polyolen (Abb. 7). Selbst bei einer Dosierung von nur 0,125 g/kg Körpergewicht liegt die renale Ausscheidung von Kohlenhydraten um 30% der intravenös verabreichten Menge. Dabei wird nicht nur Maltose im Harn gefunden, auch erhebliche Mengen von Glukose können festgestellt werden. Auch dieses Ergebnis spricht gegen eine breitere Verwendung von Maltose in der parenteralen Ernährung, selbst unter Berücksichtigung des günstigeren osmotischen Druckes. Andere den Kohlenhydraten zuzurechnende Substanzen, welche als Energieträger in der parenteralen Ernährung eingesetzt werden könnten, sind bislang nicht gefunden worden.

Eine weitere wichtige Frage bei der Verwendung der Nicht-Glukose-Kohlenhydrate (syn. Glukoseaustauschstoffe) ist: was wird aus diesen Substanzen im Stoffwechsel und wie werden sie im Organismus umgesetzt? Nach den Untersuchungen der Arbeitsgruppe von *Froesch* mit diabetischen Patienten und mit diabetischen Versuchstieren wird ein wesentlicher Teil der Glukoseaustauschstoffe in der Leber zu Glukose umgewandelt (34, 40). Die gleichen Ergebnisse

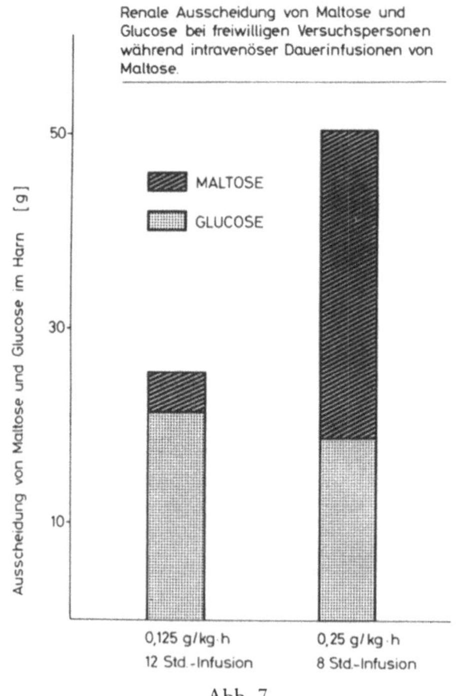

Abb. 7

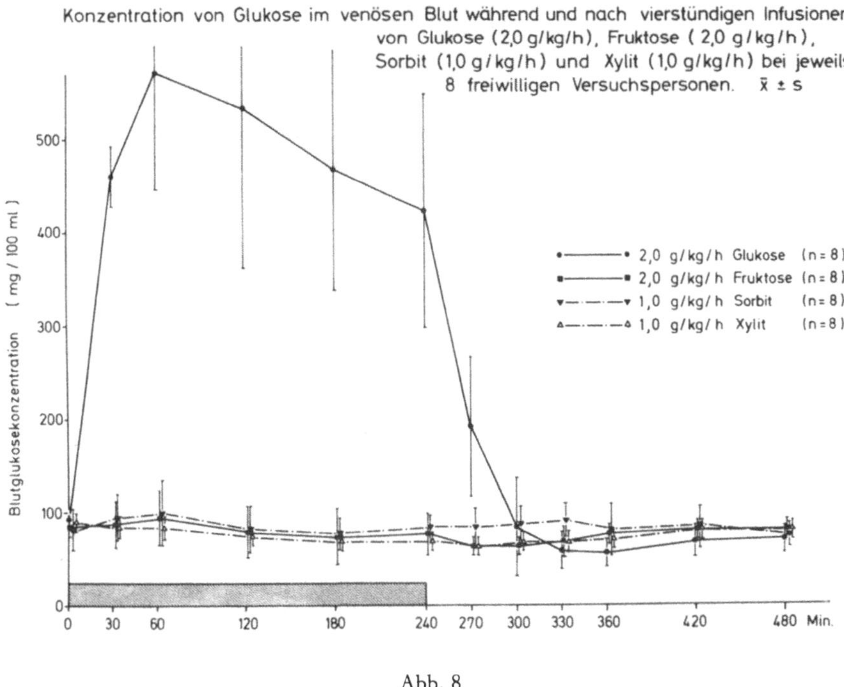

Abb. 8

haben wir mit der isoliert perfundierten Leber erhalten (19, 20, 25).
Es konnte festgestellt werden, daß 50—70% von zugesetzter Fruktose,
Sorbit und Xylit in der Leber zu Glukose und zu Laktat umgewandelt
werden. Ist damit die Aussage von *Froesch* gerechtfertigt,
es sei sinnlos, Glukoseaustauschstoffe zu verwenden, sie könnten doch
nur über eine vorherige Umwandlung zu Glukose unter der Vermittlung von Insulin in den Stoffwechsel einbezogen werden?

Während der hochdosierten Infusion von Fruktose, Sorbit und
Xylit findet jedoch bei stoffwechselgesunden Probanden keine Veränderung der Blutglukosekonzentration statt, im Gegensatz zur Situation bei hochdosierten Glukoseinfusionen (Abb. 8). Am Beispiel der
Fruktose müßte auf der Grundlage einer 50%igen Umwandlung zu
Glukose ein deutlicher Blutglukoseanstieg festzustellen sein, welcher
etwa demjenigen bei entsprechend dosierten Glukoseinfusion
(1,0 g/kg Körpergewicht) entsprechen würde (siehe Abb. 1). Es ist
in allen Versuchsanordnungen immer wieder überraschend festzustellen, daß Glukoseaustauschstoffe bei stoffwechselgesunden Probanden
keine Veränderung der Blutglukosekonzentration hervorrufen, selbst
dann nicht, wenn sie in außerordentlich hoher Dosierung verabreicht
werden. Es stellt sich daraufhin die Frage, ob bei den stoffwechsel-

3*

gesunden Probanden etwa doch keine Glukose aus den zugeführten Glukoseaustauschstoffen gebildet worden ist. Mit entsprechenden Methoden konnte im Tierexperiment festgestellt werden, daß der Glukosedurchsatz bei weitgehend normaler Blutglukosekonzentration während der Zufuhr von Glukoseaustauschstoffen beschleunigt wird. Der erhöhte Umsatz der aus den Glukoseaustauschstoffen in der Leber nachweislich neugebildeten Glukose findet offenbar bei annähernd normaler Blutglukosekonzentration statt. Auch zusätzliches Insulin scheint nach den vorliegenden Ergebnissen nicht erforderlich zu sein.

Bei hochdosierten Glukoseinfusionen ist natürlich ein der Glukosemenge proportionaler Anstieg der Seruminsulinkonzentration festzustellen. Bei der außerordentlich hohen Dosierung von 2,0 g/kg Körpergewicht werden dabei mit zunehmender Infusionsdauer verhältnismäßig hohe Seruminsulinwerte erreicht (Abb. 9). Bemerkenswert ist vor allen Dingen der kontinuierliche Anstieg der Seruminsulinkonzentration während der gesamten Infusionsdauer. Auch dann, wenn ein Fließgleichgewicht für die Glukosekonzentration erreicht ist (d. h. nach ca. 2—3 Stunden), findet noch eine weitere Erhöhung der Insulinkonzentration statt. Dieser Befund ist wahrscheinlich darauf

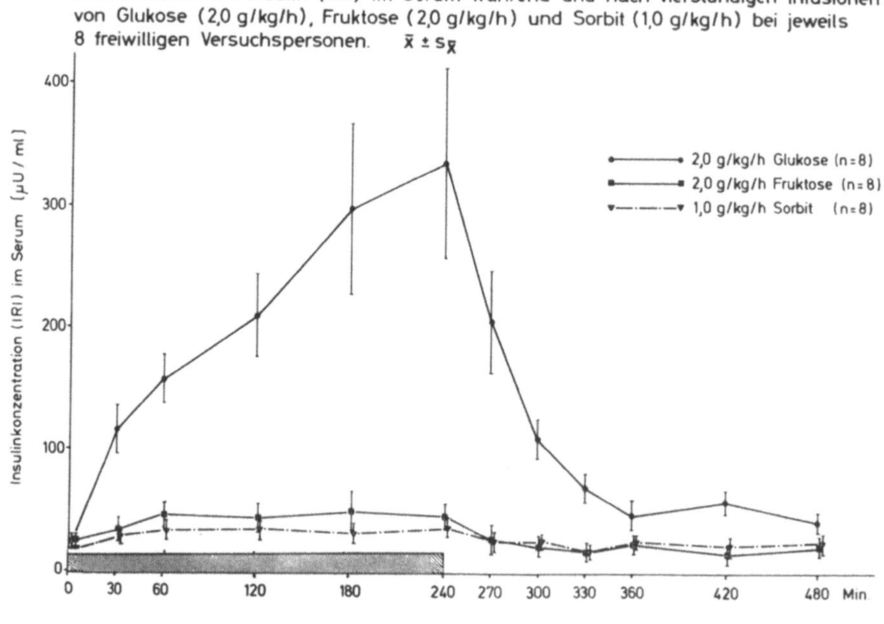

Abb. 9

zurückzuführen, daß die Blutglukosekonzentration auf überhöhte Werte angestiegen ist. Die Glukose-Insulinhomöostase dient der Normalisierung der Blutglukosekonzentration. Daher wird so lange vermehrt Insulin sezerniert werden, bis dieses Ziel der Normalisierung der Blutglukosekonzentration erreicht ist. Möglicherweise ist infolge der hohen Dosierung die Umsatzkapazität des Organismus für Glukose bereits erreicht, selbst ein weiterer Anstieg der Insulinkonzentration führt dann nicht zu einer Zunahme der Verwertung von Glukose. Andererseits bleibt der Anstieg der Insulinkonzentration während der hochdosierten Fruktoseinfusion recht beschränkt. Auch Sorbit führt nach diesen Untersuchungen kaum zu einem meßbaren Anstieg der Insulinkonzentration. Die Ergebnisse für die Xylitinfusion fehlen auf dieser Abbildung, es ist jedoch schon seit längerem bekannt, daß Xylit als einziger der Zuckeraustauschstoffe eine deutliche Insulinsekretion verursachen kann. Diese insgesamt gesehen geringe Insulinsekretion bei Infusion von Glukoseaustauschstoffen im Vergleich zu Glukose kann nicht die Ursache für eine verhältnismäßig stark ausgeprägte Steigerung des Glukoseumsatzes bei Infusion von Glukoseaustauschstoffen sein. Man kann also aus diesen Ergebnissen die Schlußfolgerung ziehen, daß die hormonellen Regulationsmechanismen bei den Glucoseaustauschstoffen und bei der Verwertung der daraus gebildeten Glukose von untergeordneter Bedeutung sein müssen. Die Glukoseaustauschstoffe werden offenbar von der Leber weitgehend ohne Insulin in den Stoffwechsel des Gesamtorganismus einbezogen, die dort neu gebildete Glukose wird dann anscheinend in den peripheren Geweben ebenfalls weitgehend insulinunabhängig weiterverwertet. Diese Schlußfolgerungen gelten allerdings zunächst lediglich für stoffwechselgesunde Versuchspersonen.

Es wurde also insgesamt gesehen experimentell nachgewiesen, daß die beiden Zucker Glukose und Fruktose selbst in einer extremen Dosierung von 2,0 g/kg Körpergewicht bei parenteraler Zufuhr von stoffwechselgesunden Probanden noch verwertet werden können. Dies sind insgesamt 140 g Zucker pro Stunde bei einer 70 kg schweren Versuchsperson. Was wird aus diesen Kohlenhydraten im Organismus, ist die nächste Frage, die uns beschäftigen soll (Abb. 10).

Über die Niere gehen ca. 10 g/Stunde verloren, das wären etwa 7% der intravenös zugeführten Menge. Bei maximaler Speicherrate können pro Stunde etwa 10—15 g Glykogen in der Leber abgelagert werden. Die Kapazität zur Glykogenspeicherung in der Muskulatur ist im Verhältnis zu deren Gewicht als wesentlich geringer anzusetzen; mehr als 20 g Glukose können auch bei großzügiger Interpretation der vorhandenen Befunde nicht in der Muskulatur als Glykogen eingelagert werden. Nehmen wir an, der gesamte Stoffwechsel des

VERWERTUNG VON GLUKOSE UND FRUKTOSE BEI EINER
DOSIERUNG VON 2 g/kg PRO STUNDE (70 kg schwerer Proband)

Infundierte Menge	140 g/Std.
RENALE VERLUSTE	10 g (7 %)
LEBERGLYKOGEN	15 g (11 %)
MUSKELGLYKOGEN	20 g (14 %)
ENDOXYDATION	45 g (32 %)
REST	50 g (36 %)

Abb. 10

Organismus würde durch die parenteral zugeführten Substanzen be-
stritten werden, so wären dafür maximal 40—45 g Zucker einzusetzen.
Es verbleibt ein nicht unerheblicher Rest von 50 g Glukose oder
Fruktose pro Stunde, welcher weder als Glykogen gespeichert noch
in der Endoxydation umgesetzt worden sein kann.

Was kann aus diesen in der Bilanz kaum unterzubringenden Kohlenhydraten geworden sein? Die Frage ist besonders wichtig bei
Fruktose, da hier auch noch das primär betroffene Organ bekannt ist.
Fruktose wird ebenso wie die beiden Polyole Xylit und Sorbit zum
überwiegenden Teil über die Leber in den Stoffwechsel des Gesamtorganismus einbezogen, und zwar über das Zytoplasma der Leberparenchymzellen. Sorbit wird über Fruktose umgesetzt, d. h. der
gegenüber Fruktose verhältnismäßig begrenzte Sorbitumsatz wird
durch die limitierte Umwandlung von Sorbit zu Fruktose bewirkt.
Das an dieser Reaktion beteiligte Enzym Sorbitdehydrogenase (syn.
Iditdehydrogenase) katalysiert auch die initiale Dehydrogenierung
von Xylit zu Xylose. Nach Phosphorylierung und einigen unbedeu-
tenden Zwischenreaktionen münden alle drei Glukoseaustauschstoffe
letztendlich in die Glykolyse ein. Auf diesem Weg kann aus den
Glukoseaustauschstoffen zumindest theoretisch neben Glykogen auch
Glukose und Laktat bzw. Pyruvat entstehen. Es war bereits darauf
hingewiesen worden, daß während der Infusion der Nicht-Glukose-
Kohlenhydrate die Blutglukosekonzentration nicht wesentlich ansteigt (Abb. 5). Pyruvat und Laktat sind Zwischenprodukte des Kohlenhydratstoffwechsels, deren Konzentrationsänderung bleibt ebenfalls
während der Zufuhr der Glukoseaustauschstoffe in recht engen Grenzen. Rein bilanzmäßig muß ein wesentlicher Teil der parenteral verabreichten Nicht-Glukose-Kohlenhydrate und der Glukose bei entsprechender Dosierung in Fett umgewandelt werden. Fett ist die
wesentlichste Speichersubstanz des tierischen Organismus. Dies ist
die einzige Möglichkeit, die Bilanz bei der hochdosierten Kohlen-

hydratzufuhr in Ordnung zu bringen. Die Fettneusynthese aus Kohlenhydraten bei überhöhter Dosierung ist somit biologisch gesehen keine Nebenwirkung der Kohlenhydrate oder gar bestimmter Kohlenhydrate, sondern eine Ausweichreaktion, um mit dem überhöhten Angebot an Energieträgern fertigzuwerden (28, 34). Die eigentlich voraussehbaren Veränderungen des Fettstoffwechsels müssen also in den Überlegungen entsprechend berücksichtigt werden, soll ein klares Bild der Gesamtsituation aufgezeigt werden.

Einer der empfindlichst reagierenden Parameter des Stoffwechsels überhaupt ist die Fettsäurekonzentration im Serum (1, 2). Die Fettsäuren im Serum sind in der Regel Ausdruck einer entsprechenden Mobilisierung von Fett in den Speichern. Diese Fettmobilisierung wird über außerordentlich empfindliche hormonelle Mechanismen gesteuert. Die Verwertung der Fettsäuren in den dazu befähigten Geweben wird hingegen vorwiegend von deren Konzentration im Serum bestimmt und weniger von hormonellen Einflüssen. Die Aktivierung der Fettsäuren mittels Thiokinasen erfolgt in der Leber und in der Muskulatur in Abhängigkeit von der aktuellen Fettsäurekonzentration. Die aktivierten Fettsäuren hemmen bei entsprechender Konzentration ihrerseits die Verwertung der Glukose. Diese Wech-

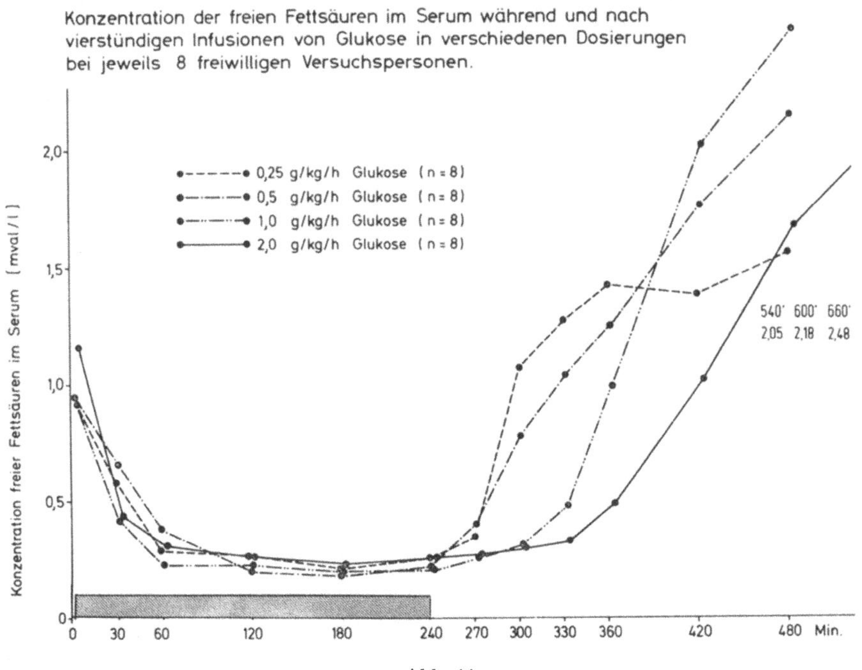

Abb. 11

Konzentration der freien Fettsäuren im Serum während und nach vierstündigen Infusionen von Fruktose in verschiedenen Dosierungen bei jeweils 8 freiwilligen Versuchspersonen.

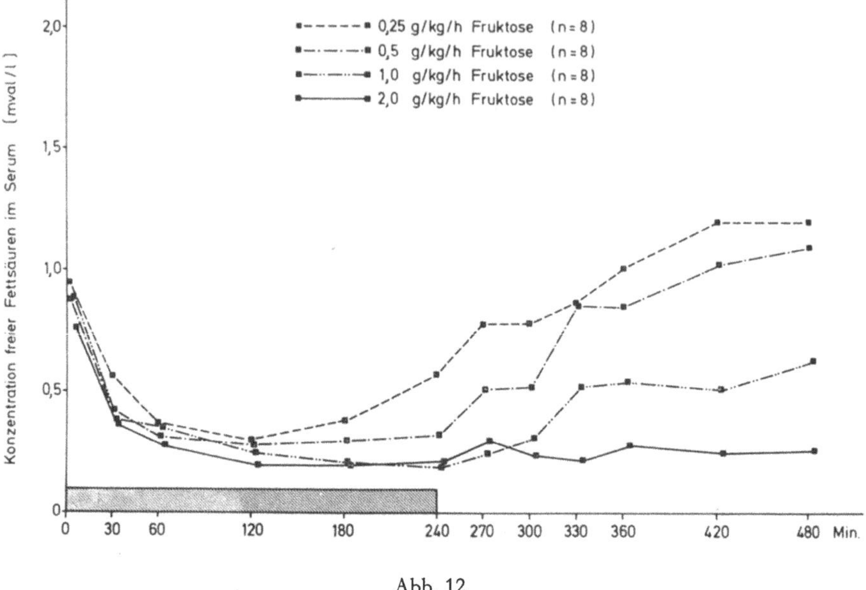

Abb. 12

selbeziehung zwischen Glukoseumsatz und Fettumsatz kommt im Glukose-Fettsäure-Zyklus nach *Randle* zum Ausdruck (41, 46). Bei der hohen Fettsäurekonzentration nach 12stündigem Fasten ist bei den Probanden die Glukoseverwertung weitgehend eingeschränkt, unabhängig davon, ob Insulin vorhanden ist oder nicht. Bei niedriger Fettsäurekonzentration ist es hingegen erforderlich, den Energiebedarf der Zellen aus anderen Energieträgern zu decken. Dadurch wird demgemäß der Glukoseumsatz entsprechend erhöht. Eine solche niedrige Fettsäurekonzentration wird durch die Infusion von Glukose unter der Vermittlung von Insulin hervorgerufen (Abb. 11). Wahrscheinlich ohne stärkere Beteiligung von Insulin wird durch Nicht-Glukose-Kohlenhydrate ebenfalls die gleiche wesentliche Verminderung der Fettsäurekonzentration hervorgerufen (Abb. 12, 13). Da die Seruminsulinkonzentration bei niedriger Dosierung von Glukoseaustauschstoffen nicht ansteigt, ist dies offenbar ein direkter Effekt der Glukoseaustauschstoffe (22, 23). Tatsächlich werden die Glukoseaustauschstoffe zu einem geringen Grad im Fettgewebe und auch in der Muskulatur unabhängig von Insulin umgesetzt. Vielleicht sind diese kleinen Mengen bereits ausreichend, um die Lipolyse entsprechend zu hemmen. Die dadurch hervorgerufene Abnahme der Fettsäurekonzentration würde zu einem beschleunigten peripheren Umsatz von Glukose führen, und zwar insulinunabhängig (22, 24).

Ein weiterer wichtiger Effekt der Glukoseinfusion ist aus der Abbildung zu entnehmen. Nach Absetzen der Glukoseinfusion findet eine rasche Normalisierung der Blutglukosekonzentration statt, dabei werden, allerdings nur bei sehr hoher Dosierung der Glukoseinfusionen, vorübergehend deutlich hypoglykämische Zustände hervorgerufen. Die Fettsäurekonzentration im Serum steigt hingegen überschießend auf stark überhöhte Werte an, welche teilweise das Dreifache der Normalwerte ausmachen können (Abb. 11). Dieser überschießende Effekt kann nur durch eine hormonell bedingte, extrem gesteigerte Lipolyse erklärt werden. Es ist also zu erwarten, daß bei abrupter Beendigung einer längerdauernden Glukoseinfusion der gesamte Hormonhaushalt durcheinandergebracht wird (34, 22, 24).

Bei Infusion von Glukoseaustauschstoffen ist im Vergleich zu Glukose lediglich eine allmähliche Normalisierung der Fettsäurekonzentration festzustellen (Abb. 12, 13), der gesamte Stoffwechsel kommt anscheinend im Anschluß an die Kohlenhydratinfusion all-

Konzentration der freien Fettsäuren im Serum wahrend und nach vierstündigen Infusionen von Sorbit und Xylit in verschiedenen Dosierungen bei jeweils 8 freiwilligen Versuchspersonen.

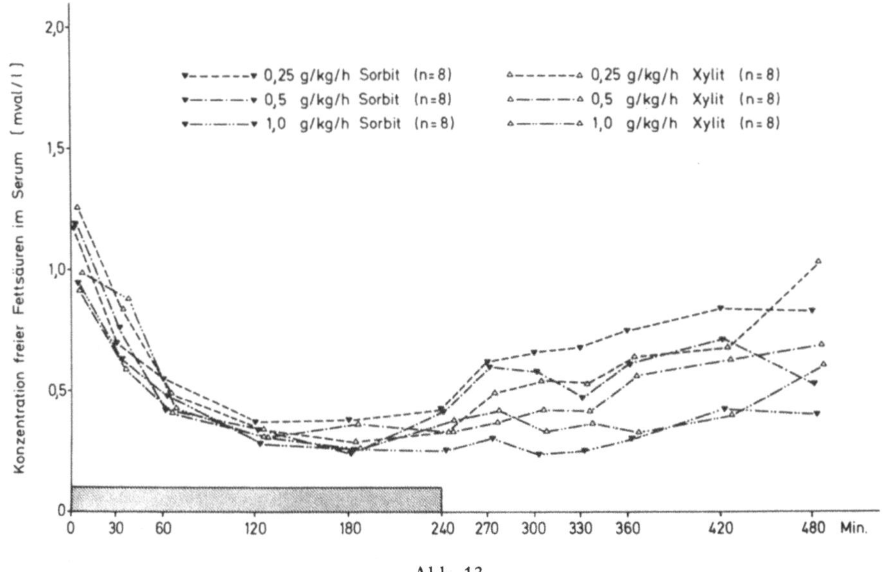

Abb. 13

mählich ohne überschießende Reaktionen in ein neues Gleichgewicht. Auch der extreme Umsatz von Fruktose kann offenbar weitgehend ohne zusätzliches Insulin vonstatten gehen, infolgedessen ist nach Beendigung der Infusionen auch keine überschießende Gegenreaktion erforderlich. Der Hormonhaushalt und der Stoffwechsel wurden durch die Infusionen nicht so sehr durcheinandergebracht.

Ein weiterer wichtiger Parameter des Fettstoffwechsels ist die Triglyzeridkonzentration im Serum. Diese Triglyzeride der Lipoproteine stammen bei nüchternen Probanden in der Regel aus der Leber. Lediglich die Chylomikronen des Darmes können noch zur Triglyzeridkonzentration im Serum beisteuern. Die Mobilisierung der Fettdepots erfolgt immer über die Zwischenstufe der Fettsäuren, eine direkte Metabolisierung von Triglyzeriden aus den Fettdepots etwa durch „Einschmelzung" von Fettdepots ist nicht möglich. Auch Glukose und Nicht-Glukose-Kohlenhydrate können bei entsprechender Zufuhr in der Leber zu Triglyzeriden umgebaut werden. Beim Menschen ist die Leber wahrscheinlich der wichtigste Ort für die Fett-Neusynthese. Es ist daher zu erwarten, daß die Triglyzeridkonzentration im Serum ansteigt, als Ausdruck des Transportes des in

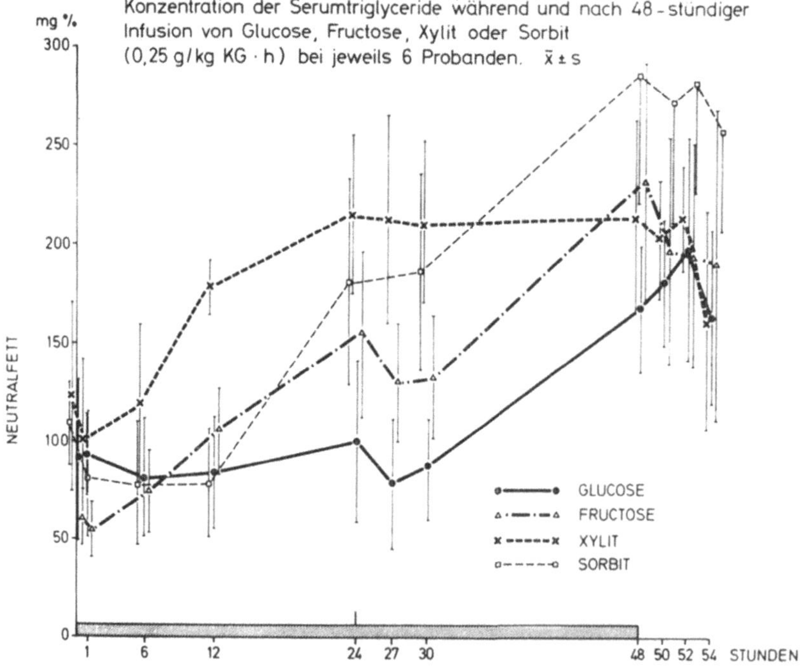

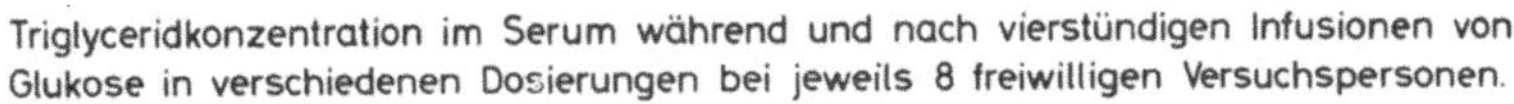

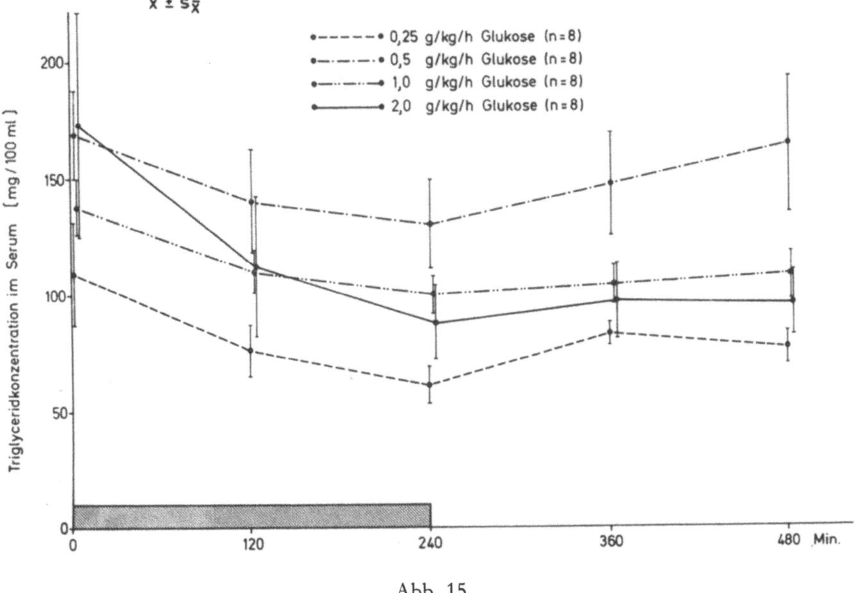

Abb. 15

der Leber neugebildeten Fettes, wenn im Überschuß Kohlenhydrate parenteral zugeführt werden. Bereits eine Dosierung von 0,125 bis 0,25 g/kg Körpergewicht, dies entspricht etwa dem Grundumsatz, zumindest aber bei höherer Dosierung, ist ein Anstieg der Triglyzeridkonzentration unbedingt zu erwarten. Bei einer 48stündigen Infusion von Glukose oder von Nicht-Glukosekohlenhydraten (Fruktose, Sorbit, Xylit) in einer Dosierung von 0,25 g/kg/Stunde findet dementsprechend auch ein deutlicher Anstieg der Triglyzeridkonzentration im Serum statt (Abb. 14). Dabei ist lediglich der Zeitpunkt des Ansprechens auf die Kohlenhydratinfusionen sehr unterschiedlich; bei Glukose dauert es am längsten, bis die Reaktion eintritt. Die deutliche Hypertriglyzeridämie bei hochdosierten Infusionen von Glukose oder von Glukoseaustauschstoffen ist damit ein zu erwartender „normaler" Befund. Wesentlich überraschender ist eigentlich, daß bei sehr hochdosierten Infusionen von Glukose nicht nur kein Anstieg der Triglyzeridkonzentration stattfindet, es kommt im Gegenteil sogar zu einer deutlichen Abnahme der Triglyzeridkonzentration (Abb. 15). Dieser überraschende Befund kann eigentlich nur so erklärt werden, daß durch die überhöhte Glukosezufuhr der Abtransport von Triglyzeriden aus der Leber in irgendeiner Form gestört wird (28). Da aus theoretischen Erwägungen die Triglyzeride aber dennoch synthetisiert worden sein müssen, muß unter diesen extremen Bedingungen eine Fetteinlagerung in der Leber als Folge des mangelnden Abtransportes eingetreten sein. Die „kohlenhydratbedingte" Fettleber müßte die notwendige Folge dieses Fehlverhaltens der Leber sein (23).

Bei hochdosierten Glukoseinfusionen wurde bei Patienten das Entstehen einer Fettleber bereits früher festgestellt. Dieser Befund wurde dann auch im Tierversuch bestätigt (33). Bei überhöhter Dosierung von Glukose findet innerhalb von 72 Stunden eine deutliche Einlagerung von Fett in der Leber statt. Die normale Triglyzeridkonzen-

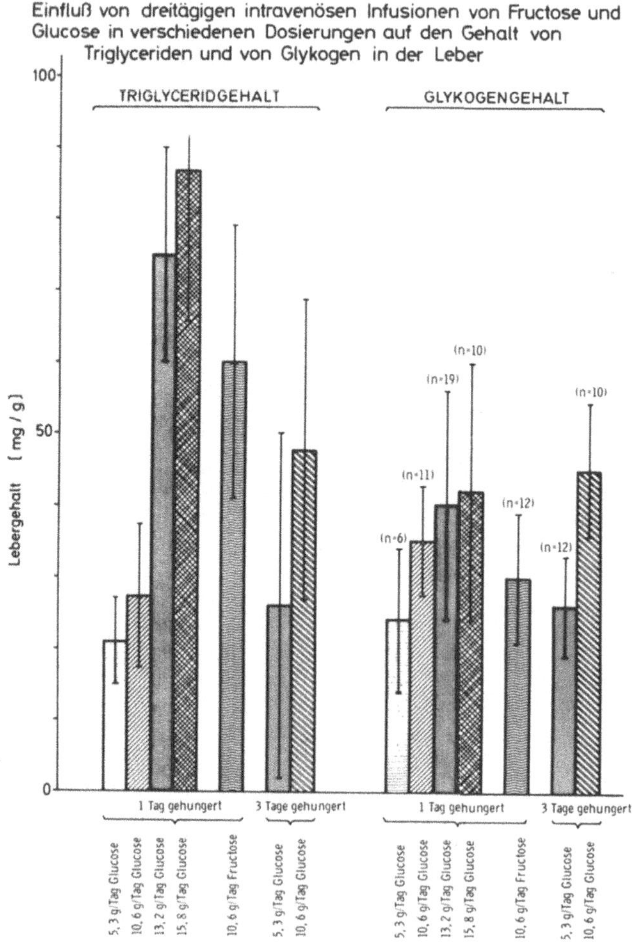

Abb. 16

tration vor Infusionsbeginn beträgt um 0,5 % auf das Feuchtgewicht bezogen. Nach 72stündiger Glukoseinfusion kann der Triglyzeridgehalt der Leber auf 10% des Feuchtgewichtes und mehr angestiegen sein (Abb. 16). Natürlich kann auch Fruktose in überhöhter Dosierung zur Fettleber führen; besonders wichtig ist jedoch, daß Glukose ebenfalls diesen Effekt hat (14). Damit kann die Fettleber nicht als ein isolierter Effekt der Glukoseaustauschstoffe betrachtet werden. Die kohlenhydratinduzierte Fettleber entsteht bei gleichzeitig hoher Glykogenkonzentration, wie auf der rechten Seite der Abbildung zu erkennen ist. Diese Fettleber ist damit sicherlich zunächst nicht als Ausdruck eines Leberparenchymschadens zu betrachten, doch kann sich auf dem Boden der kohlenhydratinduzierten Fettleber auch eine Leberparenchymschädigung entwickeln.

Mit den Nicht-Glukose-Kohlenhydraten wurden im Verlauf der letzten Jahre zahlreiche Nebenwirkungen in Zusammenhang gebracht. In der Regel wurde dabei über einzelne Fälle berichtet; aus dem Zusammenhang herausgerissene Befunde wurden ohne Verlaufskontrollen als entsprechende Nebenwirkung deklariert (44, 45, 47, 48, 50). In den meisten Fällen war ein Vergleich mit Glukose nicht möglich oder auch nicht angestrebt. In anderen Fällen wurden Veränderungen als Nebenwirkungen angesehen, deren pathophysiologischer Wert noch nicht als geklärt angesehen werden kann (9, 10, 11).

In der Vergangenheit wurde mehrfach behauptet, die Glukoseaustauschstoffe würden bei intravenöser Applikation eine Laktatazidose hervorrufen (47, 50). Bei hochdosierter Infusion von Fruktose kann natürlich ein mäßiger Anstieg der Laktatkonzentration festgestellt werden, doch werden selbst bei Stoßinfusionen selten Werte um 2—4 mmol/l überschritten. Im übrigen wurde bislang in keinem Fall von Fruktoseinfusionen eine echte Azidose nachgewiesen, insofern sollte vorsichtiger lediglich von Laktatämien gesprochen werden. Bei allen anderen verwendeten Substanzen (Sorbit, Xylit, Glukose) waren im Tierexperiment wie auch bei Versuchspersonen die Erhöhungen der Laktatkonzentration geringer ausgefallen als bei Fruktose (18, 19, 20, 24, 25, 26, 30, 34). Bei allen Überlegungen zur kohlenhydratbedingten Laktatazidose sollte nicht vergessen werden, daß auch die intravenöse Verabreichung von Glukose einen eindeutigen Anstieg der Laktatkonzentration hervorrufen kann. Mindestens in einem Fall wurde eine vorbestehende Laktatazidose durch Glukoseinfusion wesentlich verschlechtert (44). Die Erhöhung der Laktatkonzentration bei Infusion von Kohlenhydraten ist zunächst wohl als Ausdruck eines erhöhten Kohlenhydratstoffwechsels anzusehen, erst das Ausmaß des Anstiegs würde für die Diagnose Laktatazidose von Bedeutung sein. Die Definition von *Olivia* für die Laktatazidose kann

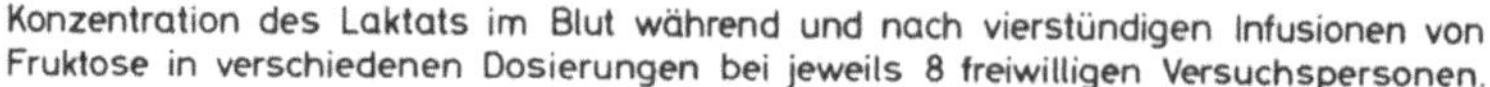

Konzentration des Laktats im Blut während und nach vierstündigen Infusionen von Fruktose in verschiedenen Dosierungen bei jeweils 8 freiwilligen Versuchspersonen.

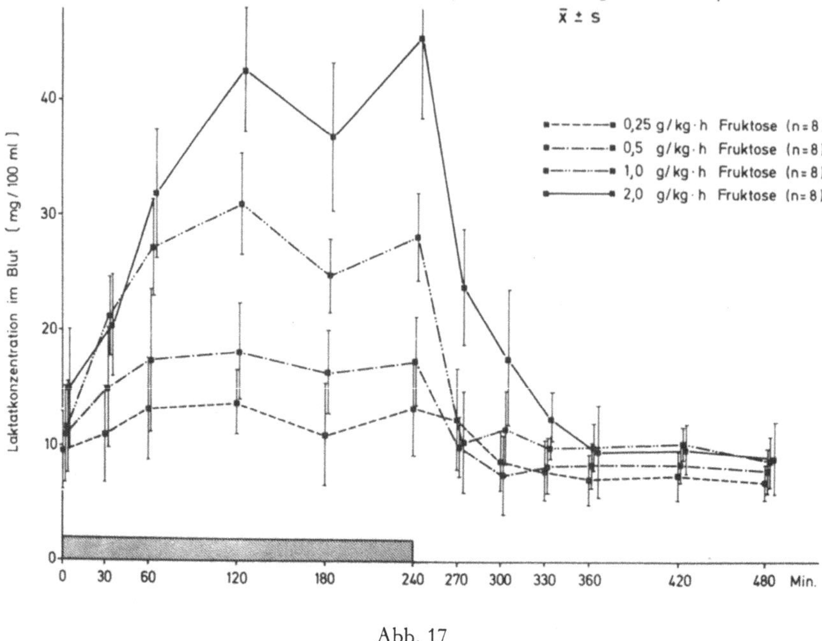

Abb. 17

nicht ernsthaft diskutiert werden. Danach würde die Laktatazidose bereits bei einer Blutkonzentration von 2 mval/l beginnen, ein Wert, der auch durch die heftige Stauung während der Blutentnahme erhalten werden kann. Bei stärkerer körperlicher Tätigkeit können ohne weiteres Lactatkonzentrationen von 20 mval/l auftreten, ohne daß man deswegen von einem krankhaften Zustand reden müßte (26). Die Erhöhung der Laktatkonzentration bei Infusion von Fruktose in überhöhter Dosierung kann bei stoffwechselgesunden Probanden maximal 3—4 mval/l betragen, das sind deutlich niedrigere Werte als bei mäßiger körperlicher Tätigkeit. Sehr wichtig erscheint in diesem Zusammenhang, daß die fruktosebedingte mäßig erhöhte Laktatkonzentration sich nach Absetzen der Fruktoseinfusion sofort wieder normalisiert (Abb. 17). Es sollte übrigens noch darauf hingewiesen werden, daß bei Dosierungen, wie sie in der parenteralen Ernährung üblich sind, durch Fruktose kaum nennenswerte Veränderungen der Laktatkonzentration hervorgerufen werden können (24). Auch durch Glukoseinfusionen werden selbstverständlich bei freiwilligen Versuchspersonen Veränderungen der Laktatkonzentration bewirkt. Das Ausmaß ist allerdings deutlich geringer als bei Fruktoseinfusionen (Abb. 18). Sehr wesentlich erscheint mir allerdings, daß auch nach Beendigung der Glukoseinfusionen die Laktatkonzentration weiterhin deutlich erhöht bleibt. Die glucosebedingte Laktatämie — sie kann unter pathologischen Begleitumständen zur Laktatazidose werden — ist also wesentlich schlechter zu steuern als die fruktosebedingte Laktatämie. Nach Beendigung der Fruktoseinfusionen tritt eine rasche Normalisierung ein.

Natürlich können auch die beiden Polyole Xylit und Sorbit einen Anstieg der Laktatkonzentration hervorrufen (Abb. 19). Dabei ist empirisch festzustellen, daß die sorbitbedingte Erhöhung bei allen untersuchten Modellen niedriger ausfällt als diejenige durch Fruktose. Bislang wurde im übrigen in keinem Fall eine Laktatazidose mit Sorbit in Zusammenhang gebracht. Xylit verursacht in der Regel fast keinen Anstieg der Laktatkonzentration. Dies war ebenfalls bei allen untersuchten Modellen festzustellen. Lediglich in einem Fall wurde eine geringfügige Erhöhung der Laktatkonzentration um 1 mval/l während einer achtstündigen Xylitinfusion fälschlich als Laktatazidose bezeichnet (47). Durch eine gleichdosierte Glukoseinfusion wäre bei diesem Patienten wahrscheinlich ein deutlich stärkerer Effekt auszulösen gewesen.

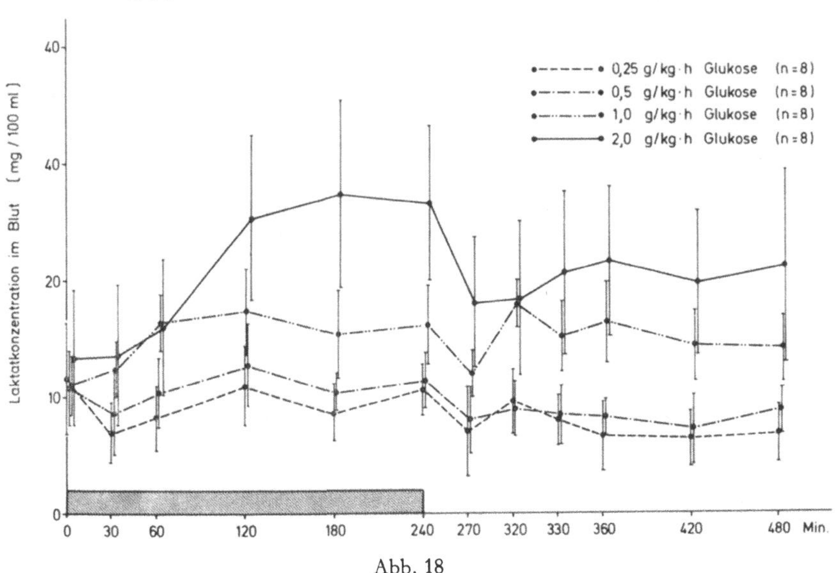

Abb. 18

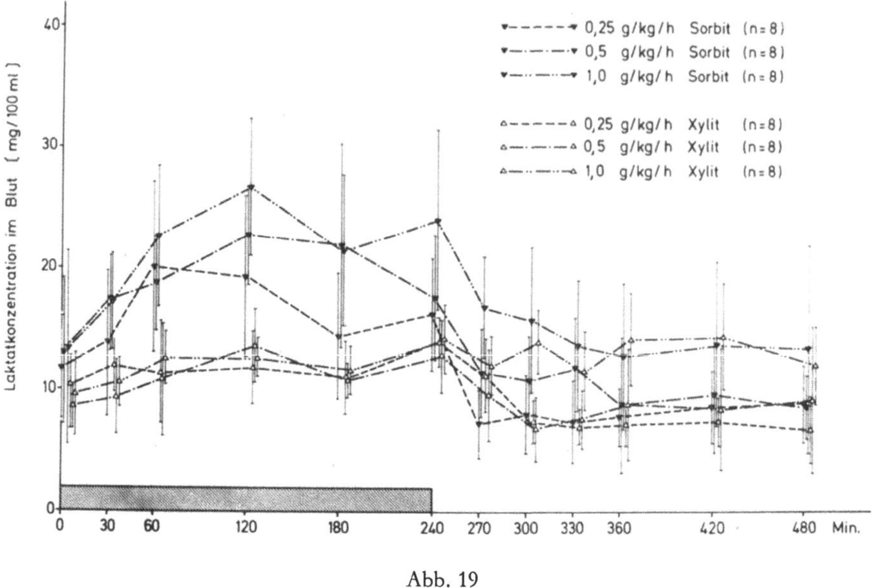

Abb. 19

Es soll nochmals zusammengefaßt werden. Glukose verursacht bei hochdosierter intravenöser Infusion ebenso eine Laktatämie wie Glukoseaustauschstoffe. Im gesamten Weltschrifttum wurde allerdings bislang noch über keinen einzigen echten Fall von glukoseaustauschstoffbedingter Laktatazidose berichtet, während mehrere Fälle von glukosebedingter Laktatazidose vorliegen (z. B. 49). Kein Zweifel, in der Regel hätte unter den jeweiligen Bedingungen durch Glukoseaustauschstoffe ebenfalls eine Laktatazidose hervorgerufen werden können! Die Tendenz zur Laktatazidose sollte daher grundsätzlich als relative Kontraindikation für die parenterale Verwendung von Kohlenhydraten aufgefaßt werden. Bei Bedarf (z. B. bei gleichzeitiger Hypoglykämie) können Kohlenhydrate zugeführt werden, jedoch in verhältnismäßig gut kontrollierter Form (26).

Nach den grundlegenden Erörterungen von *Huckabee* ist mit einer Verschiebung des Laktat/Pyruvat-Quotienten der Begriff des Exzess-Laktats verbunden, welcher in der Regel mit einem zellulären Sauerstoffmangel in Zusammenhang gebracht wird. Beim Umsatz von Polyolen findet ebenso wie beim Umsatz von Äthanol zunächst eine Dehydrogenierung der entsprechenden Substanzen im zytoplasmatischen Raum der Leberparenchymzellen statt. Die Folge hiervon ist auch eine „metabolisch" bedingte Verschiebung des Laktat/Pyruvat-Quotienten, welche jedoch mit einem „echten" Sauerstoffmangel nichts zu tun hat. Am Gesamtorganismus kann diese Veränderung nur in verhältnismäßig geringem Umfang im peripheren Blut gemessen werden (34). Wesentlich besser geeignet zur Feststellung dieser Veränderung ist die Perfusion der isolierten Leber, da hierbei ohne vorangehende Verdünnungseffekte direkt am Ort des Umsatzes gemessen wird. Bei diesem Modell werden durch Zusatz von Xylit und Sorbit ebenso wie durch Äthylalkohol extreme Veränderungen des Laktat/Pyruvat-Quotienten ausgehend von 10—12 auf 50—150 hervorgerufen (Abb. 20). Am Ende des Versuches, wenn die entsprechenden Alkohole weitgehend metabolisiert sind, normalisiert sich der Laktat/Pyruvat-Quotient sehr rasch wieder. Diese „physiologische" Verschiebung des Laktat/Pyruvat-Quotienten ist lediglich Ausdruck der zytoplasmatischen Dehydrogenisierungsreaktion, sie spiegelt das unzureichende Transportsystem für Wasserstoff vom Zytoplasma in die Mitochondrien wider (25). Dennoch ist schon seit langem bekannt, daß die Veränderung des Laktat/Pyruvat-Quotienten als Ausdruck des Redoxzustandes des Zytoplasmas der Leberparenchymzellen in engem Zusammenhang stehen mit der äthanolbedingten Hem-

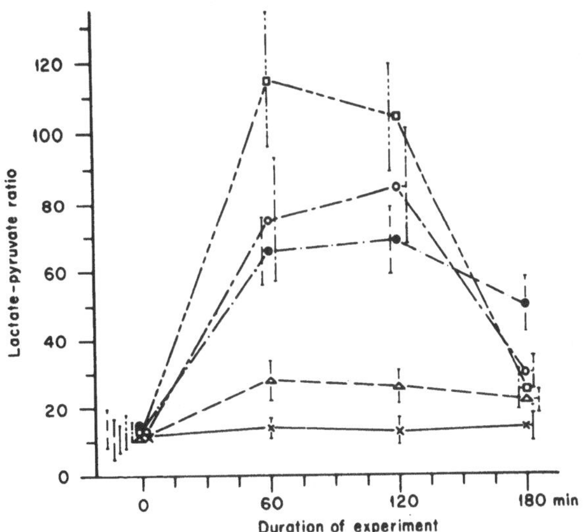

The effect of fructose, sorbitol, xylitol, or ethanol on lactate-pyruvate ratio using the isolated perfused rat liver ($\overline{X} \pm S$). (X) Basal ($n = 10$), (□) basal, 2.4 mmole xylitol ($n = 10$), (○) basal, 2.0 mmole sorbitol ($n = 6$), (△) basal, 2.0 mmole fructose ($n = 6$), (●) basal, 2.0 mmole ethanol ($n = 6$).

Abb. 20

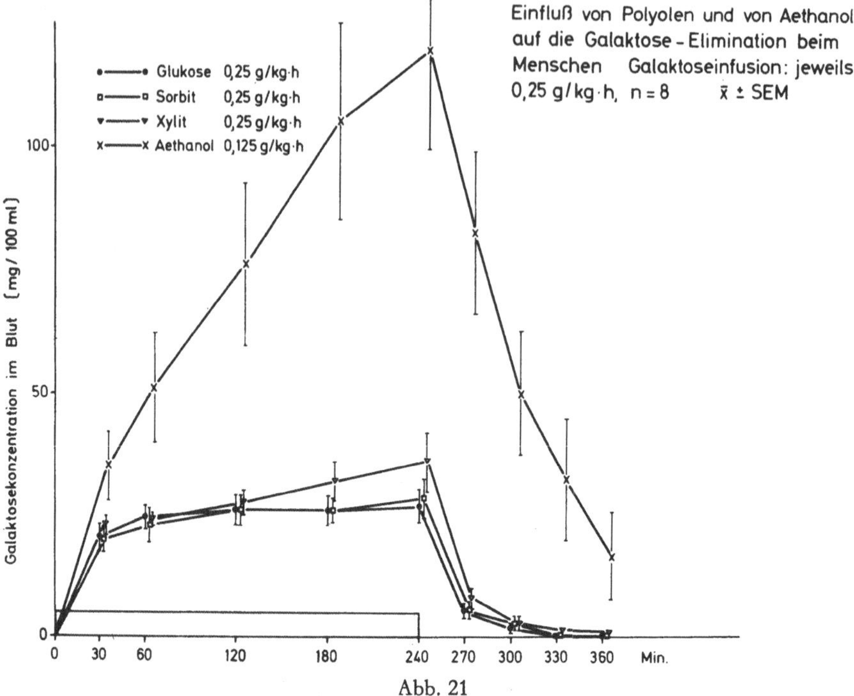

Abb. 21

mung des Galaktoseabbaues. Betroffen ist dabei die NAD-abhängige Epimerisierung von UDP-Galaktose zu UDP-Glukose. Man sollte unter Berücksichtigung der in Abbildung 20 dargestellten Ergebnisse über die Veränderung des Laktat/Pyruvat-Quotienten eigentlich erwarten, daß die intravenöse Applikation der Polyalkohole ebenso zu einer Hemmung des Galaktoseabbaues führt wie diejenige von Äthanol. Es ist jedoch bei freiwilligen Versuchspersonen festzustellen, daß der Galaktoseabbau zwar in Bestätigung früherer Ergebnisse ohne weiteres durch Äthanol gehemmt werden kann, Xylit oder Sorbit haben hingegen keinen Einfluß auf diesen Vorgang (Abb. 21). Obwohl in allen Fällen der Stoffwechsel der entsprechenden Substanzen durch initiale Dehydrogenierungen im Zytoplasma der Leberparenchymzellen eingeleitet wird, unterscheidet sich die Auswirkung auf den Galaktoseabbau recht deutlich. Man kann allein aus diesen Ergebnissen sicherlich nicht die Schlußfolgerung ziehen, daß Äthanol wegen der Hemmung des Galaktoseabbaus leberschädigend wirkt, was für die Polyole nicht der Fall wäre. Wir würden daraus eher ableiten, daß möglicherweise eine unterschiedliche Kompartmentierung der Oxydationsvorgänge für die abweichende Wirkung von Äthanol verantwortlich sein könnte.

Als eine weitere Nebenwirkung der Glukoseaustauschstoffe wurde eine nicht näher zu definierende, diffuse Leberschädigung betrachtet (9, 10, 11, 50). Bei einigen schwerkranken Patienten war während der Infusion von Fruktose oder von Xylit die Bilirubinkonzentration angestiegen (44), dies war als beweisend für den kausalen Zusammenhang angesehen worden. Der experimentelle Nachweis einer Leberschädigung durch Glukoseaustauschstoffe ist allerdings bislang nicht gelungen. Bei rascher und hochdosierter Infusion von Fruktose, Sorbit und Xylit kann bei freiwilligen Versuchspersonen ein Anstieg der Bilirubinkonzentration ohne Veränderungen der Serumenzymaktivitäten hervorgerufen werden (Abb. 22). Allerdings hat auch Glukose den gleichen Effekt, dies ist schon seit mehr als zwei Jahrzehnten bekannt (42), wir konnten diesen alten Befund ohne Schwierigkeiten reproduzieren (23). Auch bei 48stündigen Dauerinfusionen von Glukoseaustauschstoffen oder von Glukose kann ein mäßiger Anstieg der Serumbilirubinkonzentration hervorgerufen werden (Abb. 23). Die pathophysiologische Bedeutung dieses Befundes ist unklar. Bei polytraumatisierten Patienten wurde nämlich keine Wirkung von hochdosierten Fruktoseinfusionen auf die Bilirubinkonzentration im Serum festgestellt (24). Damit wird das Fragezeichen hinter diesem Befund noch verstärkt. Bislang ist es nicht möglich gewesen, das Entstehen von Leberparenchymschäden auf die Zufuhr von Glukoseaustauschstoffen zurückzuführen.

Damit kommen wir als nächstes zur einzigen „echten" Nebenwirkung der Glukoseaustauschstoffe, zu einer Wirkung die ausnahmsweise durch Glukose nicht hervorgerufen werden kann. Dabei handelt es sich um die Steigerung der Harnsäuresynthese, die zunächst für

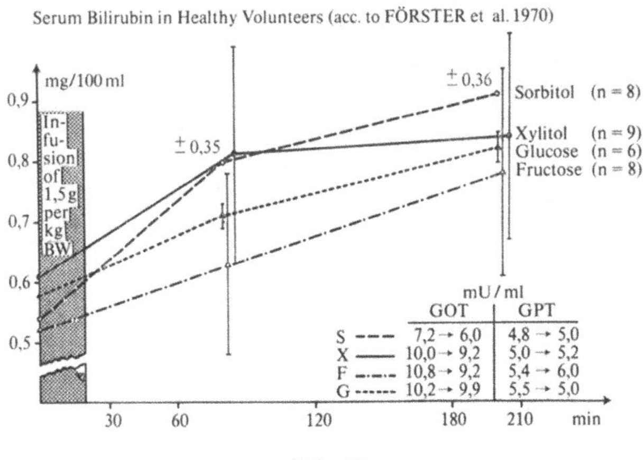

Abb. 22

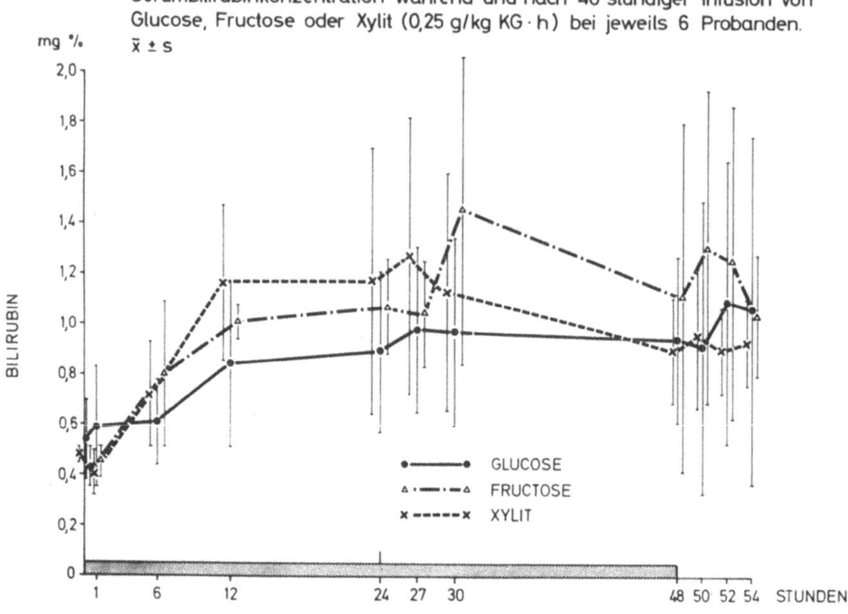

Abb. 23

Fruktose (21) und später auch für Sorbit und für Xylit beschrieben
wurde (23). Glukose und auch Galaktose haben diesen Effekt auf den
Purinstoffwechsel nicht. Am wirksamsten sind hochdosierte Stoßinfusionen der Zuckeraustauschstoffe (Abb. 24). Bei Dauerinfusionen
von Glukoseaustauschstoffen fallen die Effekte im Verhältnis wesentlich geringer aus (Abb. 25). Am wirksamsten von den Glukoseaustauschstoffen erwies sich Xylit; bei 48stündigen Dauerinfusionen
wurde bei freiwilligen Versuchspersonen ein ständiger Anstieg der
Harnsäurekonzentration festgestellt (30). Bei Fruktoseinfusionen erfolgte ein initialer Anstieg, später fand keine weitere Erhöhung der
Harnsäurekonzentration mehr statt. Durch Sorbitinfusionen wurde
in dieser Versuchsanordnung keinerlei Effekt hervorgerufen. Es ist
bislang kein Fall bekannt geworden, bei dem die Glukoseaustauschstoffe eine Gicht hervorgerufen oder auch nur lediglich eine vorbestehende Gicht verschlimmert hätten. Bei längere Zeit parenteral
ernährten polytraumatisierten Patienten ist die Harnsäurekonzentration im Serum deutlich erniedrigt. Hochdosierte Fruktoseinfusionen
haben hierbei dann lediglich geringe Wirkungen (24). Bei nieren-
gesunden Patienten werden trotz hochdosierter Fruktoseinfusionen
nicht einmal die Normalwerte erreicht.

Bei der glukoseaustauschstoffbedingten Steigerung der Harnsäureproduktion handelt es sich somit um eine biochemisch interessante Verknüpfung zwischen Kohlenhydratstoffwechsel und Purinstoffwechsel. Ob diesem Mechanismus die geringste pathophysiologische Bedeutung zukommt, erscheint nach den bislang vorliegen-

Serum Uric Acid in Healthy Volunteers (acc. to FÖRSTER et al.1970)

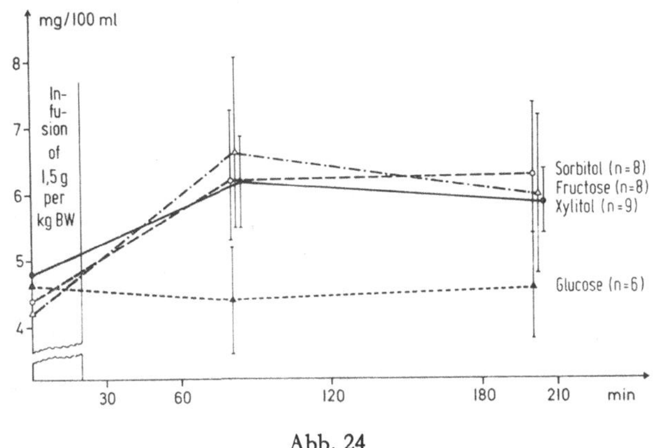

Abb. 24

Concentration of Uric Acid in Serum during and after 48 h - Infusion
of Glucose, Fructose, Xylitol and Sorbitol
(0.25 gm/kg/h - 6 healthy adults each group) $\bar{x} \pm s$

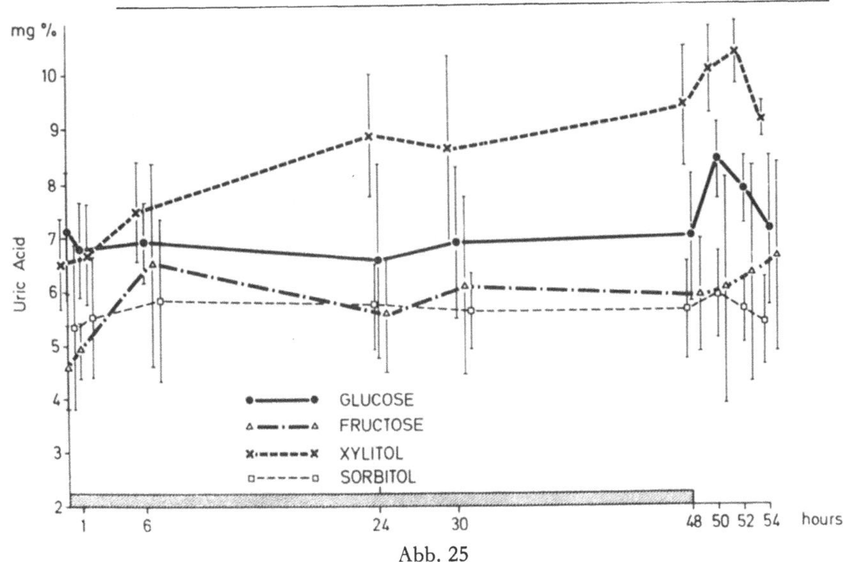

Abb. 25

den Befunden allerdings fraglich. Die fruktosebedingte Steigerung
der Harnsäurebildung wurde von Anfang an in Zusammenhang gebracht mit einer Abnahme der ATP-Konzentration und der Gesamt-
adeninkonzentration in der Leber (siehe bei 11). Hierdurch könnte ein
kurzfristiger Effekt durch Abbau der präformierten Purine zu Harnsäure ausgelöst werden. Dieser Abfall der Adeninnukleotide wird
jedoch lediglich bei hochdosierten Stoßinfusionen von Fruktose ausgelöst (Abb. 26). Wird eine wesentlich größere Menge Fruktose über
längere Zeiträume verteilt verabreicht, so bleibt die ATP-Konzentration und auch die Konzentration der Gesamtadeninnukleotide in der
Leber weitgehend konstant (3, 12, 21, 32). Durch Infusion von Sorbit

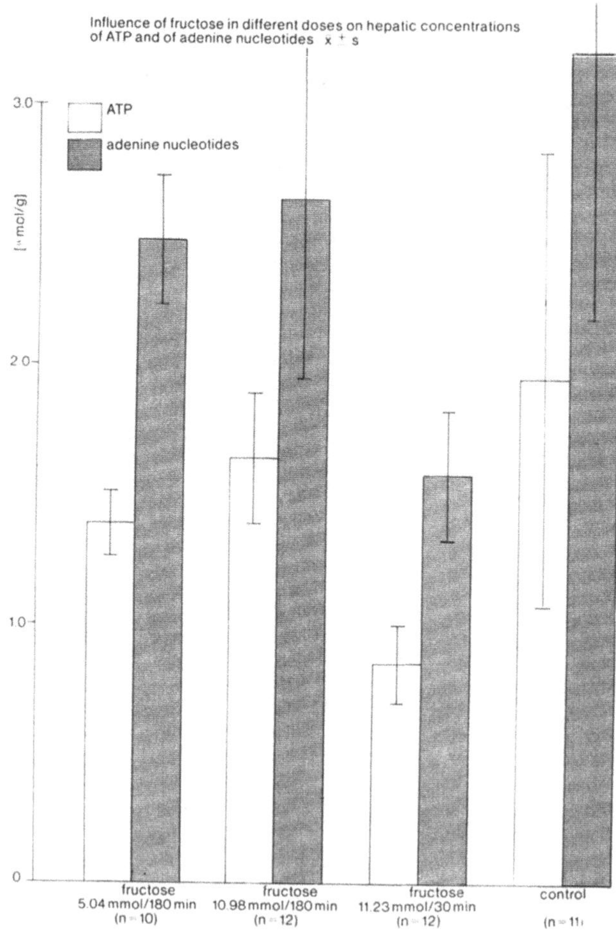

Abb. 26

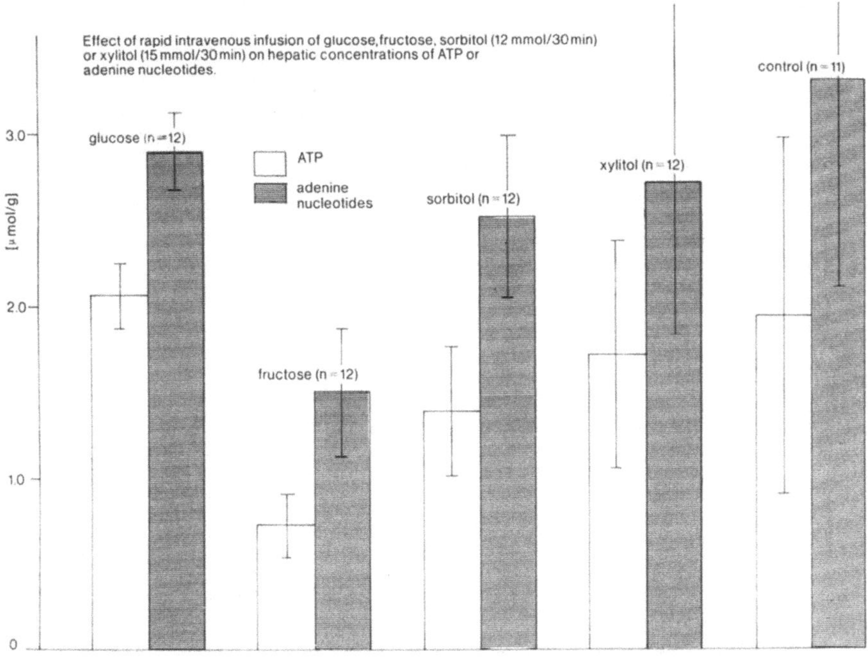

Abb. 27

oder auch durch Xylit kann im Tierversuch keine entsprechende Veränderung hervorgerufen werden (Abb. 27). Die fruktosebedingte Abnahme der ATP-Konzentration steht also offenbar in Zusammenhang mit der außerordentlich hohen Kapazität der Fruktokinase; Sorbit und Xylit werden wesentlich langsamer umgesetzt als Fruktose, hierdurch sind die unterschiedlichen Wirkungen der Stoßinfusion zu erklären. Glukose kann unter diesen Umständen überhaupt keinen Effekt haben, da die Umsatzkapazität der Leber für Glukose noch wesentlich geringer ist als diejenige für Sorbit oder für Xylit.

Werden diese Untersuchungen zusammengefaßt, so ist zu folgern, daß lediglich durch außerordentlich hochdosierte Stoßinfusionen von Fruktose im Tierversuch eine Abnahme der Konzentration von ATP und von Adeninnukleotiden zu erreichen ist. Beim Menschen wurde allerdings auch ein im Tierversuch nicht festgestellter Effekt von Sorbit gefunden (10, 11). Die Ursache für die fruktosebedingte Abnahme der ATP-Konzentration in der Leber ist in der außerordentlich hohen Phosphorylierungskapazität für Fruktose zu sehen. Es findet folglich eine Anhäufung von Fruktose-1-Phosphat statt. Die wesentliche Frage nach der pathophysiologischen Relevanz dieser biochemisch sicher interessanten Ergebnisse muß offenbleiben. Keinesfalls kann man die nur unter extremen Bedingungen festzustellende Abnahme der ATP-Konzentration als Ausdruck einer „Leberschädigung" betrachten. Zudem sind auch noch deutliche Dosierungsunterschiede vorhanden. Die Abnahme der Adeninnukleotide durch Fruktoseinfusionen kann darüber hinaus nur zum Teil mit der gesteigerten Harnsäuresynthese in Zusammenhang stehen. Wir hatten bereits früher auch andere Möglichkeiten diskutiert. Es handelt sich auch nicht um speziesbedingte Unterschiede, wie ausgedehnte tierexperimentelle Untersuchungen zeigen konnten. Auch bei Ratten führt Xylit zu einem ständigen Anstieg der Purinsynthese. Für Fruktose wurde ein biphasisches Verhalten der Harnsäurekonzentration im Serum festgestellt (31, 32).

Die im angelsächsischen Schrifttum propagierte Hyperalimentation (d. h. die intravenöse Überernährung) darf nicht unkontrolliert auf alle verfügbaren Patienten angewandt werden. Bei überhöhter Kohlenhydratzufuhr kann bei längere Zeit mangelernährten kachektischen Patienten ein Leberparenchymschaden hervorgerufen werden (siehe bei 34). Der Organismus ist auf diese Form der „Belastung" nicht eingerichtet. Infolge der vorausgehenden Mangelernährung sind wichtige Enzymsysteme in ihrer Funktionsfähigkeit eingeschränkt. Dafür ist weniger ein einzelnes Kohlenhydrat verantwortlich zu machen (z. B. Fruktose), sondern vielmehr die weit über dem Bedarf liegende Zufuhr. Bei kachektischen Patienten ist die Dosierung nicht auf das Sollgewicht zu beziehen, sondern auf das Istgewicht. Zusätzlich sollte die Dauerdosierung nur allmählich erreicht werden. Bei einem beschriebenen Fall wurde neben Glukose auch Fruktose, Sorbit und Xylit verabreicht; die pathologischen Leberbefunde normalisierten sich rasch nach Verminderung der gesamten parenteralen Kohlenhydratzufuhr. Bei einem anderen Fall mit überhöhter Glukosezufuhr wurden die Veränderungen der Leberfunktionsproben mit dem gleichzeitig applizierten Proteinhydrolysat in Zusammenhang gebracht (13). Es wäre allerdings genausogut möglich, daß ein Zusammenhang zu der deutlich überhöhten Glukosezufuhr besteht.

Bei genauer Analyse erweisen sich die sogenannten Nebenwirkungen der Glukoseaustauschstoffe in der Regel als allgemeine Stoffwechselwirkungen von Kohlenhydraten, wie sie auch von Glukose ausgelöst werden können. Lediglich die Steigerung der Purinsynthese (bzw. Harnsäuresynthese) ist offenbar spezifisch für die Glukoseaustauschstoffe; Glukose hat diese Wirkung nicht. Einwände und Kontraindikationen gegen die Verwendung von Glukoseaustauschstoffen würden gegen Glukose gleichermaßen gelten müssen. Bislang wurde in der Weltliteratur kein einziger Zwischenfall mit ernsthaften Nebenwirkungen beschrieben, der eindeutig der Verwendung der Glukoseaustauschstoffe anzulasten wäre. Die eigenen Untersuchungen haben zudem gezeigt, daß Befunde, welche bei Versuchspersonen erhoben werden (wie Bilirubinanstieg, Harnsäureanstieg), nicht unbeding auf solche Patienten übertragen werden können, bei denen eine echte Indikation zur parenteralen Ernährung vorliegt. Es ist sicherlich möglich, schwerkranke Patienten ausschließlich mit Glukose als Energieträger zu versorgen, auch die Probleme der dabei häufig erforderlichen zusätzlichen Insulintherapie können von erfahrenen Klinikern mit Hilfe eines funktionsfähigen Labors gemeistert werden. Es ist aber in vielen Fällen einfacher, die Therapie mit Glukoseaustauschstoffen durchzuführen. Dies gilt besonders in den Fällen, in denen es nicht möglich ist, zu jeder Zeit kurzfristig Blutglukosebestimmungen durchzuführen, um die Therapie mit Insulin zu überwachen.

Literatur

1. *Bässler, K. H., Fingerhut, M., Czok, G.:* Hemmung der Fettsäureoxydation als ein Faktor bei der antiketogenen Wirkung von Zuckern und Polyalkoholen. Klin. Wschr. *44*, 899 (1966).
2. *Bässler, K. H.:* Biochemische Grundlagen der parenteralen Therapie und Versorgung des menschlichen Organismus mit Kohlenhydraten, in: Anaesthesiologie und Wiederbelebung, Band 31: Kohlenhydrate in der dringlichen Infusionstherapie. Berlin-Heidelberg-New York: Springer 1968.
3. *Bässler, K. H., Hassinger, W., Ackermann, R. W.:* Zur Spezifität des ATP-Abfalles in der Leber nach intravenöser Injektion von energieliefernden Substraten. Infusionstherapie *4*, 42 (1977).
4. *Bässler, K. H., Bickel, H.:* The use of carbohydrates alone and in combination in parenteral nutrition, S. 99. London: Churchill 1972.
5. *Berg, G., Bickel, H., Matzkies, F.:* Bilanz- und Stoffwechselverhalten von Fructose, Xylit und Glucose sowie deren Mischungen bei Genesenden während sechsstündiger parenteraler Ernährung. Dtsch. Med. Wschr. *98*, 102 (1973).
6. *Berg, G., Matzkies, F.:* Stoffwechselwirkungen einer Kohlenhydratkombinationslösung. Dtsch. Med. Wschr. *101*, 369 (1976).
7. *Berg, G., Matzkies, F., Bickel, H.:* Dosierungsgrenzen bei der parenteralen Infusion von Glucose, Sorbit, Fructose und Xylit und deren Mischungen. Dtsch. Med. Wschr. *99*, 633 (1974).
8. *Bickel, H., Bünte, H., Coats, D., Misch, P., v. Rauffer, L., Scranowitz, P., Wopfner, F.:* Die Verwertung parenteral verabreichter Kohlenhydrate in der postoperativen Phase. Dtsch. Med. Wschr. *98*, 809 (1973).
9. *Bode, J. C.:* Stoffwechselstörungen durch intravenöse Gabe von Fructose oder Sorbit. Internist *14*, 335 (1973).
10. *Bode, J. C.:* Fructose und Sorbit, potentielle Hepatotoxine? 8. Lebertagung, Bad Mergentheim, 4. bis 7. Oktober 1973.

58 H. Förster:

11. *Bode, J. C., Zelder, O., Rumpelt, H. J., Witkamp, U.:* Depletion of liver adenosine phosphates and metabolic effects of intravenous infusions of fructose or sorbitol in man and in the rat. Europ. J. Clin. Invest. *3*, 436 (1973).
12. *Brinkrolf, H., Bässler, K. H.:* The adenine nucleotide content of rat liver during infusions of carbohydrates and polyols. Z. Ernährungswiss. *11*, 167 (1972).
13. *Brown, R. S.:* Cholestasis with short term parenteral alimentation. Critical Care Medicine *4*, 313 (1976).
14. *Chang, S., Silvis, S. E.:* Fatty liver production by hyperalimentation in rats. Gastroenterology *64*, 178 (1973).
15. *Doromal, N. M., Canter, J. W.:* Hyperosmolar hyperglycemic non-ketotic coma complicating intravenous hyperalimentation. Surgery Gynecology, Ostetrics *136*, 730 (1973).
16. *Dudrick, S. J., Macfadyen, B. V., van Buren, C. T., Ruberg, R. L., Maynard, A. T.:* Parenteral hyperalimentation. Ann. Surgery *176*, 259 (1972).
17. *Dudrick, S. J., Macfadyen, B. V., van Buren, C. T., Ruberg, R. L., Maynard, A. T.:* Parenteral hyperalimentation. Ann. Surgery *176*, 259 (1972)
18. *Förster, H.:* Sind bei der Verwendung von Zuckeraustauschstoffen echte Nebenwirkungen zu erwarten? Dtsch. Med. Wschr. *98*, 839 (1973).
19. *Förster, H., Haslbeck, M., Mehnert, H.:* Zur Bedeutung der Kohlenhydrate in der parenteralen Ernährung. Infusionstherapie *1*, 199 (1974).
20. *Förster, H., Hoffmann, H.:* Biochemische Überlegungen zur Verwendung der Kohlenhydrate in der parenteralen Ernährung. Infusionstherapie *1*, 265 (1974).
21. *Förster, H., Mehnert, H., Alhough, I.:* Anstieg der Serumharnsäure nach Fructose. Klin. Wschr. *45*, 436 (1967).
22. *Förster, H., Mehnert, H.:* Kohlenhydratstoffwechsel, in: Klin. Pathophysiologie (*Siegenthaler, H.,* Hrsg.), S. 35. Stuttgart: G. Thimem 1973.
23. *Förster, H., Meyer, E., Ziege, M.:* Erhöhung von Serumharnsäure und Serumbilirubin nach hochdosierten Infusionen von Sorbit, Xylit und Fructose. Klin. Wschr. *48*, 878 (1970).
24. *Förster, H., Zagel, D.:* Stoffwechseluntersuchungen während und im Anschluß an Dauerinfusionen von Glucose und von Zuckeraustauschstoffen. Dtsch. Med. Wschr. *99*, 1300 (1974).
25. *Förster, H.:* Comperative metabolism of xylitol, sorbitol and fructose, in: Sugars in nutrition, S. 259. New York: Academic Press 1974.
26. *Förster, H.:* Zum Stoffwechsel von Monosacchariden und Polyolen. Infusionstherapie *2*, 187 (1975).
27. *Förster, H., Hoos, I.:* The suitability of maltose for parenteral nutrition. Europ. J. Intensive Care Med. *1*, 141 (1975).
28. *Förster, H.:* Kann eine Hypotriglyceridämie während der Infusionstherapie pathophysiologische Aussagekraft haben? Infusionstherapie *3*, 288 (1976).
29. *Förster, H., Dudziak, R., Steuer, A., Boecker, S.:* Einfluß von Amino-

säureinfusionen auf fructosebedingte blutchemische Veränderungen bei Patienten der Intensivstation. Infusionstherapie *3*, 228 (1976).

30. *Förster, H., Heller, L., Hellmund, U.:* Stoffwechseluntersuchungen bei kontinuierlicher Dauerinfusion von Glucose, Fructose und Xylit über 48 Stunden. Dtsch. Med. Wschr. *99*, 1723 (1974).

31. *Förster, H., Hartmann, H.:* Zum Zusammenhang zwischen Kohlenhydratstoffwechsel und Purinstoffwechsel. Infusionstherapie *4*, 158 (1977).

32. *Förster, H., Hoos, I.:* Carbohydrate induced increase in uric acid synthesis, in: Purine metabolism in man (*Müller, M., Kaiser, E., Seegmiller, J. E.,* Hrsg.), S. 519. New York: Plenum Press 1977.

33. *Förster, H., Hoos, I.:* Einfluß hochdosierter Zuckerinfusionen auf den Stoffwechsel unter Berücksichtigung der Leberfettkonzentration. Infusionstherapie *3*, 144 (1976).

34. *Förster, H.:* Energieträger in der parenteralen Ernährung. Internist *19*, 2 (1978).

35. *Heuckenkamp, P. U., Zöllner, N.:* Quantitative comparison and evaluation of utilization of parenteral administered carbohydrates. Nutr. Metab. *18*, Suppl. 1, 209 (1975).

36. *Heuckenkamp, P. U., Zöllner, N.:* The comparative metabolism of carbohydrates administered intravenously. Nutrit. Metab. *14*, 58 (1972).

37. *Heuckenkamp, P. U.:* Xylit in der parenteralen Ernährung. Ernährungs-Umschau *21*, 70 (1974).

38. *Hinton, P., Allison, S. P., Littlejohn, S., Lloyd, J.:* Insulin and glucose to reduce catabolic response to injury in burned patients. Lancet *1977/I*, 1767.

39. *Keller, U., Froesch, E. R.:* Vergleichende Untersuchungen über den Stoffwechsel von Xylit, Sorbit und Fructose beim Menschen. Schweiz. Med. Wschr. *102*, 1017 (1972).

40. *Keller, U., Froesch, E. R.:* Metabolism and oxidation of U-^{14}C-glucose, Xylitol, Fructose and Sorbitol in the fasted and in the streptozotocin-diabetic rat. Diabetologia *7*, 349 (1971).

41. *Paul, P., Bortz, W. M.:* Turnover and oxidation of plasma glucose in lean and obese humans. Metabolism *18*, 570 (1969).

42. *Popper, H., Schaffner, F.:* Die Leber, S. 574. Stuttgart: G. Thieme 1961.

43. *Schultis, K. C., Geser, A.:* Klinische Untersuchungen über die Anwendungen von Kohlenhydraten bei Streßzuständen, in: Anaesthesiologie und Wiederbelebung. Bd. 31: Kohlenhydrate in der dringlichen Infusionstherapie, S. 30. Berlin-Heidelberg-New York: Springer 1968.

44. *Schumer, W.:* High caloric solutions in traumatized patients, in: Body Fluid Replacement in the Surgical Patient (*Fox, C. L., Nahas, G. G.,* Hrsg.), S. 326. New York-London: Grune and Stratton 1970.

45. *Schumer, W.:* Adverse effects of xylitol in parenteral nutrition. Metabolism *20*, 345 (1971).

46. *Randle, P. J., Garland, P. B., Hales, C. N., Newsholme, E. A.:* The glucose-fatty acid cycle, its role in insulinsensitivity and the metabolic disturbances of diabetes mellitus. Lancet *1963/I*, 785.

47. *Thomas, D. W., Gilligan, J. E., Edwards, J. B., Edwards, R. G.:* Lactate acidosis and osmotic diuresis produced by xylitol infusion. Med. J. Aust. *1972/1*, 1246.

48. *Thomas, D. W., Edwards, J. B., Gilligan, J. E., Lawrence, J. R., Edwards, R. G.:* Complications following intravenous administrations of solutions containing xylitol. Med. J. Aust. 1, 1246 (1972).

49. *Van Biervliet, J. P., Senders, R. C., Lamers, J. M., Wasman, S. K.:* Hazards of parenteral glucose in neonatal lactic acidemia. Lancet *1976/I*, 594.

50. *Woods, H. F., Alberti, K. G. M.:* Dangers of intravenous fructose. Lancet *1972/II*, 1354.

51. *Wyrick, W. J., Rea, W. J., McClelland, R. N.:* Rare complications with intravenous hyperosmotic alimentation. J. Amer. Med. Ass. *211*, 1967 (1970).

52. *Zöllner, N., Heuckenkamp, P. U., Nechwatal, W.:* Über die Verwertung und renale Ausscheidung von Fructose während ihrer langdauernden intravenösen Zufuhr. Klin. Wschr. *46*, 1300 (1968).

Der Einfluß von Glukose und Fruktose auf chronischen, adrenalininduzierten Streß bei Ratten

S. Porta, G. Egger, R. Kubat, R. Sattelberger und **S. Seewann**

Institut für Funktionelle Pathologie (Vorstand: Prof. Dr. *H. G. Klingenberg*),
Universität Graz, Österreich

Mit 12 Abbildungen

Wer je vor dem Problem gestanden ist, chronische Wirkungen von wasserlöslichen Substanzen im Tierversuch — z. B. an Ratten — zu testen, hat zumeist mit zwei wesentlichen Schwierigkeiten zu kämpfen:

Entweder er entschließt sich für die Methode einer Dauerinfusion und nimmt dadurch eine relativ limitierte Versuchsdauer, bedingt durch Immobilisierung und die damit verbundenen Schwierigkeiten, in Kauf, oder er wählt die Möglichkeit regelmäßig wiederholter Injektionen, muß dann aber mit erheblichen Schwankungen der Substanzkonzentration im Tier rechnen.

Wir versuchten ein Modell zu entwickeln, das die Nachteile dieser beiden Methoden vermeidet, und füllten dabei anfangs wasserlösliche Substanzen in kleinen Mengen (was lag hier näher als Catecholaminlösungen) in eine Plastikkapsel, die wir mit einer semipermeablen Membran verschlossen und den Tieren während einer kurzen, zweiminütigen Operation intraperitoneal einpflanzten. Nach dem Verschließen der Wunden setzten wir die Tiere in ihre Käfige zurück, wo sie völlige Bewegungsfreiheit genossen. Ein recht kontinuierlicher Ausstrom der in der Kapsel vorhandenen Substanzen und auch eine Wirkung derselben auf Stoffwechsel und Kreislauf war während einiger Tage zu messen.

Heute haben wir diese Methode insofern verbessert, als wir lackierte Tabletten auf Metacrylatbasis mit dieser Substanz herstellen und sie den Tieren unter die Nackenhaut implantieren.

Die Ausstromrate einer solchen Tablette, wie sie bei den später zu besprechenden Versuchen tatsächlich verwendet wurde, ist sehr konstant. Der Gesamtinhalt an Adrenalin beträgt rund 11 mg und die Ausstromrate 1,56 μg/Ratte/Minute. Mit diesen „Depots" führten wir eine lange Reihe von Versuchen durch, die neben anderen nicht uninteressanten Ergebnissen eigentlich sämtlich zutage brachten, welch erstaunlich geringe Substanzmenge noch immer eine sehr deutlich meßbare Wirkung entfalten kann, unter der Voraussetzung, daß sie den Tieren nur ohne Unterbrechung zugeführt wird.

Diese Versuchsanordnung scheint uns nun aufgrund ihrer klaren Definierbarkeit ein recht gutes Modell für einen Dauerstreß zu sein, zumal die hier verwendeten Catecholamindosierungen weit unter jenen liegen, wie sie im Zuge von Arbeiten mit regelmäßig wiederholten Injektionen verabreicht werden.

Wir wollten als nächsten Schritt den so behandelten Tieren, wenn möglich auch ohne viel Manipulation und Immobilisierung, eine Zucker-Dauerinfusion verabreichen und erinnerten uns hier des alten Modells unserer Depotkapsel; wir füllten den Großteil einer solchen Kapsel mit trockener Glukose oder Fruktose an, darüber eine gesättigte Lösung des jeweiligen Zuckers, um konstante Ausstromraten zu erhalten, und implantierten die Kapsel im Bauch der schon mit Adrenalin-Nackentabletten versehenen Tiere.

Wir benutzten Kapseln mit verschiedenen Konzentrationen an Fruktose und Glukose entsprechend Ausstromraten von 80 bzw. 200 bzw. 400 mg/kg/h. Da sich die prozentuellen Ausstromraten pro Zeiteinheit nahezu glichen, seien der Kürze halber die Ausstromdiagramme von Glukose resp. Fruktose aus einer 1000 mg enthaltenden Kapsel angeführt.

Der Ausstromverlauf kommt in seiner Kontinuität an den bei einer Infusion zu beobachtenden nahezu heran.

Als Kontrollen dienten uns Tiere mit der erwähnten Adrenalintablette im Nacken und mit einer mit 0,9%iger NaCl-Lösung gefüllten Kapsel im Bauch. Wie sehen also solche „Kontrollen" aus: Wir wissen aus früheren, mit einer großen Anzahl von Tieren durchgeführten Untersuchungen, daß unter dem dauernden Einfluß der obenangeführten Adrenalintablette über den gesamten in Frage stehenden Zeitraum die Pulsfrequenz stark erhöht ist, daß sich sehr schnell und anhaltend Herzödeme entwickeln, daß multiple Myokardinfarkte auftreten; wir sehen bei diesen wie auch bei vorhergehenden Untersuchungen eine stark verfettete Leber, und wir wissen, daß die Tiere hyperglykämisch sind, und zwar in der Größenordnung von rund 130 bis 150 mg%, ein Wert, der auch bei Intensivpatienten als Nüchternblutzucker zu finden ist.

Das vorliegende Blutzuckerprofil von Ratten nach Fruktose- resp. Glukosegaben zeigt einen Dreistundenwert der mit Glukose behandelten Tiere um 320 mg%, der aber allen unseren Erfahrungen nach sicher aus dem 400-mg-Bereich herunterkommt. Der Blutzuckerspiegel der mit Fruktose behandelten Tiere steigt wesentlich später an und erreicht auch lange nicht diese Höhe.

Erstaunlicherweise sinkt der nach 20 Stunden gemessene Blutzuckerspiegel der mit Glukose behandelten Tiere mit steigender Konzentration der Zuckerinfusion deutlich und hochsignifikant ab. Bei den Tieren, denen Fruktose „infundiert" wurde, ist das nicht der Fall.

Wir stellen uns eine mögliche Erklärung so vor, daß trotz des bekannten Catecholamin-Insulin-Antagonismus sehr hohe Blutglukoseniveaus doch einen gewissen Reiz auf die Betazellen des Inselorganes ausüben und es zu einer Insulinausschüttung kommen kann.

Betrachtet man die unter Glukoseeinfluß ebenfalls stark abfallende Kaliumkonzentration sowie die gegenläufige Kurve der Natriumkonzentrationen, so liegt der Gedanke an eine gesteigerte renale Ausscheidung von Glukose bei hohen Blutzuckerwerten während eines Streßzustandes nahe.

Der Einfluß der beiden Zucker auf den Laktatspiegel macht sich höchstens durch ein leichtes und unsignifikantes Absinken bei steigenden Konzentrationen von Fruktose und Glukose bemerkbar.

Die Transaminaseaktivitäten (GOT und GPT) sind erhöht, jedoch unterscheiden sie sich nicht signifikant von jenen, die bei Tieren, welche nur mit Adrenalin behandelt worden waren, auftreten.

Die Konzentration der Serumtriglyzeride sinkt bei steigenden Fruktosedosen stark und hochsignifikant ab. Es kann sich hier um Abtransportschwierigkeiten aus der unter Catecholamineinfluß stark verfetteten Leber, sowie um ein während des Infarktgeschehens zu beobachtendes Absinken der VLD-Lipoproteinfraktion und somit um ein Wegfallen der hauptsächlichen Transportvehikel für Neutralfette handeln.

In diesem Zusammenhang ist vielleicht ein Befund von einigem Interesse, den wir während eines Versuches, der mit kleinen „Depots" von Isoproterenol durchgeführt worden war, erhoben haben.

Je höher die Isoproterenoldosen und je länger ihre Wirkungsdauer, desto länger läßt das Ansteigen der Neutralfette auf sich warten.

Aus den meisten der hier angeführten Befunde geht hervor, daß die Wirkung der verschiedenen Zucker auf die hier gezeigten Parameter der von uns gewählten Streßsituation offenbar dosisabhängig ist. Es kann daraus geschlossen werden, daß die Konzentration der zu applizierenden Zuckerinfusionen abhängig gemacht werden soll vom Schweregrad des abzufangenden Stresses. Unter den hier gewählten Versuchsbedingungen, also bei schwerer catecholaminbedingter Leberverfettung, scheint vor allem eine sehr geringe, 20stündige Fruktoseinfusion, die rund $1/10$ des Grundumsatzes deckt, die günstigsten Ergebnisse zu haben.

Die Autoren danken Fräulein E. Stangl und Fräulein S. Slavc für ihre ausgezeichnete technische Mitarbeit.

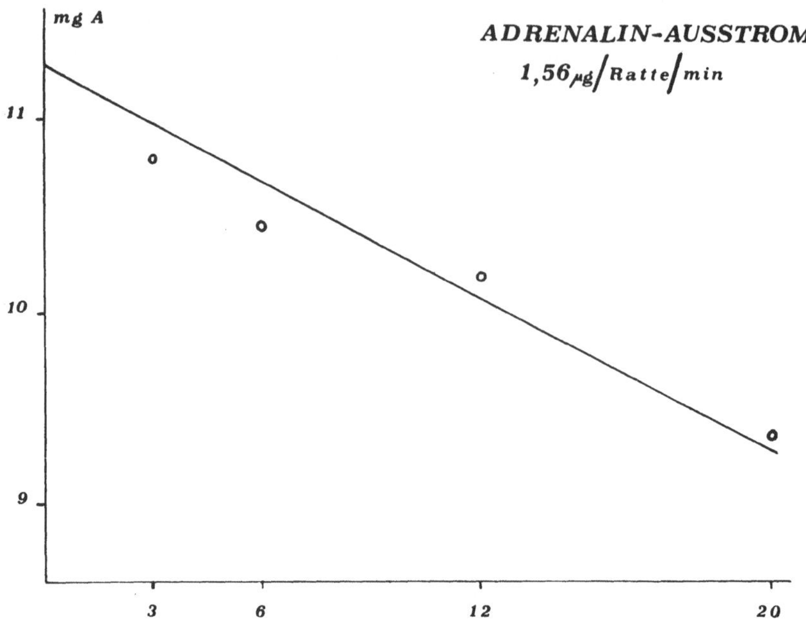

Abb. 1. Adrenalinausstromrate aus einer 11-mg-Depotkapsel. Ordinate: Adrenalinaus-
strom in mg. Abszisse: Zeit in Stunden

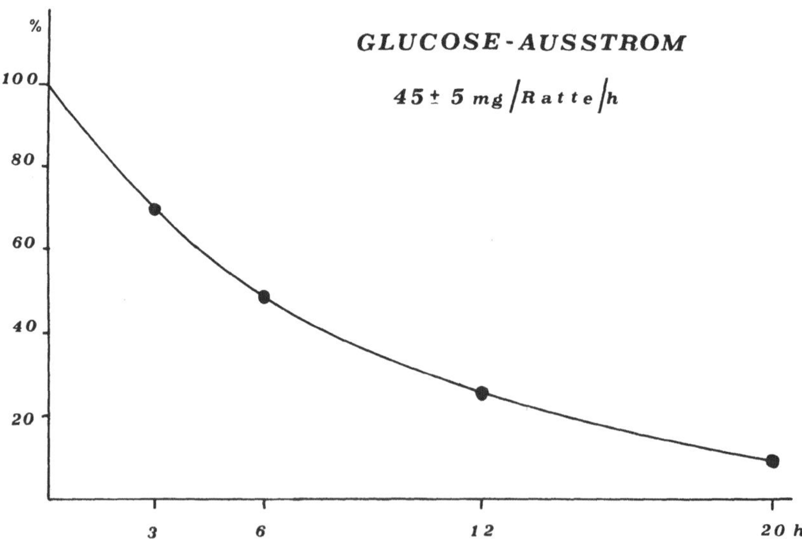

Abb. 2. Beispiel für Glukoseausstrom aus einer Depotkapsel (ca. 200 mg/kg/h). Die Ausstromrate ist, trotzdem der Ausstrom keiner Geraden folgt, der besseren Charakterisierung
der verschiedenen Kapseln halber, in konstanten Werten angegeben. Ordinate: Ausstrom
in % des Gesamtinhaltes. Abszisse: Zeit in Stunden

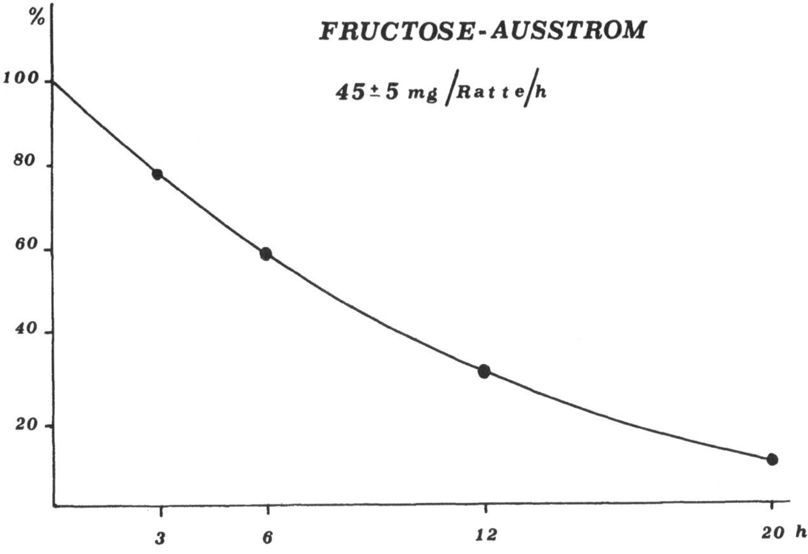

Abb. 3. Beispiel für Fruktose-Ausstrom. Sonst siehe Abb. 2

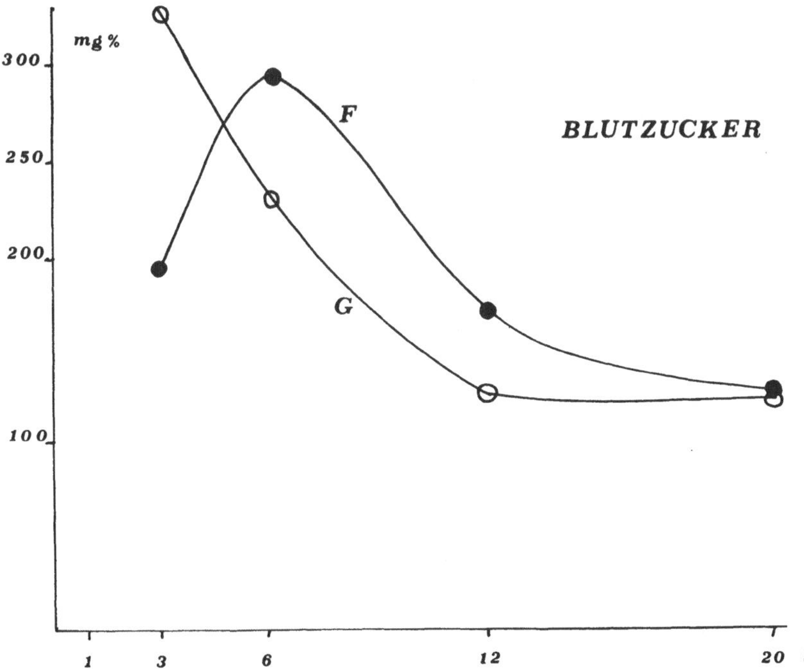

Abb. 4. Blutzuckerspiegel nach Fruktose- (F) resp. Glukosebehandlung (G). (Beispiel für eine Kapsel mit einer Ausstromrate von ca. 200 mg/kg/h.) Ordinate: Blutzuckergehalt in mg%. Abszisse: Zeit in Stunden

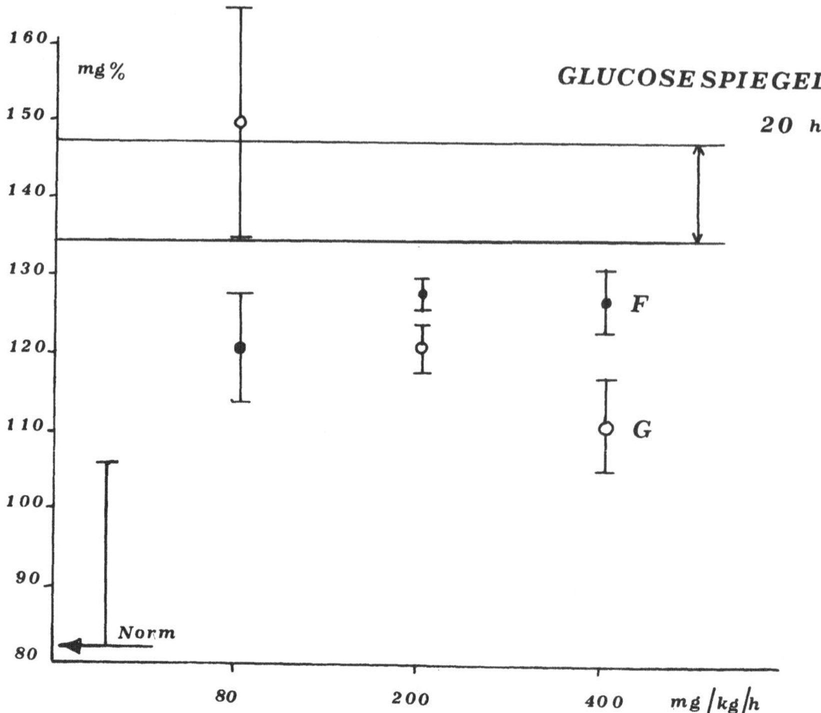

Abb. 5. Glukosespiegel, gemessen nach 20 Stunden unter Einfluß verschiedener Glukose-(G, Kreise) und Fruktosekonzentrationen (F, ausgefüllte Punkte). Ordinate: Blutzukkergehalt in mg%. Abszisse: Zuckerkapsel mit steigender Ausstromrate, angegeben in mg/kg/h. Parallele Balken: Dimension der ±-SEM-Werte der mit Adrenalintabletten und Kochsalzlösung behandelten Kontrolltiere. Bei Pfeil Normwerte mit SEM-Balken

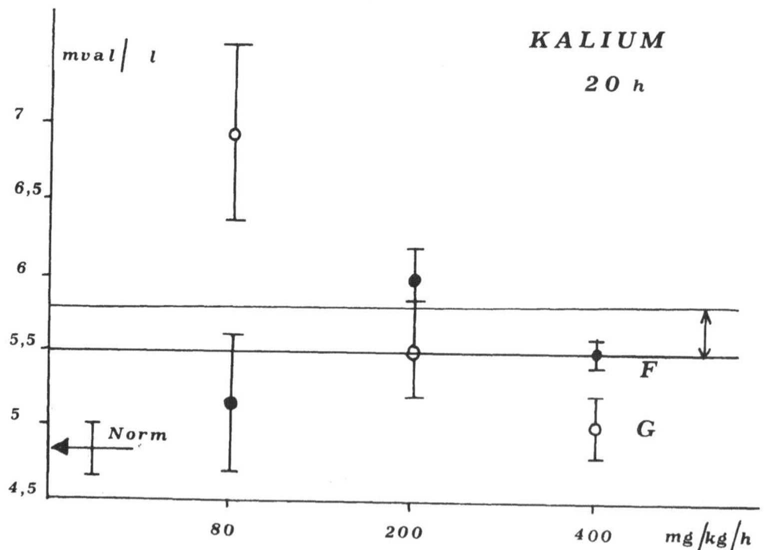

Abb. 6. Kaliumkonzentration, gemessen nach 20 Stunden. Ordinate: mval/l. Darstellungs-weise sonst wie Abb. 5

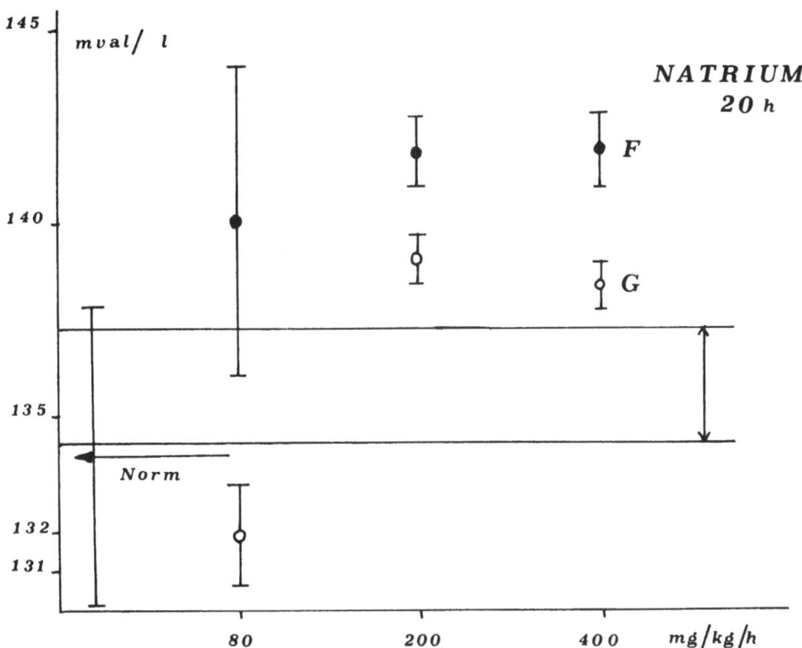

Abb. 7. Natriumkonzentration, gemessen nach 20 Stunden. Ordinate: mval/l. Darstellungsweise sonst wie Abb. 5

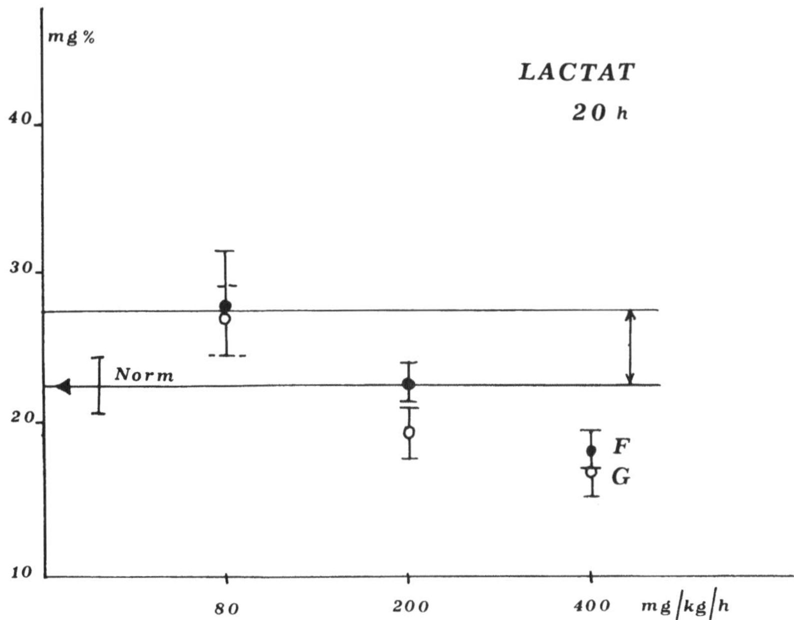

Abb. 8. Laktatkonzentration, gemessen nach 20 Stunden. Ordinate: mg%. Darstellungsweise sonst wie Abb. 5

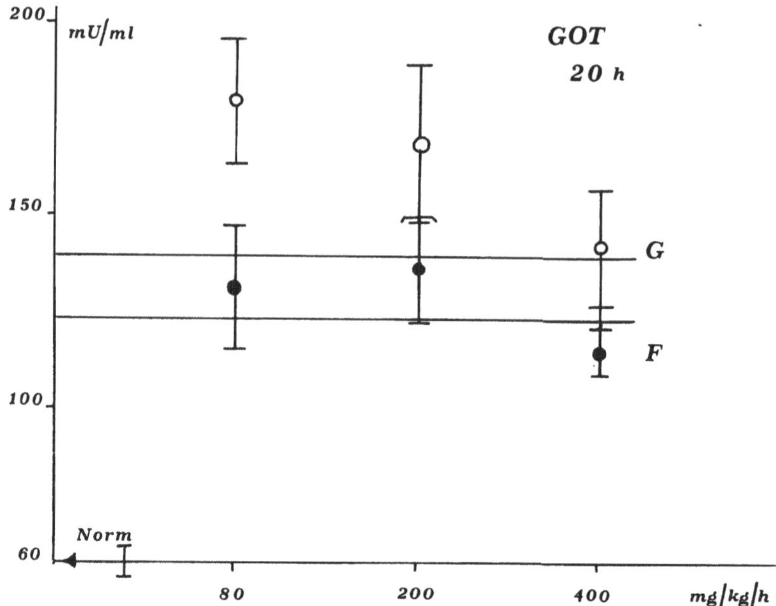

Abb. 9. GOT-Aktivität, gemessen nach 20 Stunden. Ordinate: mU/ml. Darstellungsweise sonst wie Abb. 5

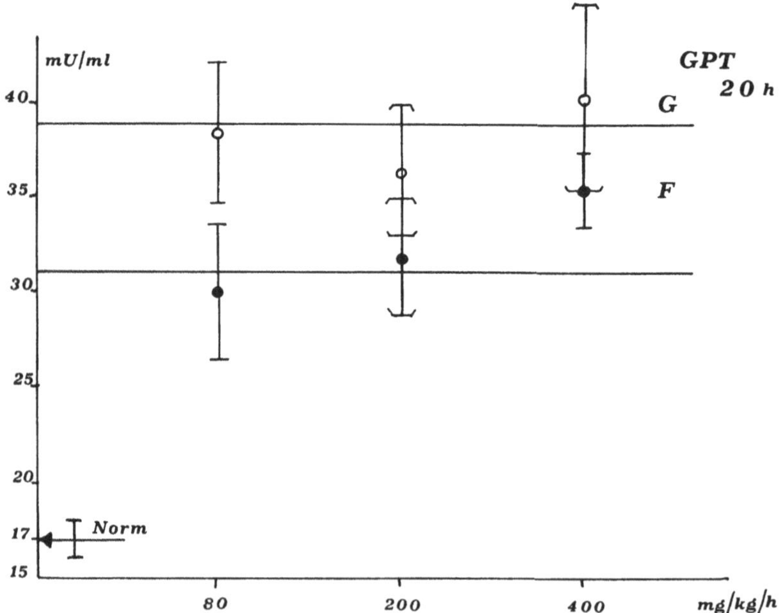

Abb. 10. GPT-Aktivität, gemessen nach 20 Stunden. Ordinate: mU/ml. Darstellungsweise sonst wie Abb. 5

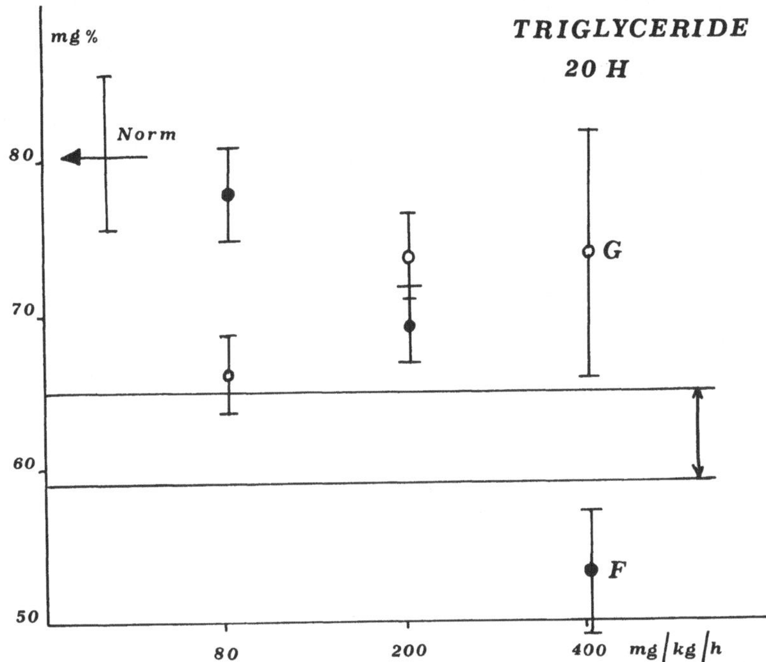

Abb. 11. Triglyzeridkonzentration, gemessen nach 20 Stunden. Ordinate: mg%. Darstellungsweise sonst wie Abb. 5

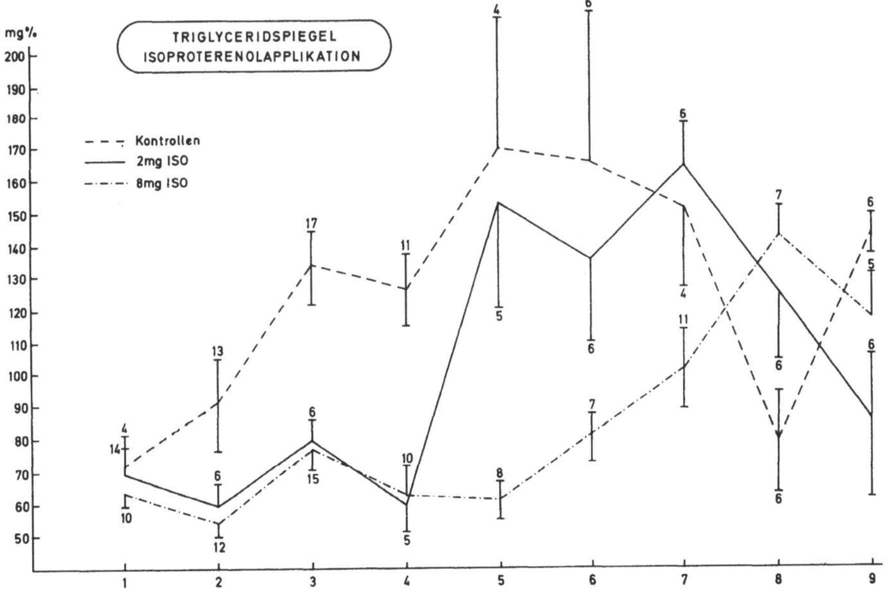

Abb. 12. Triglyzeridspiegel im Serum nach Dauerapplikation von verschiedenen Isoproterenolmengen (Kapsel mit 2 mg bzw. 8 mg Inhalt, wobei letztere Konzentration etwa einer Ausstromrate von 1,5 µg/kg/h entspricht). Ordinate: mg%. Abszisse: Zeit in Tagen. Die Zahl der pro Tag verwendeten Tiere ist bei den SEM-Balken angegeben

Glukose in der akuten parenteralen Alimentation (APA)

W. Haider und H. Benzer

Institut für Anästhesiologie, Universität Wien, Österreich

Mit 11 Abbildungen

Die Glukose ist das physiologische Kohlenhydrat des Organismus und somit zentraler Bestandteil unserer Nahrung. Normalerweise werden 50% der aufgenommenen Glukose zur Energiegewinnung verbrannt, 10% als Glykogen gespeichert (11) und 40% in Form von Triglyzeriden als Fett gespeichert (15). Bei Ruhe decken im oxydativen Stoffwechsel Glukose und Glykogen ca. $\frac{2}{3}$ des Energiebedarfes, während die freien Fettsäuren (FFS) nur ca. für $\frac{1}{3}$ des Energiebedarfes aufkommen. Außerdem ist die Energie aus Glukose die ökonomischeste Form, da pro 1 mol O_2 aus Glukose 6,3 mol ATP gebildet werden, aus FFS nur 5,7 mol ATP; das bedeutet, daß die Energie, die 1 mol O_2 aus der Verbrennung der Glukose liefert um 13% höher liegt als bei der Verbrennung von FFS (30).

Allerdings ist das Depot an Glukose (bzw. seiner Speicherform, des Glykogens) sehr gering und deckt mit seinen 400 g = 1200 kal kaum den Energiebedarf für einen Tag (11). Notgedrungen schaltet daher der Organismus bei verminderter Zufuhr (Hunger) oder erhöhtem Bedarf (Trauma) auf die Verbrennung von Fett um, das ja ein gewaltiges Energiereservoire darstellt.

Der normale Kohlenhydratabbau wird durch die Wirkung von Insulin sichergestellt. Dieses anabole Hormon wirkt jedoch nicht nur im Kohlenhydratstoffwechsel, sondern vor allem im Stoffwechsel der Fettzelle und schließlich auch im Proteinstoffwechsel (12).

Im Kohlenhydratstoffwechsel fördert Insulin (Abb. 1)

1. die Glykolyse im weitesten Sinn durch Aktivierung des Glukosetransportes, der Phosphorylierung und einiger glykolytischer Enzyme und

2. die Glykogenese durch Aktivierung der Glykogensynthetase.

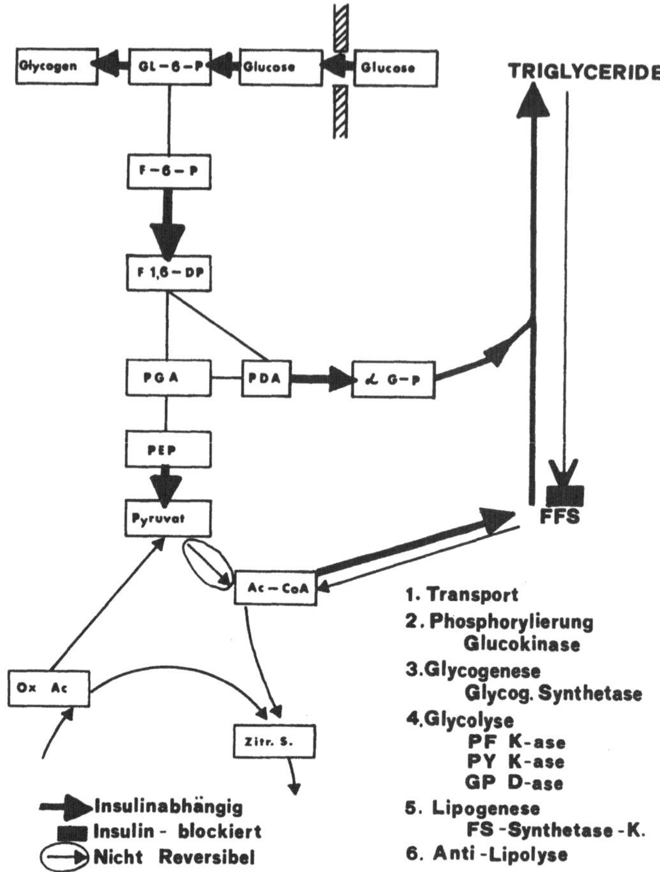

Abb. 1. Insulinwirkung im Kohlenhydrat- und Fettstoffwechsel. GL-6-P: Glukose-6-phosphat, F-1,6-DP: Fruktose-1,6-Diphosphat, PGA: Phosphoglyzerinaldehyd, PDA: Phosphodioxyazeton, αGP: α-Glyzerophosphat, PEP: Phosphoenolpyruvat, OxAc: Oxalazetat, PFKase: Phosphofruktokinase, PYKase: Pyruvatkinase, GPDase: Glyzerophosphatdehydrogenase, FS-Synthetase-K: Fettsäuresynthetase-Komplex

INSULIN-WIRKUNG IM PROTEINSTOFFWECHSEL

1. AMINOSÄUREN-TRANSPORT (PUMPMECHANISMUS)

2. AMINOSÄUREN-BILDUNG AUS GLUCOSE (TRANSAMINIERUNGS-MECHANISMUS)

3. PROTEINSYNTHESE (AKTIVIERUNG D. RIBOSOMEN)

4. SYNTHESE VON ENZYMEN (VERÄNDERUNG D. TRANSLATION D. MRNS)

5. HEMMUNG DER GLUCONEOGENESE

Abb. 2

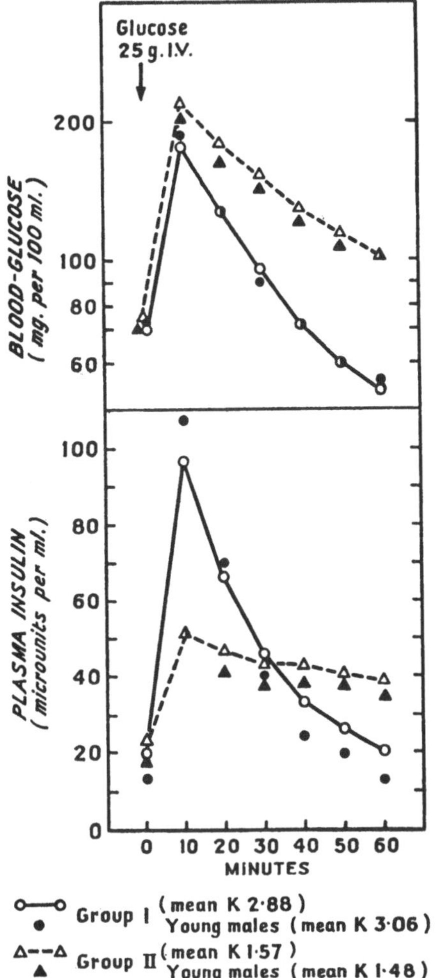

Abb. 3. Normaler Glukosetoleranztest (nach *Samols E.*, *Marks, V.*, Lancet *1965*, 462)

Im Fettstoffwechsel fördert Insulin die Fettsäuresynthese durch Aktivierung des Fettsäuresynthetasekomplexes und durch Bereitstellung von α-Glyzerophosphat zur Triglyzeridbildung (11, 14, 15, 27, 40); schließlich hemmt es die Freisetzung von FFS, es wirkt also antilipolytisch. Damit wird das Insulin zum eigentlichen Hormon der Energiespeicherung.

Der Vollständigkeit halber seien auch noch die Wirkungen im Proteinstoffwechsel gezeigt, die ebenfalls die anabolen Eigenschaften unterstreichen (Abb. 2):

1. Aminosäuretransport (Pumpmechanismus) (12),
2. Aminosäurebildung aus Glukose (Transaminierungsmechanismus) (16),
3. Proteinsynthese (Aktivierung der Ribosomen) (39),
4. Synthese von Enzymen (Veränderung der Translation der mRNS) (43),
5. Hemmung der Glukoneogenese.

Im Schockgeschehen besteht nun der entscheidende Unterschied in einer Insulinsuppression (1, 6, 19, 29, 41), die zu der bekannten Glukoseverwertungsstörung führt. Ursächlich dafür wird von *Porte* und *Mitarb.* (35) eine direkte Interaktion des im Schock vermehrt ausgeschiedenen Adrenalin mit den Betazellen des Pankreas angenommen, während *Taylor* und *Mitarb.* (42) eine Minderperfusion als Ursache in Betracht ziehen. Tatsache ist jedenfalls, daß in den ersten 12 bis 24 Stunden nach einem Streß eine verminderte bis fehlende Insulinsekretion vorliegt, wodurch der Glukosespiegel dementsprechend ansteigt.

Allison hat 1968 (1) dieses Phänomen bei Verbrennungspatienten zeigen können und 1969 (2) in einer ähnlichen Studie bei Patienten

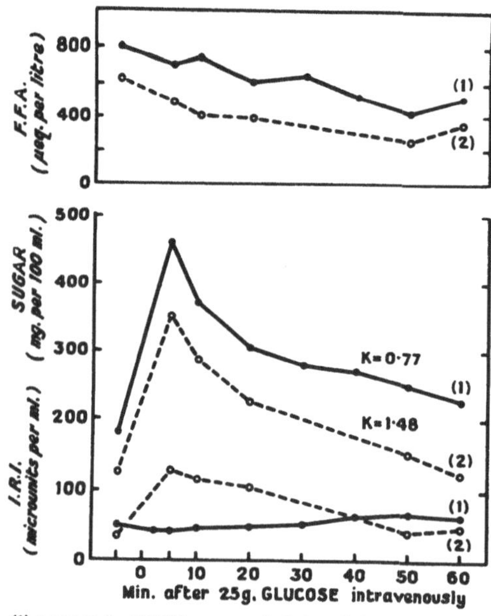

Abb. 4. Beispiel von Insulinsuppression mit Hyperglykämie in der akuten Phase nach Verbrennungstrauma (Aus: *Allison et al.* 1968 [1])

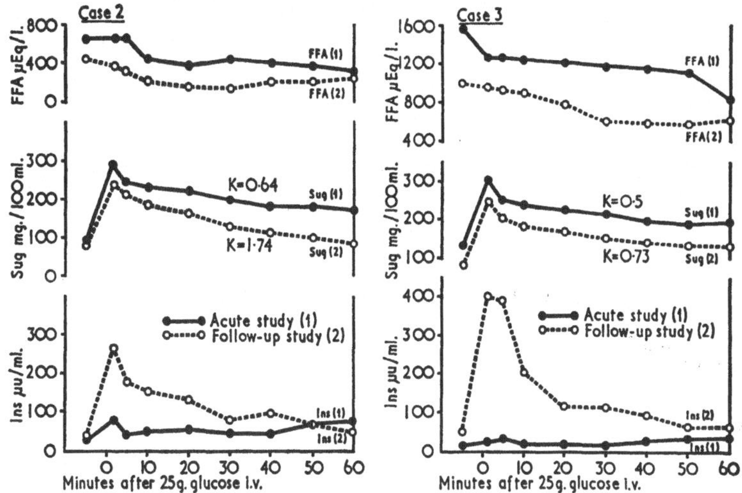

Abb. 5. Beispiel von Insulinsuppression in der akuten Phase und Insulinresistenz in der Spätphase nach Herzinfarkt (Aus: *Allison et al.* 1969 [2])

nach Herzinfarkt die gleichen Befunde erhoben: Im Rahmen eines Glukosetoleranztests (Abb. 3) kommt es auf Glukosebelastung kurz nach einem Schockgeschehen zu keiner Insulinantwort mit der Folge eines langanhaltenden, stark erhöhten Blutzuckerspiegels (Abb. 4). Im weiteren Verlauf kann es dann zu einer Insulinresistenz kommen, also einer Unempfindlichkeit auch auf reichlich sezerniertes Insulin, d. h. es besteht eine periphere Utilisationsstörung oder Glukoseintoleranz (Abb. 5).

Auch das konnte *Allison* in seinen Versuchen zeigen: es kommt in diesem Falle trotz einer stark erhöhten Insulinantwort zu derselben wenig beeinflußten Hyperglykämie.

Durch Wegfall der Insulinwirkung entsteht nun eine Umkehr der Stoffwechselwege, die Glykolyse sistiert und die Lipolyse wird aktiviert (Abb. 6). Teleologisch könnte man das auch als einen Umschaltmechanismus interpretieren, mit dem der Organismus, um seine Autarkie zu wahren, auf jene Substrate umschaltet, die in reichlichem Maße in seinen Depots vorhanden sind. Diese Autarkie erkauft sich der Organismus jedoch um einen relativ hohen Preis: Neben der Reduzierung des ökonomischen Stoffwechselweges der Glykolyse sind vor allem die Auswirkungen einer erhöhten Lipolyse von Bedeutung (Abb. 7):

1. entsteht der schon eingangs erwähnte erhöhte O_2-Verbrauch, was bei ohnehin zur O_2-Not tendierenden Situationen deletär werden kann.

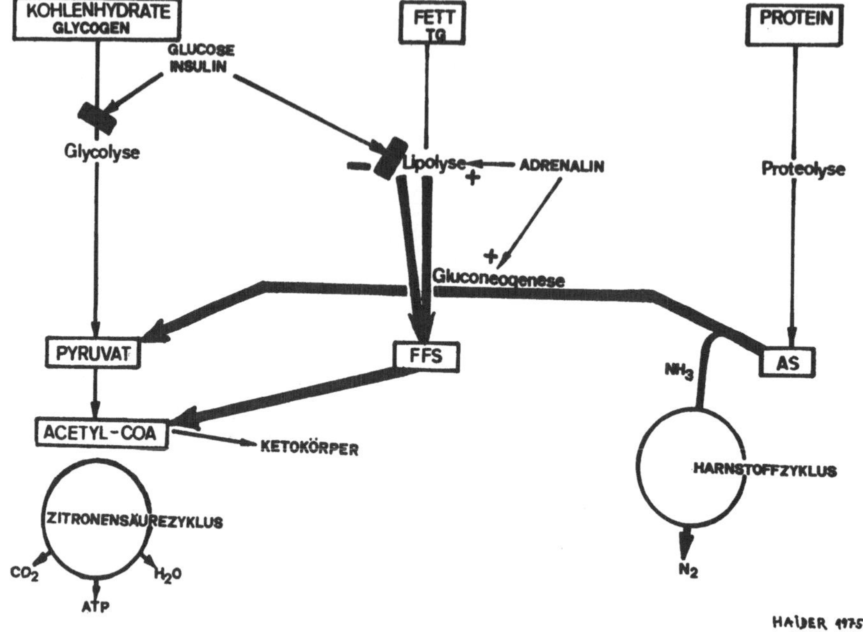

Abb. 6. Stoffwechsel im Streß

- GLUCOSEVERWERTUNGS-STÖRUNG DURCH INSULIN-SUPPRESSION
  →LACTAT-ACIDOSE

- LIPOLYSE-STEIGERUNG MIT FFS-ANHÄUFUNG
  →ERHÖHTER SAUERSTOFF-VERBRAUCH
  →FUNKTIONELLE U. ORGAN-SCHÄDEN
  →KETO-ACIDOSE

- GLUCONEOGENESE →VERMINDERUNG FUNKTIONELLER PROTEINE
  →ERHÖHTER N-ANFALL

Abb. 7. Stoffwechselveränderungen im Schock

2. bedeuten die stark erhöhten FFS für den Organismus eine Gefahr: Neben Organschädigungen im Sinne von Fettinfiltrationen (5, 24) gibt es vor allem eine Reihe von Angaben in der Literatur, daß funktionelle Schäden besonders am Herzen (9, 18, 25, 28, 31, 32, 33) (Rhythmusstörungen, Tachycardien, Extrasystolen) bzw. an der Lunge (3, 4, 20) (Beeinträchtigung der Oberflächenspannung) auftreten. Schließlich bremsen die FFS ihrerseits den Glukosetransport und die Utilisation der Glukose (11, 15, 17, 26, 36).

3. entstehen bei schlechter Funktion des Zitronensäurezyklus in vermehrtem Maße Ketonkörper, die zwar auch, aber viel schlechter, verwertet werden und nebenbei Anlaß für eine Azidose sein können (34).

Die Nachteile der Glukoneogenese im Rahmen einer verstärkten Proteolyse (Verlust wertvoller funktioneller Proteine und Erhöhung des Rest-N) sollen hier auch nur am Rande angeführt werden (37).

Was liegt in einem therapeutischen Konzept nun näher, als dem Organismus seinen früheren Zustand wieder herstellen zu helfen? Während man bei einem Hochleistungssportler durch kohlenhydratreiche Kost gegenüber einer fett- und eiweißreichen Kost die Leistungsfähigkeit enorm steigern kann (30), ist beim Schwerkranken die Zufuhr von Glukose allein von unbefriedigendem Erfolg, da ja die Insulinsuppression mit einer Glukoseverwertungsstörung weiter besteht und die Glukose nicht verarbeitet wird. Es bleibt also gar nichts anderes über, als auch entsprechend Insulin exogen zuzusetzen, um dem Organismus seine Utilisationsfähigkeit für Glukose zu ermöglichen. Dadurch läuft die ökonomische Form der Glukoseutilisation wieder in verstärktem Maße ab, die Lipolyse wird auf ihr normales Maß zurückgedrängt und die Glukoneogenese unterbunden. Es überschreitet dabei die Alimentation den Rahmen der Ernährung oder Nahrungszufuhr im landläufigen Sinn, sie wird als „akute parenterale Alimentation" zu einer integrierenden therapeutischen Handlung bei der Schockbekämpfung (22).

Praktisch wird 33%ige oder 50%ige Glukose verwendet, wobei in einer Relation von 2 g Glukose 1 E Insulin zusätzlich verabreicht wird (Abb. 8) (21). Standardisiert verwenden wir z. B. 250 ml 33%ige Glukose (also 82 g) mit Humanalbumin und 40 E Insulin. Die Infusionsgeschwindigkeit wird mit 0,5 g/kg/h bis 1,0 g/kg/h bei Zeit-

```
┌─────────────────────────────────────────────────────┐
│   GLUCOSE  ( 33% - 50% )                             │
│                                                      │
│  PLUS  INSULIN  ( MonoComponent )                    │
│                                                      │
├─────────────────────────────────────────────────────┤
│  RELATION: 24 E INSULIN / 50 G GLUCOSE  ( 1 : 2 )    │
└─────────────────────────────────────────────────────┘
```

INFUSIONSGESCHWINDIGKEIT: 0,5 G GLUCOSE / KG / H

BEDARF: 5 - 10 G/KG/TAG --- 350-700 G --- 1500-3000 KAL

ZEITPUNKT: MÖGLICHST FRÜH NACH SCHOCK (MIN-STD)
         EVTL. VOR GEPLANTEM STRESS(EKZ) (1 STD)

ZUSATZ: 5 ML HUMANALBUMIN (ADSORPTIONSHEMMUNG)

Abb. 8. Akute parenterale Alimentation (APA). (*Haider*, 1974)

not (z. B. nach EKZ,) also in 1—2 Stunden verabreicht. Bei 50%iger Glukose setzen wir 500 ml am ersten Tag 124 E Insulin zu, wobei meistens noch extra Insulin mit dem Perfusor gegeben werden mußte. Hypoglykämien haben wir unter diesem Regime nie gesehen. Die Sorge, Insulinantikörper zu bilden, ist bei den heutigen gereinigten Insulinen, aber auch bei der relativ hohen Dosierung sehr selten (10, 13). Ebenso ist auch die Frage zu beantworten, ob man durch die Therapie nicht latente Diabetiker züchtet. Es sind ja im Gegenteil die Betazellen des Pankreas nach Beendigung einer exogenen Insulintherapie sogar hyperaktiv (15). Die Frage der Überwachung ist wie bei jeder potenten Therapie zu beantworten: Man wird den Zuckerspiegel im Harn und Blut kontrollieren. Da die Harnzuckerbestimmung sehr einfach geworden ist und auch die BZ-Bestimmung leicht durchzuführen ist, wird man mit 2—3 stündlichen Harnzucker- bzw. 4 stündlichen Blutzuckerkontrollen auskommen.

Die Art der Verabfolgung von Insulin kann
1. in der Infusionslösung als Beimengung,
2. als zusätzliche kleine Single-Dosen i.v. oder subcutan oder
3. mit dem Perfursor mit 6—8—10 E/Stunde erfolgen.

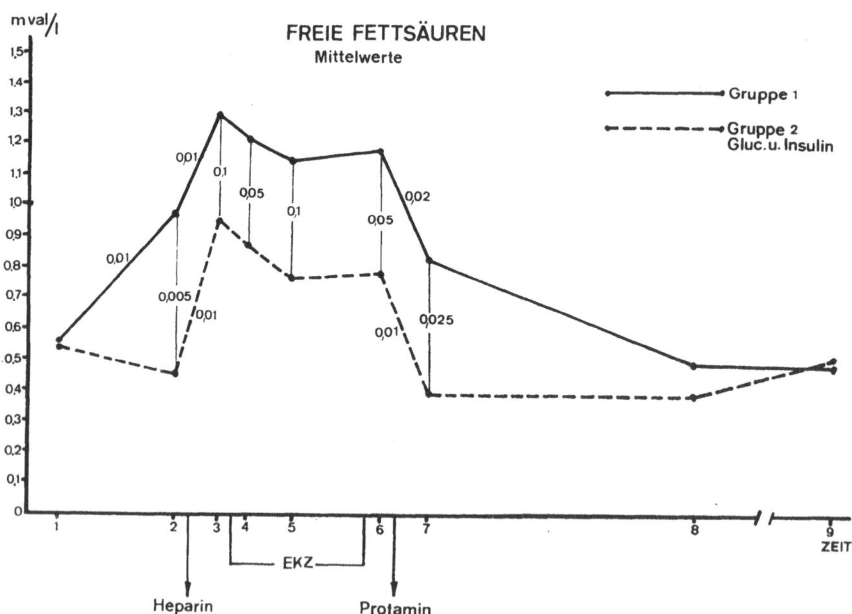

Abb. 9. Verlauf des Serum-FFS-Spiegels ohne und mit präventiv verabreichter APA im Verlauf von Herzoperationen mit Extrakorporaler Zirkulation

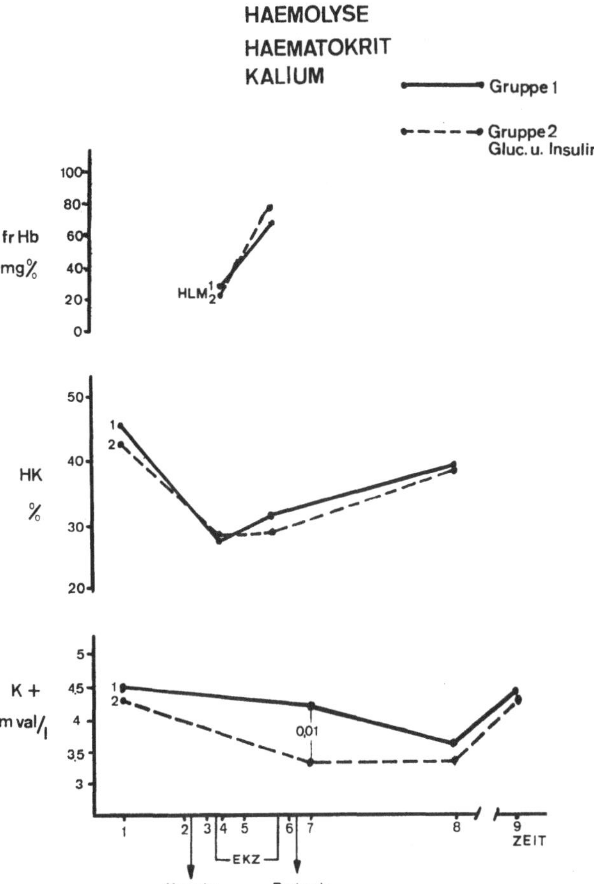

Abb. 10. Verlauf des Serumkaliumspiegels ohne und mit präventiv verabreichter APA im Verlauf von Herzoperationen mit Extrakorporaler Zirkulation

Aus eigenen früheren Untersuchungen sollen noch einige Bilder von Stoffwechselveränderungen gezeigt werden:

1. Der freie Fettsäurespiegel sinkt auf die Verabreichung von Glukose-Insulin sehr deutlich (Abb. 9) (23).

Im Rahmen von Operationen mit der Herz-Lungen-Maschine wurde einem Patientenkollektiv Glukose und Insulin verabreicht, mit dem Effekt, daß der Spiegel der FFS deutlich und signifikant unter das Niveau in der Vergleichsgruppe zu senken war.

2. Die bekannte Tatsache, daß unter Glukose- und Insulinverabreichung offenbar im Rahmen der Glykogenbildung Kalium intrazellulär eingeschleust wird und damit die Stabilität der Zellmembran erhöht

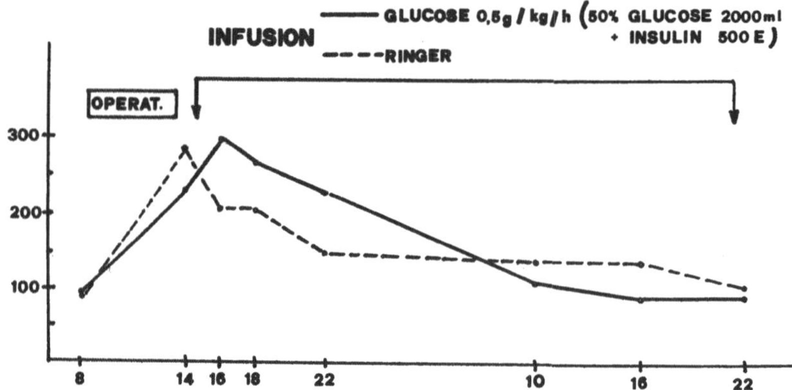

Abb. 11. Verlauf des Blutzuckerspiegels (mg%) ohne und mit postoperativ verabreichter hochprozentiger Glukoselösung mit Insulin nach Herzoperationen mit Klappenersatz

wird, findet in der gleichen obgenannten Untersuchung ihren Niederschlag darin, daß bei gleicher K-Substitution der Serum-K$^+$-Spiegel deutlich niedriger wird (Abb. 10) (23).

3. Die vorläufige Darstellung der Blutglukosewerte einer laufenden Studie, in der die Patienten nach einem Herzklappenersatz mit 2 verschiedenen Infusionsregimen behandelt wurden, zeigt die Abb. 11.

Auch bei einem Patientenkollektiv, das nur mit Ringer-Lösung behandelt wurde, steigt nach einer Streßsituation der Blutzuckerspiegel infolge einer Verwertungsstörung ziemlich an, wobei jedoch die Werte von Patienten mit einer akuten parenteralen Alimentation kaum höher liegen. Die Aufarbeitung einiger Stoffwechselparameter dieser letztgenannten laufenden Studie sollte Aufschluß darüber bringen, ob und inwieweit durch die akute parenterale Alimentation (APA) der Katabolismus nach einer Streß-Situation mit allen seinen vielfältigen Veränderungen tatsächlich zurückgedrängt werden kann.

Literatur

1. *Allison, S. P., Hinton, P., Chamberlain, M. J.:* Intravenous glucose tolerance, insulin, and free fatty acid levels in burned patients. Lancet *1968*, 1113.

2. *Allison, S. P., Chamberlain, M. J., Hinton, P.:* Intravenous glucose tolerance, insulin, glucose, and free fatty acid levels after myocardial infarction. Brit. Med. J. *4*, 776 (1969).

3. *Baum, M., Benzer, H., Haider, W., Lepier, W., Tölle, W.:* Zur Genese der Atemstörung bei der Fettembolie. Wien. klin. Wschr. *82*, 855 (1970).

4. *Benzer, H., Müller, E., Tölle, W.:* Fettembolie und Oberflächenspannung in der Lunge. Veränderungen der Oberflächenspannung in der

Lunge nach experimenteller Fettsäureembolie beim Kaninchen. Anaesthesist *18*, 133 (1969).

5. *Brachfeld, N.:* Maintenance of cell viability. Circulation *39*, Suppl. IV, 202 (1969).

6. *Carey, L. C., Lowery, B. D., Cloutier, Ch. T.:* Blood sugar and insulin response of humans in shock. Ann. Surg. *172*, 343 (1970).

7. *Carlson, L. A., Liljedahl, S.-O., Wirsen, C.:* Blood and tissue changes in the dog during and after excessive free fatty acid mobilisation. Acta med. Scand. *178*, 81 (1965).

8. *Carlson, L. A., Liljedahl, S.-O.:* Lipid metabolism and trauma. IV. Effect of treatment with intravenous fat emulsion on plasma lipids, proteins and clinical condition of burned patients. Acta chir. Scand. *137*, 123 (1971).

9. *Carlstrom, S., Christensson, B.:* Plasma glycerol concentration in patients with myocardial ischaemia and arrhythmias. Brit. Heart J. *33*, 884 (1971).

10. *Daweke, H.:* Schwierigkeiten bei der Insulinbehandlung, insbesondere beim labilen Diabetes, bei Insulinallergie und Insulinresistenz. Therapiewoche *18*, 20 (1968).

11. *Froesch, E. R.:* Inselzellapparat, Stoffwechsel und Pathophysiologie des Diabetes mellitus, in: Klinik der inneren Sekretion (*Labhart, A.*, Hrsg.). Berlin-Heidelberg-New York: Springer 1971.

12. *Froesch, E. R.:* Übersicht über den Haushalt der Betriebsstoffe mit besonderer Berücksichtigung des Stoffwechsels von Glukose, Fruktose, Sorbit und Xylit und deren therapeutische Verwendbarkeit, in: Parenterale Ernährung, S. 73. Bern-Stuttgart-Wien: Hans Huber 1972.

13. *Froesch, E. R.:* Persönliche Mitteilung, 1974.

14. *Galton, D. J.:* Regulation of supply of glycerol phosphate for lipogenesis in human adipose tissue. Clin. Sci. *36*, 505 (1969).

15. *Ganong, W. F., Auerswald, W.:* Medizinische Physiologie. Berlin-Heidelberg-New York: Springer 1971.

16. *Geigy:* Wissenschaftliche Tabellen. Basel: Geigy-Pharma 1968.

17. *Greenough, W. B., Crespin, S. R., Steinberg, D.:* Hypoglycaemia and hyperinsulinaemia in response to raised free fatty acid levels. Lancet *1967/II*, 1334.

18. *Gupta, D. K., Jewitt, D. E., Young, R., Hartog, M., Opie, L. H.:* Increased plasma free fatty acid concentrations and their significance in patients with acute myocardial infarction. Lancet *1969/II*, 1209.

19. *Hacker, J.:* Reports of Scientific Meetings. Anesthesiology *41*, 419 (1974).

20. *Haider, W., Baum, M., Benzer, H., Lackner, F.:* Ablauf der Lungenveränderungen im posttraumatischen Schock (Schocklunge). Anaesthesist *23*, 129 (1974).

21. *Haider, W., Lackner, F., Tonczar, L.:* Verabreichung hochprozentiger Glukose mit großen Insulindosen im Rahmen einer frühzeitigen totalen parenteralen Ernährung bei Patienten mit schockbedingtem übersteigertem Kalorienbedarf. Anaesthesist *24*, 289 (1975).

22. *Haider, W.:* Parenterale und Sonderernährung, in: Lehrbuch für Anästhesiologie (*Benzer, H., Frey, R., Hügin, W., Mayrhofer, O.,* Hrsg.). Berlin-Heidelberg-New York: Springer 1977.

23. *Haider, W.:* Prävention von Streßwirkungen durch metabolische Beeinflussung des Energiestoffwechsels am Modell der extrakorporalen Zirkulation. Wien. klin. Wschr. *87,* Suppl. 36 (1975).

24. *Havel, R. J.:* The autonomic nervous system and intermediary carbohydrate and fat metabolism. Anaesthesiology *29,* 702 (1968).

25. *Kjekshus, J., Mjos, O. D.:* Effect of free fatty acids on myocardial function and metabolism in the ischaemic dog heart. J. clin. Invest. *51,* 1767 (1972).

26. *Madison, L. L., Seyffert, W. A., Unger, R. H., Barker, B.:* Effect of plasma free fatty acids on plasma glucagon and serum insulin concentrations. Metabolism *17,* 301 (1968).

27. *Masoro, E. J.:* Biochemical mechanisms related to the homeostatic regulation of lipogenesis in animals. J. Lipid Res. *3,* 149 (1962).

28. *Mjos, O. D.:* Effect of free fatty acids on myocardial function and oxygen consumption (Abstr.) Cardiovasc. Res. *4,* 220 (1970).

29. *Moffitt, E. A., Rosevear, J. W., Molnar, G. D., McGoon, D. C.:* Myocardial metabolism in open heart surgery. J. thor. cardiovasc. Surg. *59,* 691 (1970).

30. *Nöcker, J.:* Die Ernährung des Sportlers. Schorndorf bei Stuttgart: Hofmann 1974.

31. *Oliver, M. F., Kurien, V. A., Greenwood, T. W.:* Relation between serum-free-fatty-acids and arrhythmias and death after acute myocardial infarction. Lancet *1968,* 710.

32. *Oliver, M. F.:* Metabolic response during impending myocardial infarction. II. Clinical implications. Circulation *45,* 491 (1972).

33. *Oliver, M. F., Mjos, O. D., Rowe, M. J.:* FFA, lipolysis and myocardial infarction. Lancet *1974,* 810.

34. *Opie, L.:* Metabolism of the heart in health and disease. Part II. Amer. Heart J. *77,* 100 (1969).

35. *Porte, D., Graber, A. L., Kuzuya, T., Williams, R. H.:* The effect of epinephrine on immunoreactive insulin levels in man. J. Clin. Invest. *45,* 228 (1966).

36. *Randle, P. J., Newsholme, E. A., Garland, P. B.:* Regulation of glucose uptake by muscle. 8. Effects of fatty acids, ketone bodies and pyruvate, and diabetes and starvation on uptake and metabolic fate of glucose in rat heart and diaphragm muscle. Biochem. J. *93,* 652 (1964).

37. *Robison, G. A., Butcher, R. W., Sutherland, E. W.:* Cyclic AMP. New York-London: Academic Press 1971.

38. *Rutstein, D. D., Castelli, W. P., Nickerson, R. J.:* Heparin and human lipid metabolism. Lancet *1969,* 1003.

39. *Scharff, R., Wool, I. G.:* Accumulation of amino acids in muscle of perfused rat heart. Effect of insulin in the presence of puromycin. Biochem. J. *97,* 272 (1965).

40. *Spector, A. A., Steinberg, D.:* Relationship between fatty acid and glucose utilisation in Ehrlich ascites tumor cells. J. Lipid. Res. 7, 657 (1966).
41. *Struck, E., Bottermann, P., Sebening, F.:* Die isotone Glukoselösung als Verdünnungsflüssigkeit bei extrakorporaler Zirkulation. Thoraxchirurgie *17*, 388 (1969).
42. *Taylor, S. H., Saxton, C., Majid, P. A., Dykes, J. R. W., Ghosh, P., Stoker, J. B.:* Insulin secretion following myocardial infarction with particular respect to the pathogenesis of cardiogenic stock. Lancet *1969*, 1373.
43. *Wool, I. G., Cavicchi, P.:* Insulin regulation of protein synthesis by muscle ribosomes: Effect of the hormone on translation of messenger RNA for a regulatory protein. Proc. nat. Acad. Sci. (Wash.) *56*, 991 (1966).

Parenterale Ernährung mit Fruktose und Sorbit bei Intensivtherapiepatienten

A. Steuer

Zentrum der Anästhesiologie und Wiederbelebung
(Direktor: Prof. Dr. *R. Dudziak*),
Johann-Wolfgang-Goethe-Universität,
Frankfurt am Main, Bundesrepublik Deutschland

Mit 19 Abbildungen

Die Unfähigkeit zur enteralen Nahrungsaufnahme bei intensivtherapiebedürftigen Patienten zwingt in zunehmendem Maße zur Durchführung der parenteralen Ernährung. Ohne ausreichende Ernährung wird in keinem Fall ein optimaler Behandlungserfolg bei dieser, einer besonderen Belastung ausgesetzten Patientengruppe zu erzielen sein (14, 17). Zur Zeit werden auf der Intensivtherapiestation des Zentrums der Anästhesiologie und Wiederbelebung der Universitätsklinik Frankfurt am Main etwa 90% der behandelten Patienten zumindest kurzfristig total parenteral ernährt. Ähnliche Zahlen liegen auch aus anderen Zentren vor (20).

Neben der ständigen Zufuhr von Aminosäuren in adäquater Dosierung und Zusammensetzung besteht das Hauptproblem in der ausreichenden energetischen Versorgung des Patientenstoffwechsels. Der Bedarf an Energieträgern ist für den Einzelfall häufig nur schwer abzuschätzen. Wenn man von einem Normbedarf von 25—30 kcal/kg Körpergewicht und Tag ausgeht, dürfte bei Patienten im postoperativen Stadium oder bei Infekten und Entzündungen, also bei mäßig kataboler Stoffwechsellage, mit einer zusätzlichen Steigerung des Bedarfs um 25—50% zu rechnen sein. Bei Patienten mit schweren Verbrennungen oder Schädelhirntraumen muß sogar nach Untersuchungen verschiedener Autoren ein Zuschlag von 50—150% in Ansatz gebracht werden (14). Andererseits muß aber auch bei Überschreiten einer maximal wünschenswerten kalorischen Zufuhr, wie es z. B. beim Konzept der Hyperalimentation (4, 6) möglich ist, mit ernsten Begleiterscheinungen gerechnet werden (3, 4, 6).

Neben der quantitativ an den Bedarf angepaßten Zufuhr von Energie ist die Qualität der zugeführten Energieträger von ausschlaggebender Bedeutung für die Effizienz der parenteralen Ernährung. Der für die Praxis optimale Energieträger sollte die folgenden Kriterien erfüllen:

Er muß qualitativ und quantitativ optimal verwertet und umgesetzt werden. Die notwendige Flüssigkeitsbelastung des Patienten sollte so gering wie möglich gehalten werden, um ausreichenden Spielraum für einen adäquaten Ausgleich des häufig gestörten Wasser- und Elektrolythaushaltes zu behalten. Es sollten möglichst keine den sowieso gestörten Stoffwechsel der betroffenen Patienten negativ beeinflussenden Nebeneffekte auftreten.

Der Aufwand an Laboruntersuchungen zur Kontrolle der parenteralen Ernährung sollte möglichst gering gehalten werden und dabei trotzdem eine ausreichende Sicherheit bieten.

Im Gegensatz zu gesunden Versuchspersonen bestehen bei Patienten, die intensivtherapiebedürftig sind, Veränderungen der Stoffwechselsituation, die unter dem Begriff „Postaggressionssyndrom" zusammengefaßt werden. Dabei steht eine gestörte Glukoseverwertung mit gesteigerter Glukoneogenese und erhöhtem Blutzuckerspiegel im Vordergrund; zusätzlich kann zumeist eine erhöhte Lipolyserate durch Anstieg der Serumspiegel für unveresterte Fettsäuren und Ketonkörper festgestellt werden (19). In dieser Phase befindet sich also ausreichend Glukose im Blut, kann jedoch, trotz in der Regel erhöhten Seruminsulins, nicht in notwendigem Umfang verwertet werden. Die Infusion von Glukose in dieser Situation wird zu weiterer Steigerung des Blutzuckerspiegels führen, die Gabe von Insulin in beträchtlicher Dosierung wird häufig kaum zu umgehen sein (6, 13, 15). Die hochdosierte Glukoseinfusion beim Postaggressionssyndrom birgt aber einerseits die Gefahr der Hyperglykämie bzw. des hyperosmolaren Komas und bei zusätzlicher Insulinapplikation eventuell der Hypoglykämie und der Entwicklung von Insulinresistenz in sich (5, 18), andererseits sind häufige Laborkontrollen zur Steuerung der Therapie notwendig (2).

Die Abb. 1. zeigt eine Aufstellung von *Dudrick* (6) über die Stoffwechselsituationen, die insbesondere die Gefahr eines hyperosmolaren hyperglykämischen Komas mit sich bringen. Wenn man von den ersten 3 Punkten absieht, tendieren gerade die Zustände von Patienten zum hyperosmolaren hyperglykämischen Koma, die unbedingt eine parenterale Ernährung erfordern.

überhöhte Gesamtmenge der infundierten Glukose
überhöhte Infusionsgeschwindigkeit
latenter oder manifester Diabetes mellitus
intraoperative Reaktion auf Narkose und chirurgischen Eingriff
Reaktion direkt im Anschluß an Narkose und chirurgischen Eingriff
Fokalinfekte oder generalisierte Sepsis
Schock
schweres stumpfes Trauma
größere und multiple Frakturen
großflächige Verbrennungen dritten Grades
intrakraniale Eingriffe
akutes oder chronisches Nierenversagen
Lebererkrankungen
Pankreaserkrankungen
geriatrische Patienten
Neugeborene, insbesondere Frühgeborene

Abb. 1. Ursachen für hyperosmolares hyperglykämisches nichtketotisches Koma bei parenteraler Ernährung (nach *Dudrick et al.*)

Aus diesem Grund kann man bei dieser Stoffwechselsituation auf die Zuckeraustauschstoffe ausweichen. Aus diesen Substanzen kann sowohl ausreichend Glukose geliefert (12, 16) als auch durch deren teilweise insulinunabhängige Verwertung die katabole Situation beherrscht werden (10). Im Rahmen der hier vorgestellten Untersuchungen haben wir uns auf die Fruktose- und Sorbitinfusion bei Patienten im Postaggressionssyndrom beschränkt.

Fruktose wird im menschlichen Organismus ausgezeichnet verstoffwechselt. Die maximale Umsatzkapazität liegt bei etwa 1,5 bis 2 g/kg/h (1, 10). Der Hauptumsatzort ist die Leber mit ca. 80 bis 90%, wobei zum überwiegenden Anteil Glukose entsteht (12, 16). Mit einer Dosis von 0,5 g/kg/h, die weit unter der Umsatzmöglichkeit des Organismus liegt, können bei konstanter Zufuhr über 24 Stunden ca. 3000 Kalorien (13 000 KJ) bei einem 70 kg schweren Patienten erreicht werden. Damit ist in der Regel der Energiebedarf auch bei schweren Streßzuständen gedeckt.

Die Möglichkeit, Patienten mit verringerter Glukosetoleranz im Postaggressionssyndrom die erforderliche Energie durch Fruktose ohne wesentliche Blutzuckererhöhung, also auch ohne Gefahr eines hyperosmolaren Komas, zuzuführen, wird durch Abb. 2 veranschaulicht. Bei diesem Patienten wurde zunächst Glukose in einer Dosierung von 0,5 g/kg/h infundiert und nach Anstieg der Blutzuckerwerte auf etwa 360 mg% wurde ohne zusätzliche Gabe von Insulin auf Fruktose in gleicher Dosis umgesetzt. Die Blutzuckerwerte haben sich nach kurzer Zeit auf ein Niveau von etwa 100 mg% eingependelt.

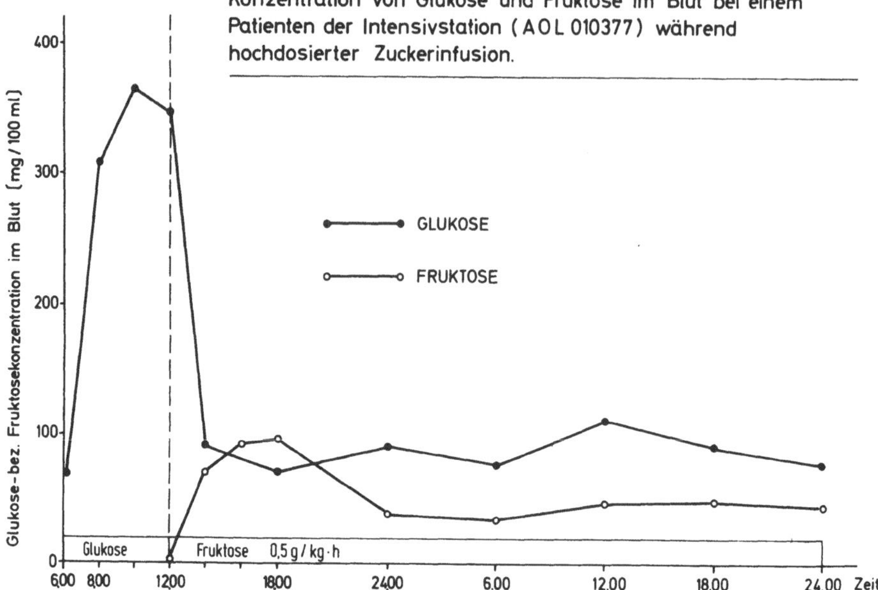

Abb. 2. Konzentration von Glukose und Fruktose im Blut bei einem Patienten der
Intensivstation während hochdosierter Zuckerinfusion

Aufgrund der in der Literatur beschriebenen Nebeneffekte von
Fruktose (9) konzentrierten wir uns bei unseren Untersuchungen im
wesentlichen auf folgende Punkte:
1. Veränderungen der Laktatkonzentration im Serum,
2. Verhalten der Harnsäure,
3. Verhalten von Bilirubin und den Serumtransaminasen als Hinweise auf mögliche Leberaffektionen.
Als Vergleichskollektiv dient eine Gruppe von stoffwechselgesunden Probanden, bei denen unter klinischer Aufsicht gleichartige Untersuchungen vorgenommen wurden (8).
Wir infundierten bei den 11 Patienten über einen Zeitraum von
72 Stunden nach einer 8stündigen energieträgerfreien Periode mit
ausschließlicher Wasser- und Elektrolytzufuhr 0,5 g/kg/h Fruktose
in 40%iger Lösung über einen zentralliegenden Venenkatheter. Zusätzlich wurden in den letzten 24 Stunden 10%ige Aminosäurelösungen in einer Dosis von 1 g/kg/Tag infundiert. Nach Ablauf der
72 Stunden wurde zur Nachbeobachtung wiederum eine 6stündige
Fastenperiode eingelegt. Die 6 stoffwechselgesunden Probanden wurden nach dem gleichen Regime behandelt, lediglich die zusätzliche
Aminosäurezufuhr in den letzten 24 Stunden wurde nicht vorgenommen.

Ergebnisse

1. Fruktose im Serum (Abb. 3)

Bei den stoffwechselgesunden Probanden steigen bei intravenöser Fruktoseinfusion in einer Dosierung von 0,5 g/kg/h die Werte für Fruktose im Blut bis auf 40 mg% an und bleiben im gesamten Verlauf konstant. Auch bei den Intensivtherapiepatienten sind die Fruktosewerte trotz hoher Zufuhr in einem erträglichen Bereich von etwa 55 mg%. Worauf der initial überschießende Anstieg zurückzuführen ist, ließ sich bisher noch nicht eindeutig interpretieren. Unter dem Zusatz von Aminosäurelösungen (1,0 g/kg/Tag) zeigen die Serumfruktosewerte bei den Intensivpatienten eine leicht fallende Tendenz.

2. Glukose im Serum (Abb. 4)

Bei den stoffwechselgesunden Probanden bleiben trotz hochdosierter Fruktosezufuhr die Blutzuckerwerte im Normbereich. Als Ausdruck der gestörten Glukoseverwertung im Postaggressionssyndrom

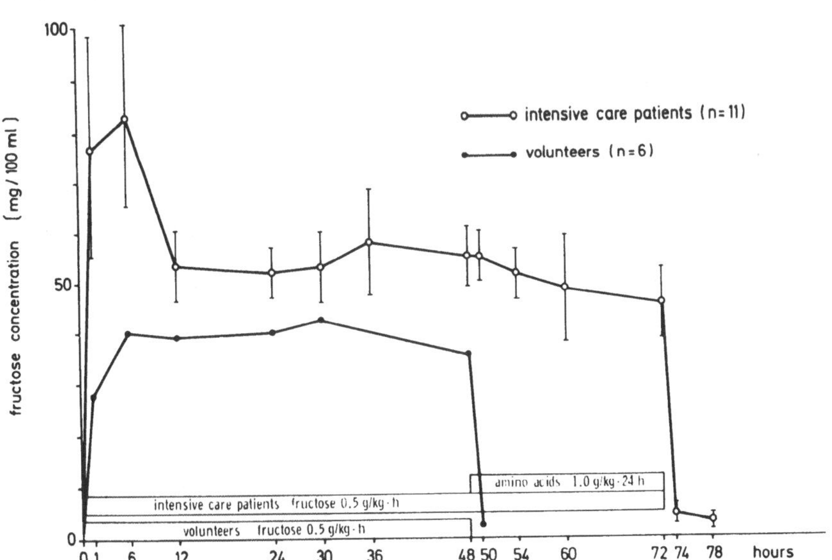

Abb. 3. Konzentration von Fruktose im Blut während Dauerinfusion von Fruktose (0,5 g/kg/h) bei freiwilligen Versuchspersonen über 48 Stunden und bei Intensivtherapiepatienten über 72 Stunden. x̄ ± SEM

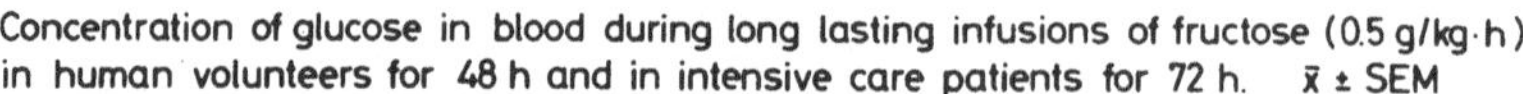

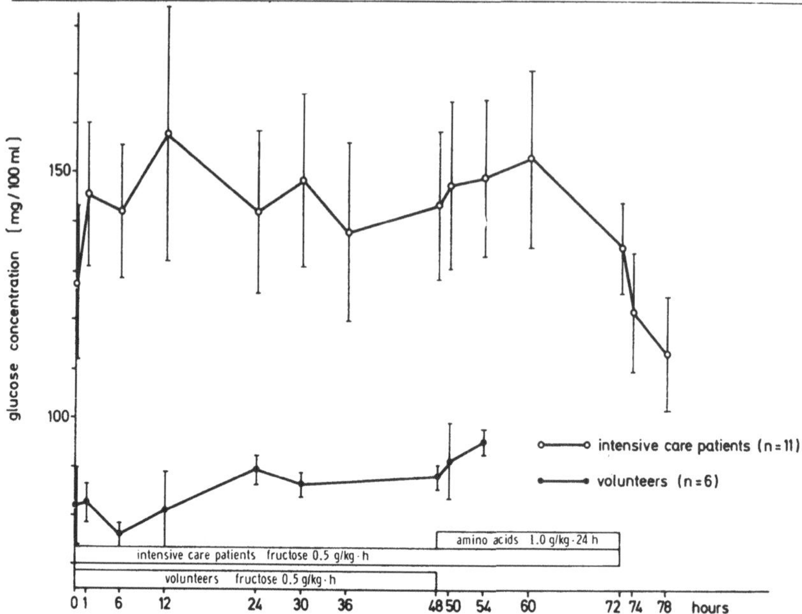

Abb. 4. Konzentration von Glukose im Blut während Dauerinfusion von Fruktose
(0,5 g/kg/h) bei freiwilligen Versuchspersonen über 48 Stunden und Intensivtherapiepatienten über 72 Stunden. $\bar{x} \pm$ SEM

fallen bei den Intensivtherapiepatienten mit 130 mg% die über Norm
erhöhten Ausgangswerte für die Blutglukosekonzentration auf. Nach
Fruktoseinfusion erfolgt im Gegensatz zu stoffwechselgesunden Versuchspersonen durch den Umsatz von Fruktose zu Glukose eine weitere Steigerung um 10—30 mg%. Die Blutglukosewerte bleiben
jedoch im Verlauf konstant, unter Aminosäuresubstitution neigen
einige Patienten sogar zu einem gewissen Abfall der Blutglukosekonzentration. Nach Absetzen der Infusion sinkt die Glukose im Blut
unter die Ausgangswerte vor Fruktoseinfusion auf 112 mg% ab.

3. Laktat im Serum (Abb. 5)

Wie aus dieser Abbildung zu entnehmen, erreicht die als wesentliche Komplikation angesehene Laktatämie (7) keine beängstigenden
Ausmaße. Sowohl bei den Probanden als auch bei den Intensivtherapiepatienten kommt es erwartungsgemäß zu einem Anstieg der
Laktatkonzentration im Serum. Bei den Probanden liegen die Werte
jedoch mit etwa 2,5 mval/l in Bereichen, die auch bei leichter Auf-

regung oder körperlicher Belastung erreicht werden (11). Bei den Streßpatienten sind die Ausgangswerte mit etwa 1,9 mval/l schon leicht erhöht, jedoch ist auch hier ein Anstieg bis auf ca. 3 mval/l kein Grund zu besonderer Besorgnis, insbesondere, da, wie man beim Absetzen der Infusion sieht, die Veränderungen sofort reversibel sind. Der Zusatz von Aminosäuren führte bei einigen Patienten zu deutlichem Absinken der Laktatspiegel, dies kommt jedoch nur durch eine vergrößerte Streuung um die Mittelwerte zum Ausdruck. Konstant ließ sich dieser Effekt nicht nachweisen. Lediglich bei einem Patienten wurde ein Anstieg des Laktats auf Werte um 7 mval/l nachgewiesen. Ein Äquivalent im Säure-Basen-Status in Form einer ausgeprägten Azidose war jedoch nicht zu finden. Unsere Ergebnisse lassen also nur den Schluß auf eine Laktatämie zu. Von einer Laktatazidose sollte man jedoch nur sprechen, wenn die Laktatwerte über 8 mval/l ansteigen und gleichzeitig der pH-Wert im Blut unter 7,25—7,2 absinkt (11).

4. Harnstoff im Serum (Abb. 6) und Urin (Abb. 7)

Wenn man die Harnstoffkonzentration im Serum als groben Indikator für den Umsatz stickstoffhaltiger Substanzen auffaßt, fällt bei

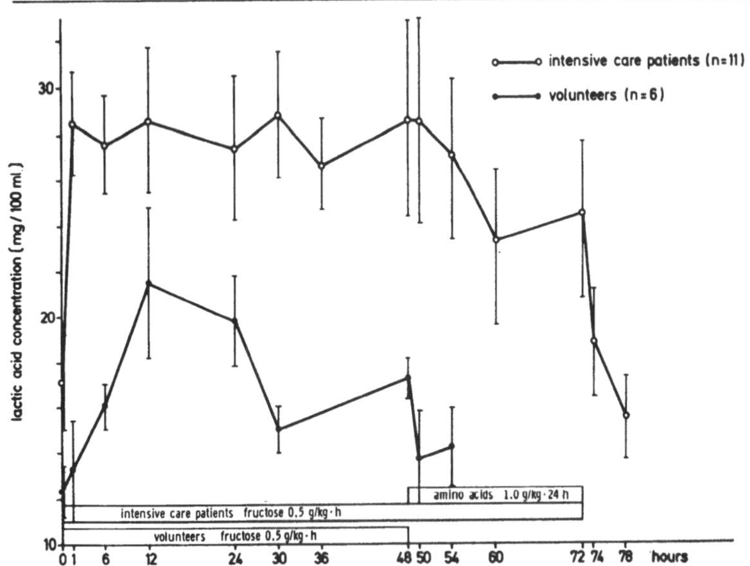

Abb. 5. Konzentration von Laktat im Blut während Dauerinfusion von Fruktose (0,5 g/kg/h) bei freiwilligen Versuchspersonen über 48 Stunden und Intensivtherapiepatienten über 72 Stunden. x̄ ± SEM

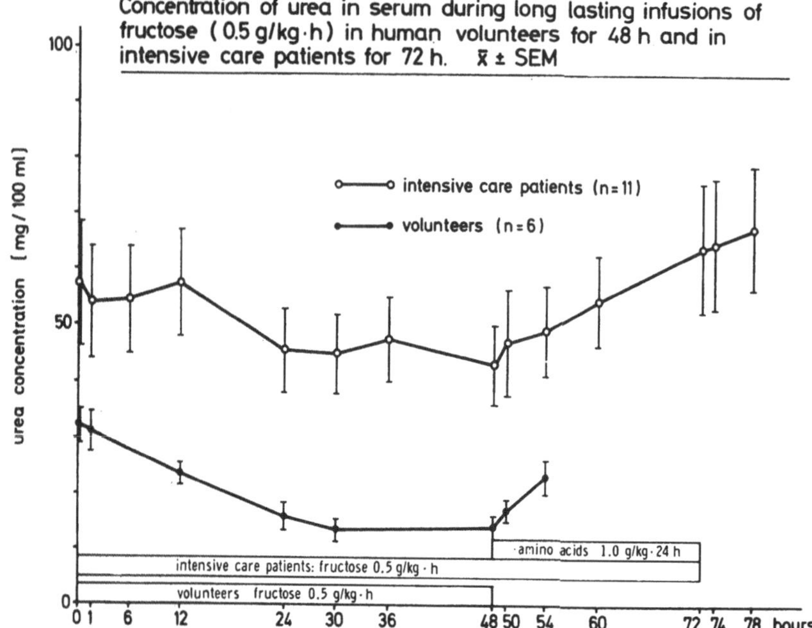

Abb. 6. Konzentration von Harnstoff im Serum während Dauerinfusion von Fruktose (0,5 g/kg/h) bei freiwilligen Versuchspersonen über 48 Stunden und Intensivtherapiepatienten über 72 Stunden. $\bar{x} \pm$ SEM

den Probanden der stickstoffsparende Effekt der Fruktose durch eine Verminderung der Serumharnstoffwerte um 50% auf. Der katabole Zustand der Streßpatienten zeigt sich schon durch die über die Norm erhöhten Ausgangswerte von etwa 60 mg%, auch die Harnstoffausscheidung im Urin ist höher als beim Vergleichskollektiv (Abb. 7). Ein deutlich stickstoffsparender Effekt, wie bei den stoffwechselgesunden Probanden, läßt sich aus dem Verlauf der Serumharnstoffwerte jedoch nicht ohne weiteres ableiten. Lediglich eine verringerte Harnstoffausscheidung in den zweiten 24 Stunden weist auf eine verminderte Katabolie hin (Abb. 7). Unter der Zufuhr von Aminosäuren steigen entsprechend dem zunehmenden Stickstoffumsatz die Serumwerte an, die Harnstoffausscheidung übersteigt den Ausgangswert. Der eher verzögerte Anstieg läßt sich möglicherweise dadurch erklären, daß die Enzyme des Harnstoffzyklus adaptiv sind und damit Zeit erforderlich ist, bis eine Anpassung an den erhöhten Umsatz zur Geltung kommt.

5. Harnsäure im Serum (Abb. 8)

Bei den Intensivtherapiepatienten ist der Effekt der Fruktose auf den Harnsäureanstieg überraschenderweise nicht so ausgeprägt wie bei den stoffwechselgesunden Probanden. Bei diesen bleiben die Werte nach einem raschen Anstieg um 1—1,5 mg% relativ konstant. Bei den Intensivtherapiepatienten liegen schon die Ausgangswerte deutlich unter der Norm. Man kann in diesem Zusammenhang eine im Zustand der Katabolie verminderte Purinbiosynthese postulieren. Erst nach Zusatz von Aminosäurelösungen, die auch Glyzin enthalten steigen die Harnsäurewerte, möglicherweise nach positiver Beeinflussung des Purinstoffwechsels, leicht an.

6. Triglyzeride im Serum (Abb. 9)

Da die zugeführte Fruktose in der Leber sicherlich zum Teil durch Bereitstellung von Alphaglyzerophosphat zur Veresterung von Fett-

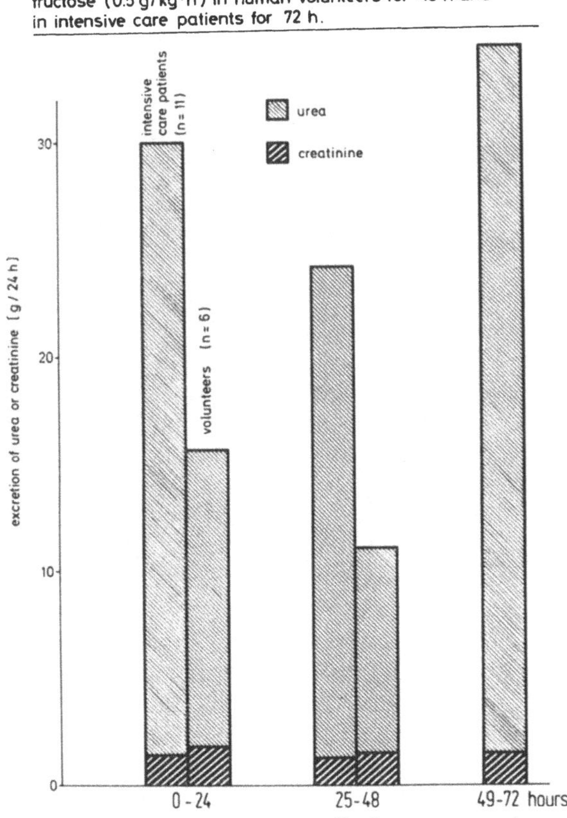

Abb. 7. Harnstoffausscheidung im Urin während Dauerinfusion von Fruktose (0,5 g/kg/h) bei freiwilligen Versuchspersonen über 48 Stunden und Intensivtherapiepatienten über 72 Stunden

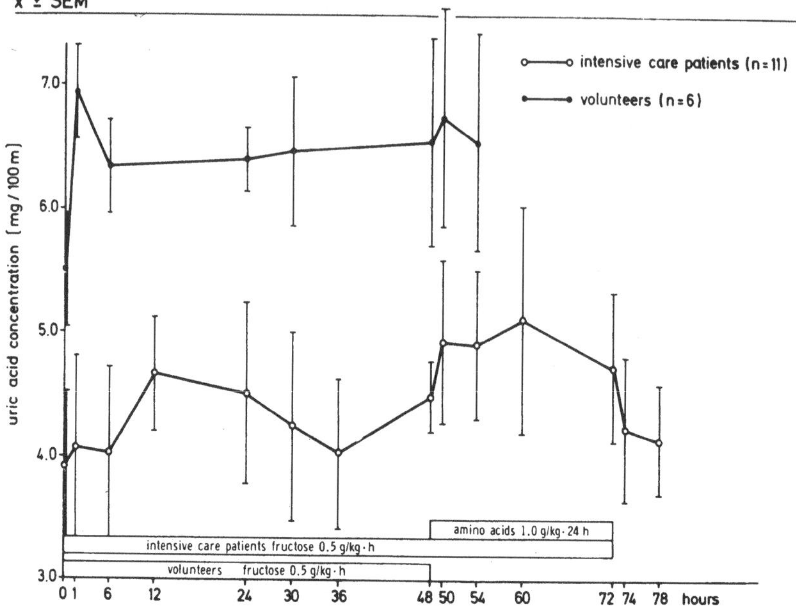

Abb. 8. Konzentration von Harnsäure im Serum während Dauerinfusion von Fruktose
(0,5 g/kg/h) bei freiwilligen Versuchspersonen über 48 Stunden und Intensivtherapiepatienten über 72 Stunden. x̄ ± SEM

säuren beiträgt, steigen die Serumtriglyzeride unter Fruktoseinfusion
an. Die gesunden Probanden zeigen ausgehend von normalen Werten einen raschen Anstieg um 200%. Als Ausdruck der gesteigerten
peripheren Lipolyse finden sich bei den Intensivtherapiepatienten
schon deutlich erhöhte Ausgangswerte; der zusätzliche Anstieg bei
Fruktoseinfusion erfolgt aber nur träge und bei weitem nicht im
gleichen Ausmaß wie beim Vergleichskollektiv. Eine Interpretation ist
problematisch. Man könnte den verzögerten Anstieg der Triglyzeridkonzentration bei gleichzeitig meßbarem Anstieg von Blutglukose
und Laktat als eine unter Streßbedingungen relativ gesteigerte Glukoseneubildung aus Fruktose in der Leber bei relativ zu stoffwechselgesunden Versuchspersonen verminderter Fettsynthese deuten. Auch
die Möglichkeit eines verminderten Abtransportes neugebildeten
Fettes aus der Leber, vielleicht aufgrund unzureichender Synthese
von Apolipoproteinen, muß in Betracht gezogen werden. In diesem
Fall wäre die Gefahr der Entstehung einer Fettleber nicht von der
Hand zu weisen. Dieser Effekt ist jedoch keineswegs fruktose-
spezifisch, auch durch hochdosierte Glukoseinfusionen läßt sich bei

Versuchstieren eine Fettleber erzeugen (3). Schwerere Leberfunktionsstörungen ließen sich aber weder bei Patienten dieser Studie noch bei den übrigen, ebenfalls kohlenhydratreich parenteral ernährten Patienten nachweisen.

7. Bilirubin im Serum (Abb. 10), Transaminasen im Serum (Abb. 11)

Aus früheren Untersuchungen ist bekannt, daß die Bilirubinwerte im Serum bei freiwilligen Versuchspersonen unter Fruktoseinfusion ansteigen (8). Bei den gesunden Probanden findet sich ein Anstieg von 0,5 mg% rasch bis auf 1 mg%. Überraschenderweise zeigen sich bei den Intensivtherapiepatienten keine über den Streubereich hinausgehenden Abweichungen. Eine eindeutige Interpretation dieser Ergebnisse ist uns zur Zeit noch nicht möglich. Die Serumwerte der Transaminasen bleiben konstant, die SGOT fällt sogar auf Werte um 18 mu ab. Diese Ergebnisse schließen auf jeden Fall eine gröbere Leberschädigung durch Infusion von Fruktose bei Intensivtherapiepatienten aus.

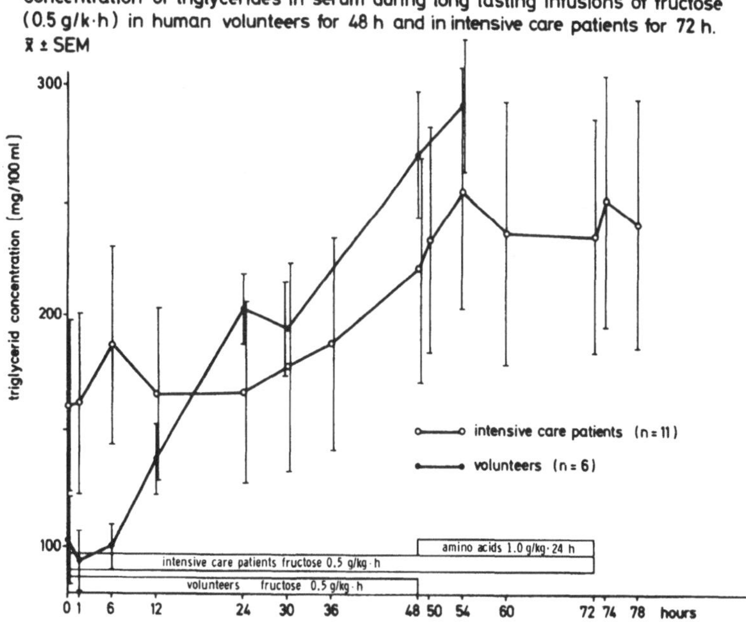

Abb. 9. Konzentration von Triglyzeriden im Serum während Dauerinfusion von Fruktose (0,5 g/kg/h) bei freiwilligen Versuchspersonen über 48 Stunden und Intensivtherapiepatienten über 72 Stunden. x̄ ± SEM

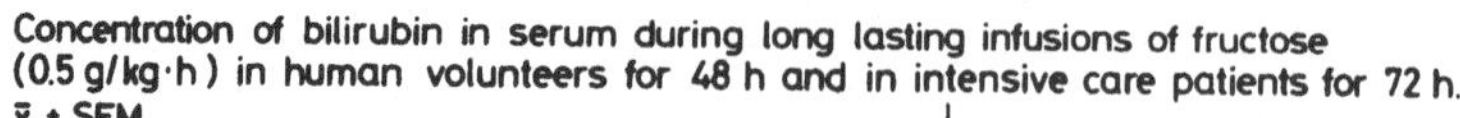

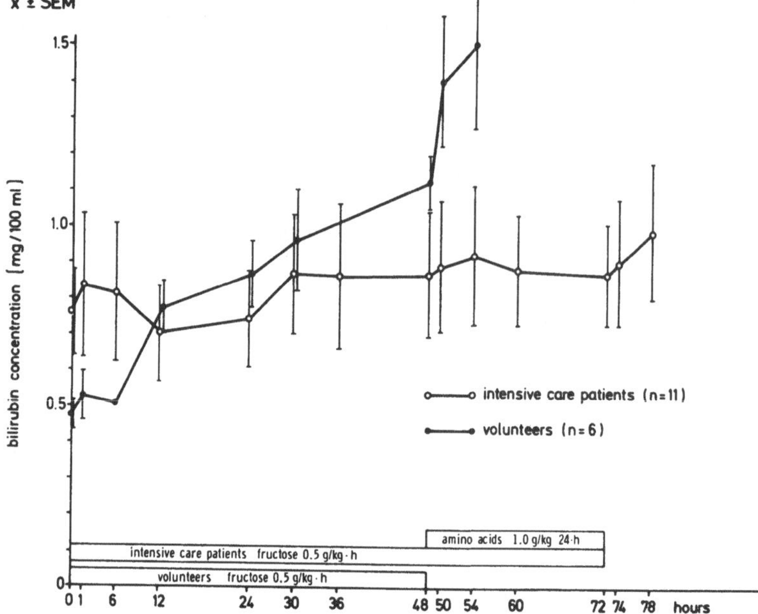

Abb. 10. Konzentration von Bilirubin im Serum während Dauerinfusion von Fruktose (0,5 g/kg/h) bei freiwilligen Versuchspersonen über 48 Stunden und Intensivtherapiepatienten über 72 Stunden. $\bar{x} \pm$ SEM

8. Anorganisches Phosphat im Serum (Abb. 12)

Der Abfall des anorganischen Phosphats, insbesondere nach Stoß-infusionen von Kohlenhydraten, ist bereits bekannt (21). Nach kontinuierlicher Infusion jedoch sind die Auswirkungen nicht so ausgeprägt, wie man sie bei den stoffwechselgesunden Probanden sehen kann. Nach kurzem Abfall stabilisieren sich die Werte noch im Normbereich. Die Intensivtherapiepatienten verhalten sich unterschiedlich, während einige kaum eine Veränderung zeigen, kommt es bei anderen zu recht extremen Abfällen der Phosphatkonzentration bis auf Werte um 1 mg%. Eine klinisch auffällige Symptomatik bot sich bei keinem unserer Patienten.

9. Zuckerausscheidung im Urin (Abb. 13)

Bei beiden Gruppen ist die Ausscheidung von Glukose und Fruktose im Urin außerordentlich gering. Bei einer täglichen Kohlenhydratzufuhr von etwa 800 g beträgt sie um 2%. Woher die geringere

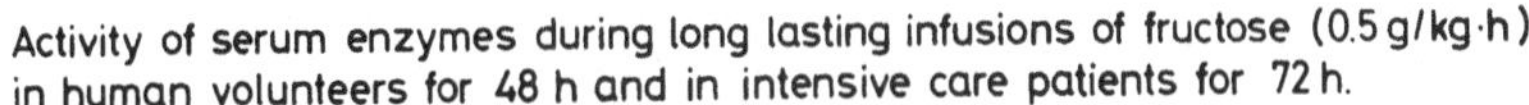

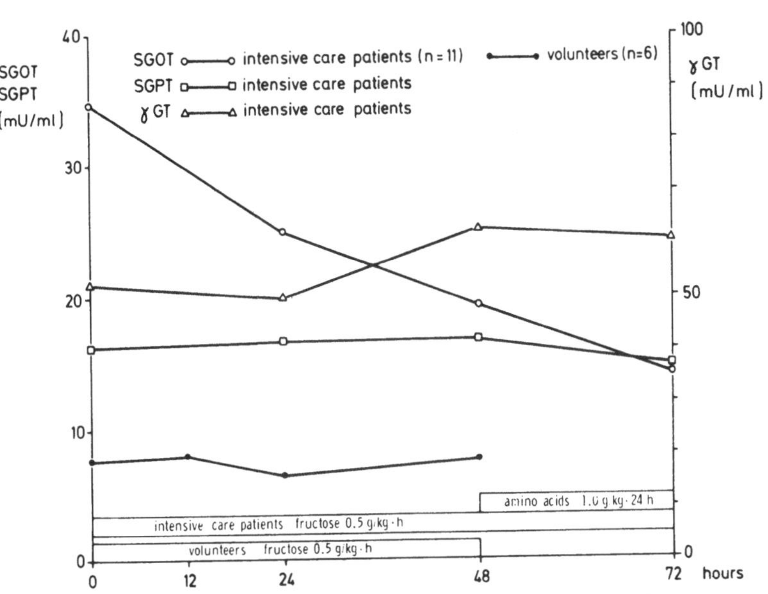

Abb. 11. Serumenzymaktivität während Dauerinfusion von Fruktose (0,5 g/kg/h) bei freiwilligen Versuchspersonen über 48 Stunden und Intensivtherapiepatienten über 72 Stunden

Fruktoseausscheidung bei den Intensivpatienten gegenüber den gesunden Probanden kommt, konnten wir bislang nicht klären. In jedem Fall spricht ein renaler Verlust von nur 2% für eine ausgezeichnete Verwertung der zugeführten Kohlenhydrate.

Eine gleichartige Untersuchung führen wir zur Zeit mit Sorbit durch. Die Ergebnisse von 5 Patienten liegen schon vor und differieren nur unwesentlich von denen der Fruktosegruppe.

Der Stoffwechsel von Sorbit unterscheidet sich von dem der Fruktose nur durch die einleitende Dehydrierung durch eine NAD-abhängige Polyoldehydrogenase. Der Umsatz von Sorbit wird durch diese Dehydrierung limitiert, nicht durch den weiteren Umsatz der entstandenen Fruktose, wie die Untersuchungen mit stoffwechselgesunden Versuchspersonen zeigen (10). Unterschiedliche Wirkungen von Fruktose und Sorbit können daher theoretisch auf 2 Tatsachen zurückgeführt werden:

1. Unterschiedlicher Transport in die Zelle und Verteilung der Sorbitdehydrogenase.

Kohlenhydrate

2. Das bei der einleitenden Dehydrierung von Sorbit entstehende NADH führt zu einem veränderten Redoxpotential in der Zelle. Dies würde vor allen Dingen für das Leberparenchym gelten.

Die maximale Umsatzkapazität von Sorbit liegt etwa bei 0,4 bis 0,6 g/kg/h (10). Auch in dieser Untersuchung dienen gesunde Probanden als Vergleichskollektiv, jedoch betrug bei diesen die Zufuhr lediglich 0,25 g/kg/h (8).

Ergebnisse

Glukose im Blut

Die Ausgangswerte für die Blutzuckerkonzentration liegen in dieser Patientengruppe nicht wesentlich über denen der gesunden Probanden. Auch einige andere Ausgangswerte lassen darauf schließen, daß bei dem bisher ausgewerteten Kollektiv von 5 Intensivtherapiepatienten keine so ausgeprägte Stoffwechselveränderung im Sinne eines Postaggressionssyndroms wie in der Fruktosegruppe vorliegt.

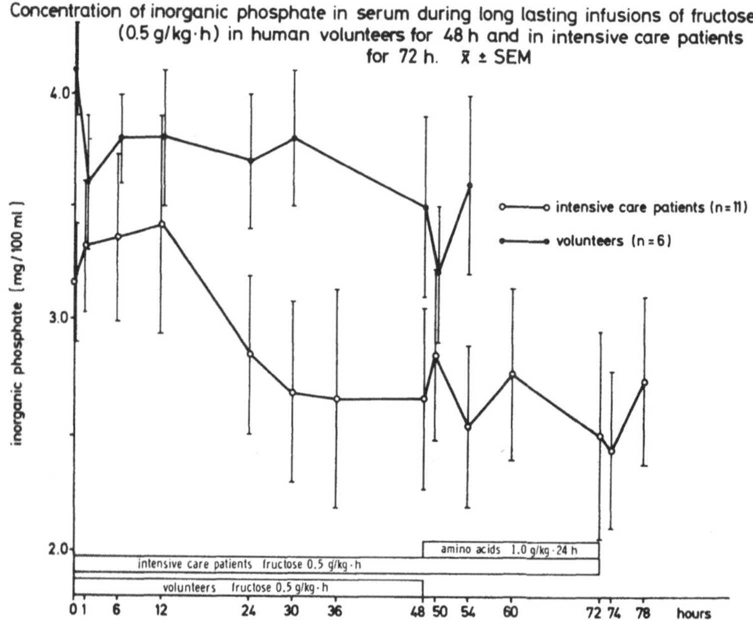

Abb. 12. Konzentration von anorganischem Phosphat im Serum während Dauerinfusion von Fruktose (0,5 g/kg/h) bei freiwilligen Versuchspersonen über 48 Stunden und Intensivtherapiepatienten über 72 Stunden. $\bar{x} \pm$ SEM

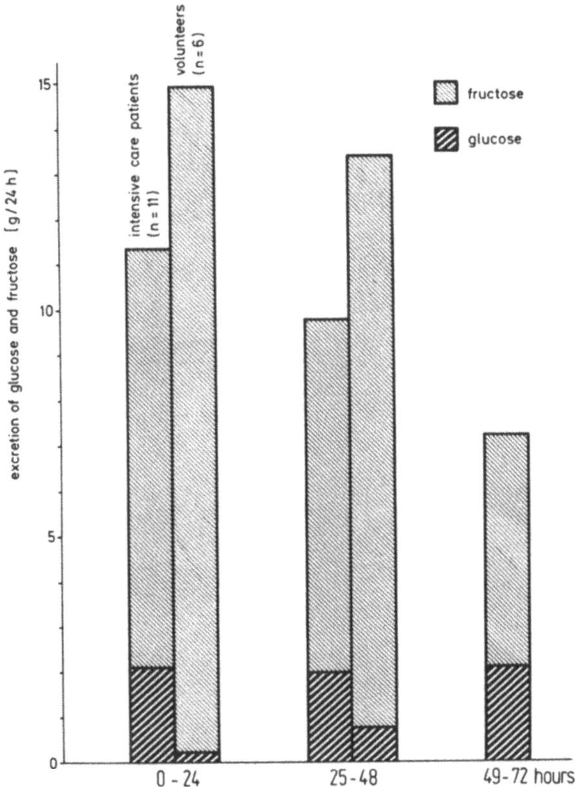

Abb. 13. Renaler Zuckerverlust während Dauerinfusion von Fruktose (0,5 g/kg/h) bei freiwilligen Versuchspersonen über 48 Stunden und Intensivtherapiepatienten über 72 Stunden

Auch der um 30% geringere Anstieg der Blutglukose nach Gabe von Sorbit im Vergleich zur Fruktoseinfusion dürfte durch die günstigere Stoffwechsellage dieses Patientenkollektivs bedingt sein. Ein Einfluß der Aminosäureinfusion auf den Glukosespiegel läßt sich in diesem Fall ebenfalls nicht nachweisen.

Laktat im Serum

Bei gleichem Ausgangswert von ca. 2 mval/l, wie beim Kollektiv der Fruktosepatienten (Abb. 5), findet sich ein mittlerer Anstieg auf

ca. 3,3 mval/l. Der insgesamt um etwa 0,3 mval/l höhere Laktatanstieg bei niedrigeren Glukosewerten läßt möglicherweise den
Schluß auf eine gesteigerte Laktatproduktion bei gesteigertem Koh-
lenhydratumsatz zu. Um zu einer gesicherten Aussage zu kommen,
muß jedoch sicherlich ein größeres Patientenkollektiv untersucht
werden.

Harnstoff im Serum (Abb. 14)

Auch die Harnstoffausgangswerte deuten auf eine weniger katabole
Ausgangssituation des Kollektivs hin (42 mg/100 ml gegenüber
58 mg/100 ml). Entsprechend ist der Abfall unter der Zufuhr stärker
ausgeprägt als bei den Patienten mit Fruktoseinfusion. Der stickstoffsparende Effekt ist jedoch relativ gering, vergleicht man die Auswirkung der halben infundierten Sorbitmenge bei gesunden Probanden. Der Anstieg der Harnstoffkonzentration unter dem Zusatz von
Aminosäuren erfolgt wiederum verzögert.

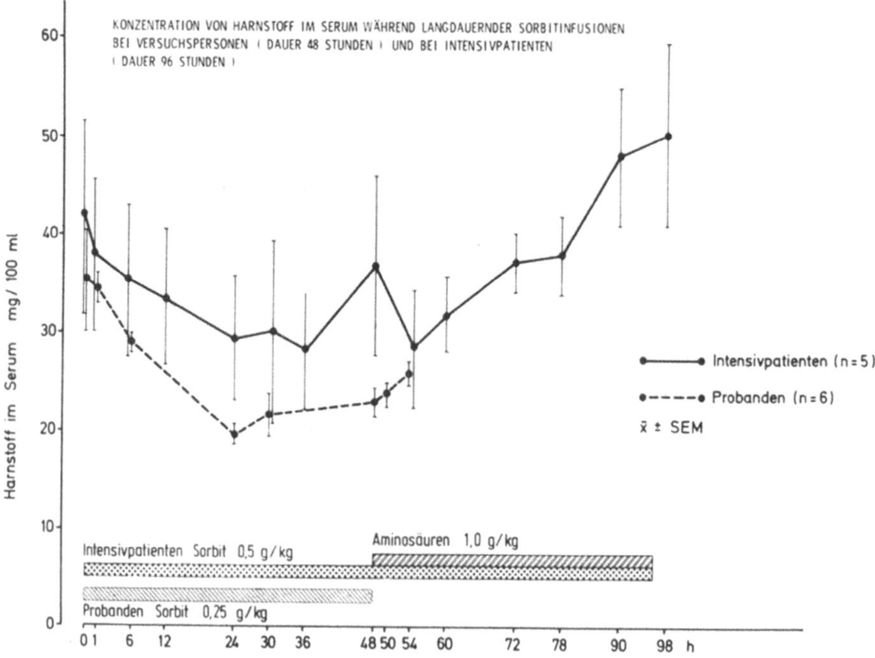

Abb. 14. Konzentration von Harnstoff im Serum während Langzeitinfusion mit Sorbit
bei freiwilligen Versuchspersonen mit 0,25 g/kg/h über 48 Stunden und bei Intensivtherapiepatienten mit 0,5 g/kg/h über 96 Stunden

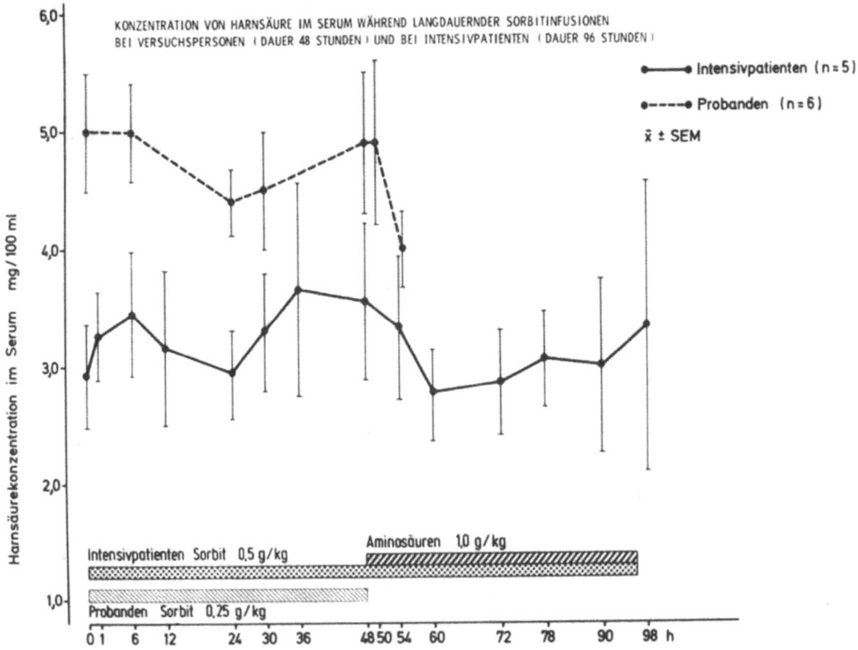

Abb. 15. Konzentration von Harnsäure im Serum während Langzeitinfusion mit Sorbit bei freiwilligen Versuchspersonen mit 0,25 g/kg/h über 48 Stunden und bei Intensivtherapiepatienten mit 0,5 g/kg/h über 96 Stunden

Harnsäure im Serum (Abb. 15)

Die Harnsäurewerte der Intensivtherapiepatienten liegen genauso wie in der Fruktosegruppe deutlich unter der Norm. Signifikante Änderungen unter der Gabe von Sorbit ließen sich weder bei Versuchspersonen noch bei den Patienten feststellen. Auch die Wirkung der Aminosäureinfusion ließ sich nicht nachweisen.

Triglyzeride im Serum (Abb. 16)

Ähnlich wie bei der Infusion von Fruktose bleibt nach einem Anstieg um ca. 75% und auch unter der zusätzlichen Gabe von Aminosäuren der Wert relativ konstant. Berücksichtigt man auch hier die halbe Sorbitdosis der gesunden Probanden, ist der Anstieg relativ geringer.

Bilirubin im Serum (Abb. 17), Leberenzyme (Abb. 18)

Die Bilirubinwerte der Intensivtherapiepatienten verändern sich unter der alleinigen Gabe von Sorbit nicht signifikant. Lediglich zum Ende der 2tägigen Periode der Aminosäureinfusion finden sich erhöhte Werte. Die Streuung kommt dadurch zustande, daß 2 Patienten gegen Ende der Infusionsperiode einen möglicherweise erkrankungsbedingten Bilirubinanstieg aufweisen, welcher bei einem Kollektiv von nur 5 Patienten entsprechend stark zur Geltung kommt. Auch hier ist eine endgültige Aussage nur nach Untersuchung eines größeren Patientenkollektivs möglich. Die Werte der Serumtransaminasen variieren nur im Streubereich.

Anorganisches Phosphat im Serum (Abb. 19)

Nach den Erfahrungen, die wir im Verlauf der Fruktoseinfusion mit dem Abfall der Werte für das anorganische Phosphat im Serum

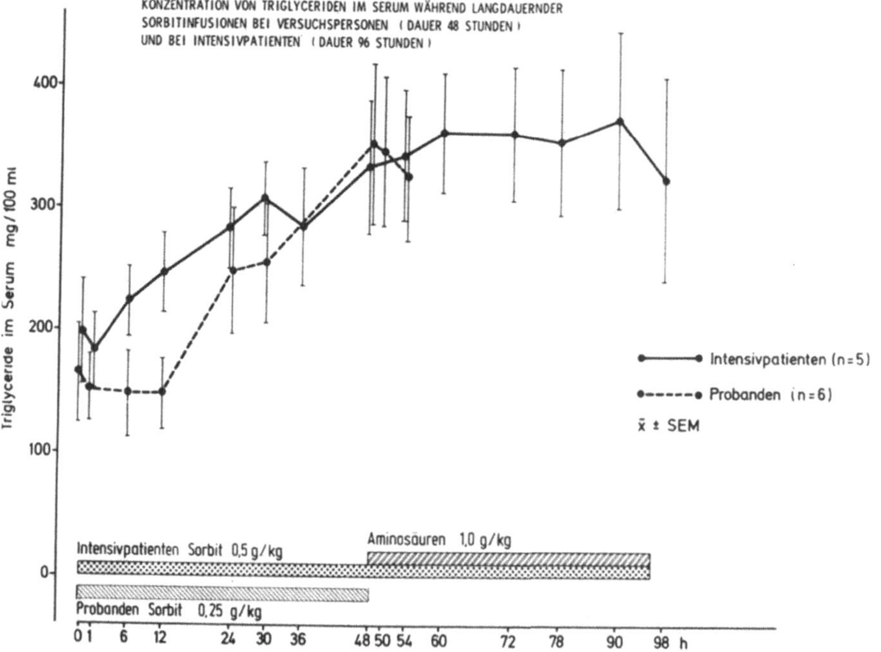

Abb. 16. Konzentration von Triglyzeriden im Serum während Langzeitinfusion mit Sorbit bei freiwilligen Versuchspersonen mit 0,25 g/kg/h über 48 Stunden und bei Intensivtherapiepatienten mit 0,5 g/kg/h über 96 Stunden

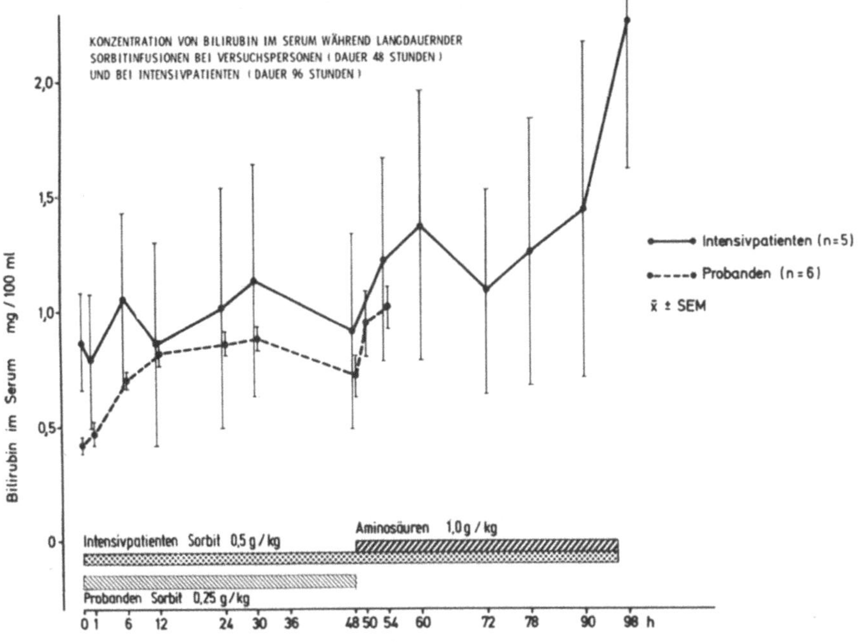

Abb. 17. Konzentration von Bilirubin im Serum während Langzeitinfusion mit Sorbit bei freiwilligen Versuchspersonen mit 0,25 g/kg/h über 48 Stunden und bei Intensivtherapiepatienten mit 0,5 g/kg/h über 96 Stunden

gemacht haben, wurde in dieser Reihe eine routinemäßige Substitution im Phosphat, im Mittel 42 mmol/24 h = 1,3 g, vorgenommen. Wie man aus dieser Abbildung ersieht, reichte diese Menge aus, um den zu erwartenden Abfall der Werte zu verhindern; die Phosphatkonzentration steigt sogar im Gegenteil mit großer Streuung um die Mittelwerte um ca. 30% an.

Klinisch auffällig war bei allen Patienten eine, während der ersten 4—5 Stunden zu beobachtende, osmotisch bedingte Steigerung der Diurese. Auf eine Auswertung der Urinbefunde haben wir zum jetzigen Zeitpunkt verzichtet, da aufgrund technischer Probleme die Ergebnisse bei 2 Patienten nicht ausreichend dokumentiert werden konnten. Nach Erreichen einer höheren Fallzahl werden wir dieses nachholen. Aus den vorliegenden Befunden muß mit Sorbitverlusten im Urin zwischen 8 und 12% der zugeführten Menge gerechnet werden.

Zusammengefaßt kann man nach dieser Untersuchung folgern, daß eine nebenwirkungsfreie parenterale Ernährung mit Fruktose, insbesondere unter Zusatz von Aminosäuren, auch bei Patienten im

Postaggressionsstoffwechsel ohne größere Probleme möglich ist. Wir haben inzwischen schon eine große Anzahl von Patienten zum Teil über längere Zeiträume, teilweise über Monate, problemlos nach diesem Regime behandelt und waren noch keinmal gezwungen, aufgrund von Komplikationen durch die parenterale Ernährung, Kalorienzufuhr in Form von Fruktose, die Therapie abzubrechen. Die Auswertung der ersten 5 Patienten einer gleichartigen Untersuchungsreihe mit Sorbit lassen ebenfalls auf eine auch im Postaggressionsstoffwechsel nebenwirkungsfreie Verwertung von Sorbit schließen.

Bei einem Vergleich der Verträglichkeit von Fruktose und Sorbit einerseits sowie Glukose andererseits ist die Verwendung von Glukose bei den Untersuchungen polytraumatisierter Patienten deutlich mit der Gefahr des hyperosmolaren hyperglykämischen Komas behaftet. Hier wären verstärkte Laborkontrollen erforderlich, um diese Nebenwirkung frühzeitig zu erkennen. Die zusätzliche Verabreichung von Insulin ist auf jeden Fall problematisch, da sich die Stoffwechselsituation sehr verändern kann. Auch besteht die Gefahr von technischen Pannen, welche ebenfalls entsprechende Folgen haben könn-

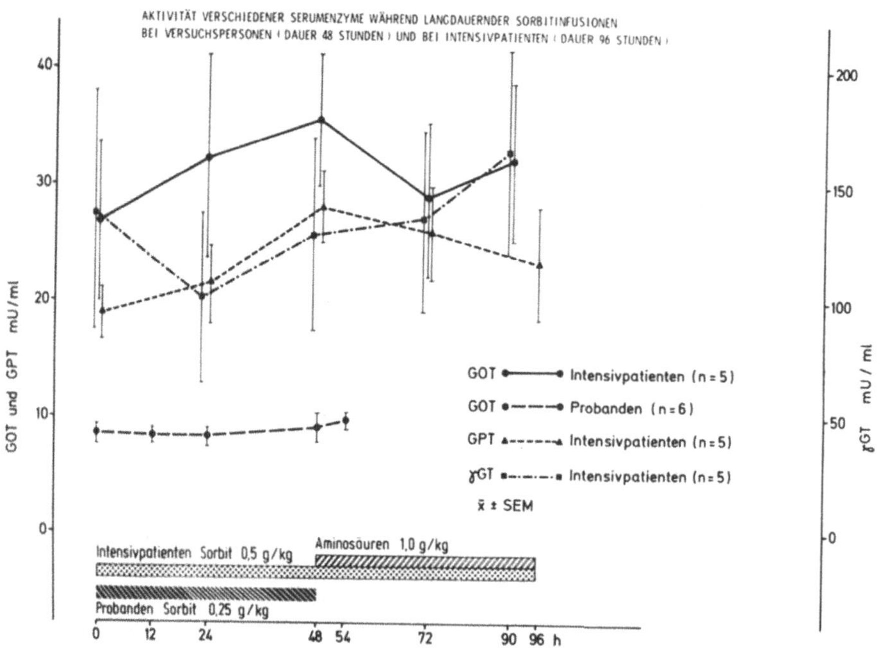

Abb. 18. Aktivität verschiedener Serumenzyme während Langzeitinfusion mit Sorbit bei freiwilligen Versuchspersonen mit 0,25 g/kg/h über 48 Stunden und bei Intensivtherapiepatienten mit 0,5 g/kg/h über 96 Stunden

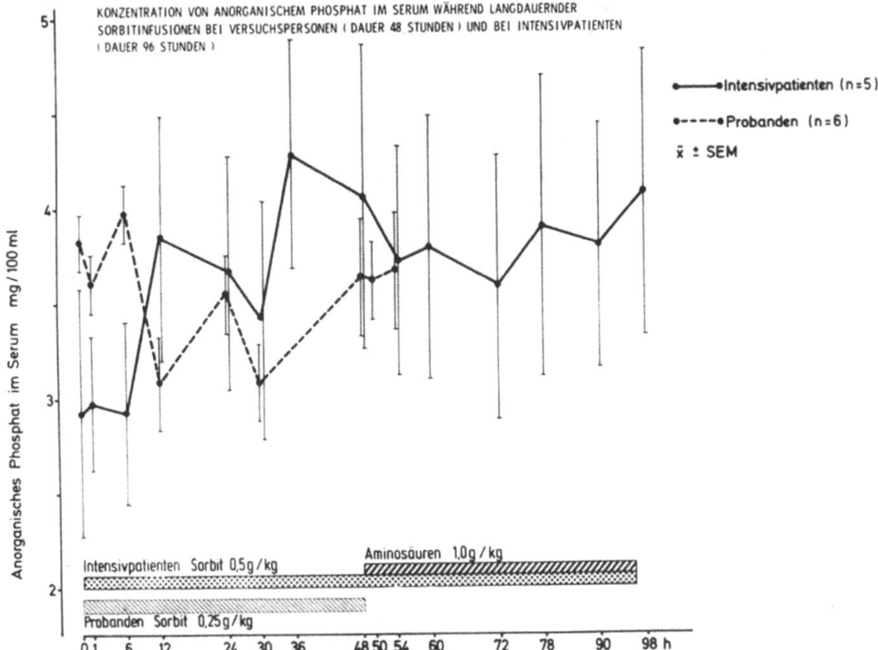

Abb. 19. Konzentration von anorganischem Phosphat im Serum während Langzeitinfusion mit Sorbit bei freiwilligen Versuchspersonen mit 0,25 g/kg/h über 48 Stunden
und bei Intensivtherapiepatienten mit 0,5 g/kg/h über 96 Stunden

ten. Der Verwendung von Glukose plus Insulin sind auf jeden Fall
Glukoseaustauschstoffe ohne Insulin vorzuziehen.

Literatur

1. *Bässler, K. H.:* Biochemische Grundlagen der parenteralen Therapie
   und Versorgung des menschlichen Organismus mit Kohlenhydraten,
   in: Anaesthesie und Wiederbelebung, Bd. 31. Berlin-Heidelberg-New
   York: Springer 1968.
2. *Cahill, G. F.:* Physiology of insulin in man. Diabetes *20*, 785 (1971).
3. *Chang, S., Silvis, S. E.:* Fatty liver production by hyperalimentation in
   rats. Gastroenterology *64*, 178 (1973).
4. *Daly, J. M., Steiger, E., Vars, H. M., Dudrick, S. J.:* Postoperative oral
   and intravenous nutrition. Ann. Surg. *180*, 709 (1974).
5. *Doroman, N. M., Canter, J. W.:* Hyperosmolar hyperglycemic non-
   ketotic coma complicating intravenous hyperalimentation. Surgery
   Gynec. Obstet. *136*, 729 (1973).

6. *Dudrick, S. J., Macfadyen, B. V., van Buren, C. T., Ruberg, R. L., Maynard, A. T.:* Parenteral hyperalimentation. Ann. Surg. *176*, 759 (1972).
7. *Förster, H.:* Sind bei der Infusion von Zuckeraustauschstoffen Nebenwirkungen zu erwarten? Dt. med. Wschr. *98*, 859 (1973).
8. *Förster, H., Heller, L., Hellmund, U.:* Stoffwechseluntersuchungen bei kontinuierlicher Dauerinfusion von Glukose, Fruktose und Xylit über 48 Stunden. Dt. med. Wschr. *99*, 1723 (1974).
9. *Förster, H., Hoffmann, H.:* Biochemische Überlegungen zur Verwendung der Kohlenhydrate in der parenteralen Ernährung. Infusionstherapie *1* (1974).
10. *Förster, H.:* Glukose und Glukoseaustauschstoffe in der Infusionstherapie, in: Bedarfsgerechte Infusionstherapie (*Heller, L.,* Hrsg.). Stuttgarter Infusions-Symposion, 1975.
11. *Förster, H.:* Die Bedeutung der Laktat-Azidose als mögliche Nebenwirkung bei Biguanidtherapie. Fortschr. Med. *94*, 2065 (1976).
12. *Froesch, E. R., Zapf, J., Keller, U., Oelz, O.:* Comperative studie of U^{14}C-fructose, U^{14}C-sorbitol and U^{14}C-xylitol in the normal and in the streptozotocindiabetic rat. Europ. J. clin. Invest. *2*, 8 (1971).
13. *Froesch, E. R.:* Parenterale Ernährung mit Kohlenhydraten. 5. Tagung der deutschen und österreichischen Arbeitsgemeinschaft für internistische Intensivmedizin, Wien, 1973.
14. *Heller, L.:* Zielsetzung der parenteralen Ernährung in der postoperativen Phase, in: Bedarfsgerechte Infusionstherapie (*Heller, L.,* Hrsg.). Stuttgarter Infusions-Symposion, 1975.
15. *Heuckenkamp, P. U., Zöllner, N.:* Glukose in der parenteralen Ernährung. Infusionstherapie *1*, 565 (1974).
16. *Keller, U., Froesch, E. R.:* Vergleichende Untersuchungen über Stoffwechsel von Xylit, Sorbit und Fruktose beim Menschen. Schweizer med. Wschr. *102*, 1017 (1972).
17. *Milewski, P., Dölp, R., Dick, W., Ahnefeld, F. W.:* Fasten und operative Eingriffe. Infusionstherapie *4*, 20 (1977).
18. *Salls, S., Brofman, B., Stone, M. L.:* Nutritional support of patients with intravenous hyperalimentation. Am. J. Obstet. Gynec. *114*, 500 (1972).
19. *Schultis, K., Beisbarth, H.:* Pathobiochemie des Postaggressionsstoffwechsels, in: Klinische Anaesthesiologie und Intensivtherapie, Bd. 7, S. 35. Berlin-Heidelberg-New York: Springer 1975.
20. *Semler, P.:* Das heutige Konzept der parenteralen Ernährung. Med. Klin. *71*, 1852 (1976).
21. *Wolf, H. P., Queisser, W., Beck, K.:* Der initiale Phosphatabfall im Serum von Gesunden und Leberkranken nach intravenöser Verabreichung von Hexosen und Zuckeralkoholen. Klin. Wschr. *47*, 1084 (1969).

Hypophosphatämie bei der parenteralen Ernährung niereninsuffizienter Patienten*

G. Kleinberger, F. Gabl, A. Gassner, H. Lochs,
H. Pall und M. Pichler

I. Medizinische Universitätsklinik (Vorstand: Prof. Dr. Dr. h. c. *E. Deutsch*)
und Abteilung für medizinische und chemische Laboratoriumsdiagnostik
(Leiter: Prof. Dr. *F. Gabl*)
an der I. Medizinischen Universitätsklinik Wien

Mit 2 Abbildungen

Summary — Zusammenfassung

Hypophosphatemia During Parenteral Nutrition of Patients With Renal Insufficiency

Hypophosphatemia is a much commoner condition than generally recognized from investigations on this subject so far. Hypophosphatemia may cause ill-defined disturbances in the course of illness in patients with renal insufficiency. On the basis of our results we recommend the addition of 5—10 mmol phosphate (155—310 mg phosphorus) per 1000 kcal. of the nutrient solution right from the start of parenteral nutrition in patients with chronic renal insufficiency. The phosphate dosage must be further increased, at least temporarily, in hypophosphatemic patients with acute renal insufficiency.

Serum phosphate determination should be obligatory in patients with renal insufficiency at the time when the patient is first seen. It should also be performed at least every second day during the first week of parenteral nutrition. Thereafter, the determination of serum phosphate twice weekly should suffice to control the dosage of phosphate required by the patient.

Key words: Hypophosphatemia, parenteral nutrition, renal insufficiency, serum phosphate determination.

---

* Herrn Prof. Dr. Dr. h. c. *E. Deutsch* zum 60. Geburtstag gewidmet.

Aus den Untersuchungen, die bisher über die Bedeutung von Phosphatmangelzuständen vorliegen, kann geschlossen werden, daß Hypophosphatämien häufiger vorkommen, als bisher angenommen wurde und Störungen bewirken, die im Krankheitsverlauf von niereninsuffizienten Patienten untergehen können.

Von unseren Ergebnissen ableitend, empfehlen wir, bei Patienten mit Niereninsuffizienz bereits zu Beginn der parenteralen Ernährung 5 bis 10 mmol Phosphat (entsprechend 155 bis 310 mg Phosphor) pro 1000 kcal der Nährlösung zuzuführen. Diese Dosis muß bei Patienten mit akutem Nierenversagen und Hypophosphatämie vorübergehend höher gesetzt werden.

Die Bestimmung des Serumphosphats sollte bei der Erstuntersuchung von niereninsuffizienten Patienten als obligat gelten und in der ersten Woche der parenteralen Ernährung jeden 2. Tag wiederholt werden. Nach der ersten Woche reicht die Bestimmung des Serumphosphats zweimal pro Woche aus, um die Phosphatzufuhr in der parenteralen Ernährung bedarfsgerecht zu dosieren.

Schlüsselwörter: Hypophosphatämie, parenterale Ernährung, Niereninsuffizienz, Serumphosphatbestimmung.

Die Hypophosphatämie ist ein Befund, der bei Patienten oft festgestellt und nur selten in seiner Bedeutung voll erfaßt wird. Erst in den letzten Jahren wurden klinische Beobachtungen (2, 3, 6, 10, 16, 18, 20, 21, 24, 25) und experimentelle Befunde (4, 5, 14, 15, 21, 27, 28) mitgeteilt, die das Phosphat als selbständiges Elektrolyt auswiesen und es aus seiner engen Bindung zum Kalzium gelöst haben.

Bei der parenteralen Ernährung (PE) nierengesunder Patienten ist es heute selbstverständlich, daß Phosphat intravenös zugeführt wird. Bei niereninsuffizienten Patienten, bei denen die renale Phosphatausscheidung beeinträchtigt ist, wurde bisher nur von wenigen Autoren eine Phosphatzufuhr empfohlen (10, 21).

Kasuistik

Als Beispiel für die Notwendigkeit auch bei niereninsuffizienten Patienten eine Phosphatzufuhr durchzuführen, möchten wir den Krankheitsverlauf einer anurischen Patientin vorstellen (Abb. 1).

Es handelt sich um eine 33jährige Frau, bei der am 3. September 1974 eine homologe Nierentransplantation durchgeführt worden war. Da es jedoch zu einer perakuten Abstoßungsreaktion kam, wurde das Transplantat am 2. Tag entfernt.

Nach der Nierentransplantation bekam die Patientin eine phosphatfreie PE. Die Kalorienzufuhr betrug etwa 30 kcal/kg pro Tag. Peroral wurde

zunächst keine Nahrung verabreicht und ab dem 6. September mit einer
Giovanetti-Diät begonnen.

Unter diesem Ernährungsregime, den häufig notwendigen Hämodialysen
und der Einnahme des phosphatfällenden Antazidums Alucol®, kam es
innerhalb von 7 Tagen zum Abfall des Serumphosphats von 12,6 auf
0,9 mg/dl. Am 10. September wurde die PE unter der Verdachtsdiagnose
einer Kathetersepsis abgesetzt. In den folgenden Tagen stieg das Serumphosphat wieder in den Normalbereich an und schließlich darüber. Wegen
einer persistierenden gastrointestinalen Blutung wurde am 19. September
neuerlich mit der PE, die nun 115 mg Phosphat pro 1000 kcal enthielt,
begonnen. Trotz dieser Phosphorzufuhr sank die Konzentration des Serumphosphats innerhalb von 16 Stunden von 5,6 auf 0,6 mg/dl und am folgenden Tag auf 0,4 mg/dl ab. Während dieser extremen Hypophosphatämie
war bei der Patientin eine Hyperventilation, allgemeine Muskelschwäche,
ein Fehlen der tiefen Sehnenreflexe und Absinken der Bewußtseinslage festzustellen.

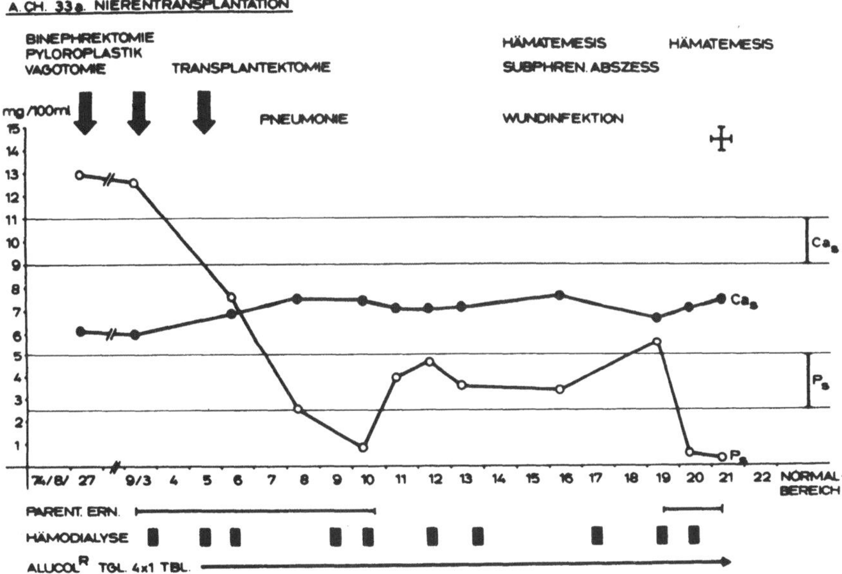

Abb. 1. Hypophosphatämie bei der parenteralen Ernährung einer anurischen Patientin

Durch ähnlich gelagerte eigene Beobachtungen und Literatur-
berichte auf die klinische Bedeutung der Hypophosphatämie auf-
merksam gemacht, haben wir vom 2. August 1973 bis 31. Dezember
1976 das Verhalten des Serumphosphats bei der PE niereninsuffizienter Patienten untersucht.

Phosphatstudie bei der parenteralen Ernährung
niereninsuffizienter Patienten

Krankengut und Methodik

Insgesamt wurden 58 Patienten ausgewertet, die zu Beginn der PE ein Serumkreatinin über 3,0 mg/dl aufwiesen. In 35 Fällen handelte es sich um ein akutes und in 13 Fällen um ein chronisches Nierenversagen. 10 Patienten hatten nach homologer Nierentransplantation eine primäre Transplantatinsuffizienz.

Den Patienten wurden Nährlösungen mit unterschiedlichem Phosphatgehalt infundiert (Tab. 1). Bei 24 Patienten enthielt die Infusionslösung kein Phosphat, bei 17 Patienten höchstens 150 mg, bei 14 Patienten 151 bis 300 mg und bei 3 Patienten mehr als 300 mg Phosphat pro 1000 kcal der Nährlösung. Das Phosphat wurde in Form des Glukose-1-Phosphats® bzw. im Intralipid®, das als Emulgator Eigelbphosphatid enthält, zugeführt.

Die Patienten erhielten während der Studie etwa 40 kcal/kg pro Tag parenteral verabreicht. 13 Patienten wurde zusätzlich eine Giovanetti-Diät angeboten, die sie jedoch kaum zu sich nahmen, so daß das oral aufgenommene Phosphat vernachlässigt werden kann. Es zeigte sich auch kein wesentlicher Unterschied im Verhalten des Serumphosphats zwischen total und partiell parenteral ernährten Patienten.

Für die Studie wurden die Phosphatwerte der ersten 7 Tage nach Beginn der PE verwendet.

Als Hypophosphatämie wurden Phosphatwerte unter 2,0 mg/dl definiert. Die Phosphatbestimmungen wurden am GSA-II-Analysenautomaten (Malachitgrünmethode) durchgeführt, und wir danken Herrn *H. Zyman* für die sorgfältige Analytik.

Tabelle 1. *Phosphatgehalt der parenteralen Nährlösung für niereninsuffiziente Patienten*

	mg-Phosphat-P pro 1000 kcal	N	%
Gruppe I	0	24	41,4
Gruppe II	>0<150	17	29,3
Gruppe III	151—300	14	24,1
Gruppe IV	>300	3	5,2

Ergebnisse

Bei den Untersuchungen zeigte sich, daß nicht alle Patienten mit hochgradiger Niereninsuffizienz primär eine Hyperphosphatämie aufwiesen (Tab. 2). Bei den Patienten mit akutem Nierenversagen bestand vor Beginn der PE in 20% eine Hypophosphatämie unter 2 und in 5,7% eine solche unter 1 mg/dl.

Unter dem Einfluß der PE kam es zu einer Zunahme der Hypophosphatämien (Tab. 3). Bei Patienten mit akutem Nierenversagen wurden in 40% der Fälle Phosphatwerte unter 2 und in 17,1% Werte unter 1 mg/dl erhoben. Bei Patienten mit chronischem Nierenversagen kam es sogar in 46,2 bzw. 30,8% zur Ausbildung einer Hypophosphatämie unter 2 bzw. 1 mg/dl. Bei den 10 Patienten mit primärer Transplantatinsuffizienz wurde keine Hypophosphatämie beobachtet. Insgesamt trat bei unseren Patienten in 34,5% eine Hypophosphatämie unter 2 und in 17,2% eine solche unter 1 mg/dl auf.

Die Aufschlüsselung des Krankengutes nach dem Phosphatgehalt der Nährlösung zeigt eine deutliche Beziehung zwischen zugeführter Phosphatmenge und Auftreten der Hypophosphatämie (Tab. 4). In der Gruppe I, die phosphatfrei ernährt wurde, traten in 45,8 bzw.

Tabelle 2. *Hypophosphatämie bei Patienten mit Niereninsuffizienz (vor Beginn der parenteralen Ernährung)*

| | | Serumphosphat unter | | | |
| | | 2 mg/dl | | 1 mg/dl | |
	N	N	%	N	%
Akutes Nierenversagen	35	7	20,0	2	5,7
Chron. Nierenversagen	13	0	0	0	0
Prim. Transplantatinsuff.	10	0	0	0	0
Insgesamt	58	7	12,1	2	3,5

Tabelle 3. *Hypophosphatämie während der parenteralen Ernährung niereninsuffizienter Patienten*

| | | Serumphosphat unter | | | |
| | | 2 mg/dl | | 1 mg/dl | |
	N	N	%	N	%
Akutes Nierenversagen	35	14	40,0	6	17,1
Chron. Nierenversagen	13	6	46,2	4	30,8
Prim. Transplantatinsuff.	10	0	0	0	0
Insgesamt	58	20	34,5	10	17,2

29,2% Phosphatwerte unter 2 bzw. 1 mg/dl auf. In der Gruppe II, mit maximal 150 mg Phosphat pro 1000 kcal, lag der Prozentsatz bei 29,4 bzw. 11,8% und in der Gruppe III, der 151 bis 300 mg Phosphat pro 1000 kcal zugeführt wurde, bei 14,3 bzw. 7,2%.

Tabelle 4. *Hypophosphatämie bei der parenteralen Ernährung niereninsuffizienter Patienten (Einfluß unterschiedlicher Phosphatzufuhr)*

| | | | Serumphosphat unter | | | |
| | | | 2 mg/dl | | 1 mg/dl | |
pro 1000 kcal	mg	N	N	%	N	%
Gruppe I	0	24	11	45,8	7	29,2
Gruppe II	>0<150	17	5	29,4	2	11,8
Gruppe III	151—300	14	2	14,3	1	7,2
Gruppe IV	>300	3	2	66,7	0	0
Insgesamt		58	20	34,5	10	17,2

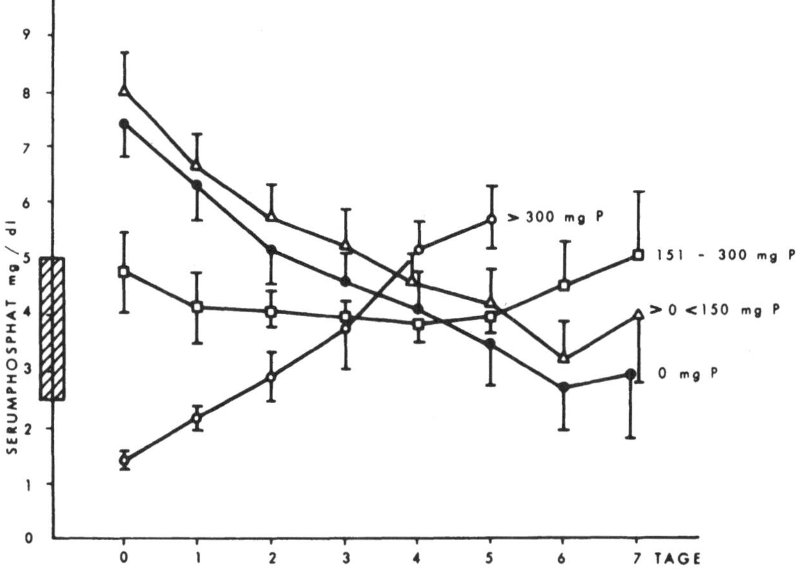

Abb. 2. Verlauf der Serumphosphatkonzentrationen ($\overline{x} \pm$ SEM) von 4 Patientengruppen mit Niereninsuffizienz, denen Nährlösungen mit unterschiedlichem Phosphatgehalt zugeführt wurde. •: ohne Phosphat (n = 24); ∆: >0<150 mg Phosphat pro 1000 kcal (n = 17); □: 151 bis 300 mg Phosphat pro 1000 kcal (n = 14); ○: über 300 mg Phosphat pro 1000 kcal (n = 3)

Eine Sonderstellung nimmt die Gruppe IV ein, die 3 Patienten mit Sepsis und akutem Nierenversagen enthält. Diese Patienten bekamen wegen der niederen Ausgangswerte von 1,2 bis 1,6 mg/dl Nährlösungen mit 344 bzw. 376 mg Phosphat-P pro 1000 kcal. In 2 Fällen reichte diese Phosphatzufuhr nicht aus, um das Serumphosphat innerhalb von 1 Tag über den Wert von 2 mg/dl anzuheben.

Die Verlaufskurven der 4 Patientengruppen mit unterschiedlicher Phosphatzufuhr stellt sich folgendermaßen dar (Abb. 2): Die Konzentrationsänderungen der Gruppe I und II verhalten sich gleichartig. Die Phosphatwerte sinken von 7,4 bzw. 8,0 mg/dl innerhalb von 6 Tagen gleichmäßig auf 2,7 bzw. 3,3 mg/dl ab. Der Phosphatwert der Gruppe III, der einen Ausgangswert von durchschnittlich $4,7 \pm 0,7$ mg/dl ($\bar{x} \pm$ SEM) aufweist, sinkt in den ersten 4 Tagen geringfügig ab und steigt danach allmählich wieder an.

Auf die Sonderstellung der Gruppe IV wurde bereits hingewiesen. Der Abbruch der Verlaufskurve am 5. Tag entstand dadurch, daß die Phosphatwerte der Patienten den oberen Grenzwert der Norm überschritten und daher der Phosphatgehalt der Nährlösung vermindert wurde. Ab diesem Zeitpunkt wurde der weitere Verlauf des Serumphosphats nicht mehr berücksichtigt.

Diskussion

Als Ursache für eine Hypophosphatämie unter PE wird die kohlenhydratinduzierte Steigerung der Phosphorylierungsprozesse (1, 7, 26) und die Vermehrung von organischen Phosphatverbindungen diskutiert (6).

Die intravenöse Injektion von Glukose und anderen Kohlenhydraten führt innerhalb weniger Minuten zu einem kurzfristigen Abfall des Serumphosphats, der durch die Phosphorylierung der Kohlenhydrate bei ihrem Eintritt in die Zellen entsteht (26). Das Ausmaß und die Dauer der Phosphatverschiebung in den intrazellulären Raum hängen von der Menge der zugeführten Kohlenhydrate und der Geschwindigkeit, mit der diese metabolisiert werden, ab (26).

Bei einer mehrtägigen PE entsteht durch die Zunahme an energiereichen Phosphaten, Phosphorlipiden und Phosphorproteiden eine zusätzliche Steigerung des Phosphatbedarfes (6, 20). Dieser kann aus dem rasch verfügbaren Phosphat, das im Mittel nur 1,2 g beträgt (13), nicht gedeckt werden. Die großen Phosphatdepots, die sich im Skelett und in der Muskulatur befinden, reichen ebenfalls nicht aus, um die Bedarfssteigerung am Beginn der PE zu decken.

Kohlenhydrate   **8**

Renale Phosphatverluste hatten bei unseren Patienten wegen der hochgradig eingeschränkten Nierenfunktion keine quantitative Bedeutung. Erwähnt werden muß jedoch, daß 62% unserer Patienten hämodialysiert wurden und 30% phosphatfällende Antazida einnahmen. Beides sind Ursachen für eine negative Phosphatbilanz und unterstützten die Entstehung einer Hypophosphatämie.

Klinisch manifeste Phosphatmangelzustände wurden besonders bei Serumphosphatwerten unter 1 mg/dl beschrieben (3, 6, 10, 16, 18, 20, 22, 23). Hierbei standen häufig neuromuskuläre Störungen im Vordergrund. Diese waren gekennzeichnet durch Parästhesien, schwere Muskelschwächen, Fehlen der tiefen Sehnenreflexe, Apathie und Somnolenz bis Koma (3, 6, 10, 16, 18, 20, 23, 24). Bei einigen Patienten wurden fibrilläre Muskelzuckungen und epileptiforme Krampfanfälle beobachtet (24, 28).

Diese Symptomatik wird der Beeinträchtigung der Glykolyse zugeschrieben, die zu einer Verarmung an energiereichen Phosphaten des Nervensystems und der Muskulatur führt (6, 14, 15).

In den Erythrozyten führt die Blockierung der Glykolyse zum Abfall der ATP- und 2,3-DPG-Konzentration (14, 15, 23), wodurch an diesen funktionelle und strukturelle Veränderungen entstehen. Es kommt zu einer Verschiebung der O_2-Dissoziationskurve des Hämoglobins, wodurch die O_2-Abgabe in der Peripherie abnimmt (6, 14, 17, 18, 23). Bei Anämie und Kreislaufinsuffizienz, wie dies bei niereninsuffizienten Patienten häufig der Fall ist, kann sich die verminderte Verfügbarkeit des hämoglobingebundenen Sauerstoffs deletär auswirken. Die Beeinträchtigung des Energiestoffwechsels der Erythrozyten vermindert zusätzlich die Stabilität und Verformbarkeit der Erythrozyten, wodurch diese mikrosphärozytär werden und leicht hämolysieren (6, 9, 11).

Bei den Leukozyten geht eine Hypophosphatämie mit einer Depression der Chemotaxis, Phagozytose und bakteriziden Aktivität der Granulozyten einher (4, 5). Diese Störungen bewirken, wie im Tierversuch belegt wurde, eine Beeinträchtigung der Infektabwehr, die nach Korrektur der Hypophosphatämie reversibel ist (4, 5).

Bei den Thrombozyten verursacht die Hypophosphatämie eine Verkürzung der Überlebensdauer bis auf ein Viertel der Norm, eine Hemmung der Thrombusretraktion und dadurch erhöhte Blutungsbereitschaft (27, 28).

In der Leber führt die Beeinträchtigung der Glykolyse und Glykogenolyse sowie die Hypoxie im Rahmen einer Hypophosphatämie zu einer Einschränkung der Leberfunktion (19). Bei leberinsuffizienten Patienten, die häufig unterernährt und phosphatverarmt sind, kann eine Hypophosphatämie zur Auslösung eines Coma hepaticum führen

(19). Bei diesen Patienten muß besonders auf eine ausreichende Phosphatzufuhr geachtet werden.

Die Störungen am Skelett — wie Osteomalazie, Knochenschmerzen und Arthritis — sind keine Akutsymptome und wurden bislang nur bei chronischen Hypophosphatämien beschrieben (8, 12).

Literatur

1. *Beisbarth, H.:* In: Die Bausteine der parenteralen Ernährung (*Beisbarth, H., Horatz, K., Rittmeyer, P.,* Hrsg.), S. 79. Stuttgart: F. Enke 1973.
2. *Betro, M. G., Pain, R. W.:* Hypophosphatemia and hyperphosphatemia in a hospital population. Brit. Med. J. *1,* 273 (1972).
3. *Boelens, P. A., Norwood, W., Kjellstrand, C., Brown, D. M.:* Hypophosphatemia with muscle weakness due to antacids and hemodialysis. Am. J. Dis. Child. *120,* 350 (1970).
4. *Craddock, P. R., Yawata, Y., Silvis, S., Jacob, H.:* Phagocyte dysfunction induced by intravenous hyperalimentation. Clin. Res. *21,* 597 (1973).
5. *Craddock, P. R., Yawata, Y., van Santen, L., Gilbertstadt, S., Silvis, S., Jacob, H. S.:* Acquired phagocyte dysfunction. A complication of the hypophosphatemia of parenteral hyperalimentation. New Engl. J. Med. *291,* 1403 (1974).
6. *Fitzgerald, F. T.:* Hypophosphatemia. West. J. Med. *122,* 482 (1975).
7. *Froesch, E. R., Wolf, H. P., Baitsch, H., Prader, A., Linhart, A.:* Amer. J. Med. *34,* 151 (1963).
8. *Jesserer, H.:* Krankheiten der Knochen, in: Innere Medizin in Praxis und Klinik, Bd. II/9 (*Hornbostel, H., Kaufmann, W., Siegenthaler, W.,* Hrsg.). Stuttgart: G. Thieme 1973.
9. *Jacob, H. S., Amsden, T.:* Acute hemolytic anemia with rigid red cells in hypophosphatemia. New Engl. J. Med. *285,* 1446 (1971).
10. *Kleinberger, G., Burger, E. C., Kotzaurek, R., Pall, H., Pichler, M.:* Hypophosphatämie bei der parenteralen Ernährung niereninsuffizienter Patienten. 15. wissenschaftliche Sitzung der Österreichischen Arbeitsgemeinschaft für internistische Intensivmedizin, 22. Mai 1976, Wien.
11. *Klock, J. C., Williams, H. E., Mentzer, W. C.:* Hemolytic anemia and somatic cell dysfunction in severe hypophosphatemia. Arch. Intern. Med. *134,* 360 (1974).
12. *Kröpelin, T., Becher, H., Sarre, H., Vonen, E.:* Renale Osteopathie, in: Nierenkrankheiten (*Sarre, H.,* Hrsg.), S. 223. Stuttgart: G. Thieme 1976.
13. *Lang, K.:* Biochemie der Ernährung, 3. Aufl., S. 308. Darmstadt: Dietrich Steinkopff 1974.
14. *Lichtmann, M. A., Miller, D. R., Cohen, J., Waterhouse, C.:* Reduced red cell glycolysis, 2,3-diphosphoglycerate and adenosine triphosphate concentration, and increased hemoglobin oxygen affinity caused by hypophosphatemia. Ann. Intern. Med. *74,* 526 (1971).
15. *Lichtmann, M. A.:* Hypoalimentation during hyperalimentation. New Engl. J. Med. *291,* 1432 (1974).

16. *Lotz, M., Zisman, E., Bartter, F. C.:* Evidence for a phosphorusdepletion syndrome in man. New Engl. J. Med. *287,* 409 (1968).
17. *Oski, F. A., Delivoria-Papadopoulos, M.:* The red cell, 2,3-diphosphoglycerate, and tissue oxygen release. J. Pediatr. *77,* 941 (1970).
18. *Prins, J. G., Schrijver, H., Staghouwer, J. H.:* Hyperalimentation, hypophosphatemia, and coma. Lancet *1973/I,* 1253.
19. *Rajan, K. S., Levinson, R., Leevy, C. M.:* Hepatic hypoxia seondary to hypophosphatemia. Clin. Res. *21,* 521 (1973).
20. *Riccour, C., Millot, M., Balsan, S.:* Phosphorus depletion in children on long-term total parenteral nutrition. Acta Paed. Scand. *64,* 385 (1975).
21. *Schwander, D.:* Le phosphate dans l'alimentation parenterale. Schweiz. Rundschau med. Praxis *61,* 1557 (1972).
22. *Sheldon, G. F.:* Defective hemoglobin function: A complication of hyperalimentation. J. Trauma *13,* 971 (1973).
23. *Sheldon, G. F., Grzye, S.:* Phosphate depletion and repletion relation to parenteral nutrition and oxygen-transport. Ann. Surg. *182,* 683 (1975).
24. *Silvis, S. E., Paragas, P. D., jr.:* Paresthesias, weakness, seizures and hypophosphatemia in patients, receiving hyperalimentation. Gastroenterology *62,* 513 (1972).
25. *Weintraub, M. I., Charkravorty, H. P.:* Nutrient deficiencies after intensive parenteral alimentation. New Engl. J. Med. *291,* 799 (1974).
26. *Wolf, H. P., Queisser, W., Beck, K.:* Der initiale Phosphatabfall im Serum von Gesunden und Leberkranken nach intravenöser Verabreichung von Hexosen und Zuckeralkoholen. Klin. Wschr. *47,* 1084 (1969).
27. *Yawata, Y., Craddock, P., Hebbel, R., Howe, R., Silvis, S., Jacob, H. S.:* Hyperalimentation hypophosphatemia: hemologic-neurologic dysfunction due to ATP depletion. Clin. Res. *21,* 729 (1973).
28. *Yawata, Y., Hebbel, R. P., Silvis, S., Howe, R., Jacob, H. S.:* Blood-cell abnormalities complication hypophosphatemia of hyperalimentation — Erythrocyte and platelet ATP deficiency associated with hemolyticanemia and bleeding in hyperalimentated dogs. J. Lab. Clin. Med. *84,* 643 (1974).

Dreizuckerlösungen in der parenteralen Ernährung

A. F. Leutenegger und **H. Göschke**

Departement für Chirurgie, Kantonsspital Basel, Schweiz

Mit 8 Abbildungen

Summary — Zusammenfassung

Sugar Substitutes im Parenteral Nutrition

In patients with stress-induced glucose intolerance an adequate parenteral supply of calories with glucose may be difficult. In contrast, tolerance of the sugar substitutes fructose, sorbitol and xylitol appears to be less impaired during stress. The metabolism of these substrates is partially different from that of glucose, and the first step is insulin-independent. However, because of metabolic competition fructose and sorbitol or sorbitol and xylitol should not be administered together. Combination of glucose, fructose and xylitol at the ratio 1:2:1 appears to be well tolerated. In 12 patients studied after selective operations and in 12 surgical intensive care patients we observed no clinical side effects. With moderate glucose intolerance, as observed after selective surgery, the sugar substitutes offered no advantage. But in the group of intensive care patients with more pronounced glucose intolerance we were able to document significantly lower blood glucose-values and a lower need for exogenous insulin when glucose infusion was compared with the combination of glucose, fructose and xylitol.

Bei ausgeprägter aggressionsbedingter Glukoseintoleranz ist die ausreichende kalorische Versorgung im Rahmen der parenteralen Ernährung mit Glukose erschwert. Demgegenüber ist die Toleranz der Zuckeraustauschstoffe Fruktose, Sorbit und Xylit in Streßsituationen anscheinend weniger beeinträchtigt. Die Abbauwege dieser Substanzen sind von denjenigen der Glukose teilweise verschieden, und ihre Einschleusung in die Glykolyse ist insulinunabhängig. Die Kombination von Fruktose und Sorbit oder Sorbit und Xylit ist aber nicht zu empfehlen, da sich diese Stoffe metabolisch konkurrenzieren. Eine Mischlösung von Glukose, Fruktose und Xylit im Verhältnis 1:2:1 wird klinisch gut toleriert. Bei 12 Wahloperierten und bei 12 schwerstkranken Intensivpflegepatienten konnten wir keine klinischen Nebenwirkungen beobachten. Bei mäßiger Einschränkung der Glukosetoleranz, wie sie bei Wahloperierten beobachtet wird, bieten die Austauschzucker keine Vorteile. Bei ausgeprägter Glukoseintoleranz konnten wir jedoch unter Infusion der erwähnten Dreizuckerlösung im Vergleich zu Glukoseinfusion eine signifikante Senkung der mittleren Blutglukosekonzentration bei geringerem Insulinbedarf nachweisen.

Wünschbares Ziel der parenteralen Ernährung ist eine ausgeglichene Flüssigkeits-, Energie- und Stickstoffbilanz.

Eine aggressionsbedingte Glukoseintoleranz in der posttraumatischen oder postoperativen Phase erschwert aber oft die ausreichende Energieversorgung der Patienten mit Glukose (4, 5, 9, 12, 14, 15, 21, 27).

Hyperglykämien, verbunden mit osmotischer Dehydratation, zwingen uns gelegentlich, entweder extrem hohe Insulindosen einzusetzen oder die Kohlenhydratmenge zu reduzieren. Zudem birgt die Insulintherapie ihrerseits auch wieder Gefahren in sich, die nicht zu unterschätzen sind, nämlich Bildung von Insulinantikörpern und Hypoglykämie (5, 17, 24).

Als weitere Möglichkeit zur Verminderung der Hyperglykämie wurde deshalb der Einsatz von Zuckeraustauschstoffen empfohlen. Aufgrund verschiedener Überlegungen werden Kombinationen von Glukose und mehreren Zuckeraustauschstoffen der Verabreichung eines einzelnen Ersatzzuckers vorgezogen (2, 3, 15, 23).

In den Referaten von Herrn *Grünert* und Herrn *Förster* sind diese Stoffe bereits ausführlich dargestellt worden. Ich möchte in Ergänzung nur noch einige weitere Aspekte hervorheben:

Der Polyalkohol Sorbit, der aufgrund seiner Stoffwechselwege den Kohlenhydraten nahesteht, wird durch Sorbitdehydrogenase zu Fruktose dehydriert und in der Folge entsprechend der Fruktose metabolisiert (1, 22). Die zusätzliche Freisetzung von sauren Valenzen bei der Dehydrierung zu Fruktose erhöht die Gefahr einer metabolischen Azidose. Der in der Folge identische Stoffwechselweg von Sorbit und Fruktose spricht gegen eine Kombination dieser beiden Stoffe in einer Infusionslösung.

Xylit wird vorwiegend in der Leber metabolisiert (13, 19). Eine unspezifische Polyoldehydrogenase im Zytoplasma der Leberzelle, die auch Sorbit dehydrieren kann, dürfte das Schlüsselenzym des Xylitabbaus sein (1, 19). Aus diesem Grunde ist auch von einer Kombination von Xylit und Sorbit in der gleichen Infusionslösung abzuraten, da sich die beiden Stoffe wahrscheinlich metabolisch konkurrenzieren.

Ein kleiner Anteil von Fruktose kann direkt im Fettgewebe verwertet werden. Abgesehen von dieser Ausnahme können in der

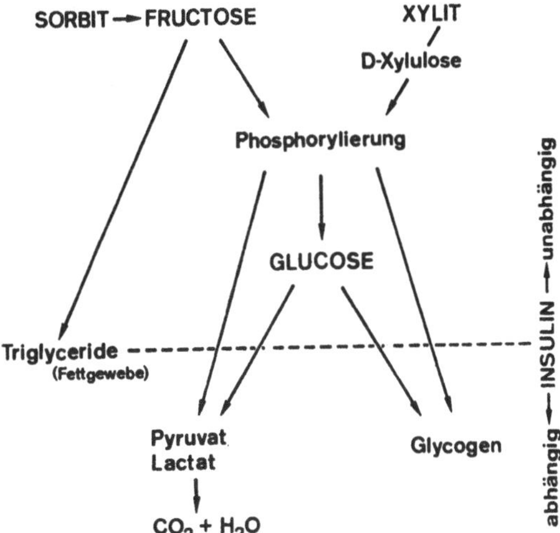

Abb. 1. Insulinabhängige und insulinunabhängige Stoffwechselwege der Zuckeraustauschstoffe

Peripherie aber weder Fruktose noch andere Zuckeraustauschstoffe direkt verwertet werden. Der Begriff Ersatzzucker ist also nur insofern zutreffend, als die Substrate als Ausgangsprodukte für die Glukosesynthese dienen und somit bei ungenügender Glukoseaufnahme zu einer Verminderung der Glukoneogenese aus Eiweiß führen. Der Abbau der Austauschzucker bis zu ihrer Einschleusung in die Glykolyse verläuft insulinunabhängig (13, 22, 27) (Abb. 1). Dank dieser Tatsache erlangen diese Substrate insbesondere bei der streßinduzierten Verminderung der Insulinaktivität vermehrte Bedeutung.

Eine genügende Umsatzkapazität ist eine von mehreren Voraussetzungen dafür, daß mit einem bestimmten Substrat eine ausreichende kalorische Versorgung möglich ist. Bei gesunden Versuchspersonen fanden *Bickel* und *Mitarbeiter* (4) für Fruktose eine maximale Umsatzkapazität von rund 1,5 g/kg KG/h. Für die Polyalkohole liegt die Umsatzkapazität wesentlich tiefer, nach den gleichen Autoren bei 0,5 g/kg KG/*h* für Sorbit und bei 0,375 g/kg KG/h für Xylit. Postoperativ wurde für Xylit im Unterschied zu Glukose eine Toleranzverbesserung beobachtet (4, 26, 27).

Anhand von Stoffwechselmetaboliten läßt sich feststellen, ob und an welcher Stelle ein Engpaß im Stoffwechsel auftritt. Ein wesentlicher und gut faßbarer Metabolit des Kohlenhydratstoffwechsels ist das Laktat. Wählt man die Laktaterhöhung als begrenzenden Parameter für die Substratzufuhr, so sind aus Gründen der Sicherheit die maximalen Zufuhrraten für die verschiedenen Kohlenhydrate tiefer als ihrer maximalen Umsatzkapazität entsprechend anzusetzen.

                           A. F. Leutenegger und H. Göschke:

Tabelle 1. *Maximaldosierung für Glukose und Austauschzucker (3, 7, 24)*

	Glukose	Fruktose	Sorbit	Xylit	GFX (1:2:1)
Maximal-dosis (g/kg KG/h)	0,5—0,75	0,25	0,25	0,125 (—0,25)	0,5

Berg (3), *Förster* (7, 8) und *Phaf* (24) geben aufgrund ihrer Untersuchungen die in Tabelle 1 zusammengefaßten Empfehlungen für die klinische Maximaldosierung an. Demgegenüber wurden von der Arzneimittelkommission der Deutschen Ärzteschaft wesentlich tiefere Maximaldosen für Xylit und Fruktose empfohlen, nämlich 1,5 bis höchstens 3 g/kg KG/Tag (28).

Durch die Kombination verschiedener Substrate kann in Kenntnis der verschiedenen Abbauwege eine Verbesserung der totalen Umsatzkapazität erwartet werden (2, 15, 16). In den letzten Jahren sind deshalb auch verschiedene Kombinationslösungen empfohlen worden. Herauskristallisiert hat sich dabei insbesondere eine Kohlenhydratmischung von Glukose, Fruktose und Xylit im Verhältnis 1:2:1. Als für die meisten klinischen Situationen sichere Dosierungsgrenze dieser Kohlenhydratmischung wird für die Langzeitinfusion eine Menge von 0,5 g/kg KG/h angegeben (2, 3, 15, 18, 23, 25).

In einer kontrollierten Studie (10) untersuchten wir zunächst die Verträglichkeit einer solchen Dreizuckerlösung in der postoperativen Infusionstherapie. 12 wahloperierte Patienten erhielten während den ersten 4 postoperativen Tagen entweder alleinige Glukoseinfusion oder eine isokalorische Menge einer Dreizuckerlösung von Glukose, Fruktose und Xylit im Verhältnis von 1:2:1. Diese Untersuchung schien uns insbesondere notwendig zu sein, weil damals vergleichende Untersuchungen von Glukose und Kombinationslösungen entweder bei Normalpersonen durchgeführt wurden oder sich auf die Beobachtung von Patienten während einer kurzen Infusionsdauer beschränkten (2, 4, 7). Aufgrund unserer Erfahrungen aus früheren Untersuchungen (9, 11) steigerten wir die Kohlenhydratmenge täglich stufenweise bis zu maximal 0,3 g/kg KG/h am 4. postoperativen Tag.

Die Resultate dieser ersten vergleichenden Untersuchungen lassen sich wie folgt zusammenfassen: sowohl Glukose als auch die Kombinationslösung wurde sehr gut toleriert. Wir konnten keine klinischen Nebenerscheinungen feststellen. Keinem der 24 Patienten mußte während der 5 Tage Insulin verabreicht werden. In bezug auf Laktat-, Pyruvat- und Harnsäurespiegel ergaben sich keine signifi-

kanten Unterschiede zwischen den beiden Gruppen. Bemerkenswert
war, daß wir bereits bei diesen metabolisch problemlosen Patienten
bei 3 von insgesamt 9 postoperativen Blutentnahmen eine signifikant
höhere Blutglukosekonzentration bei Glukoseinfusion feststellen
konnten. Dieser Unterschied war aber klinisch ohne Bedeutung, da
alle Einzelwerte der Blutglukose unter 160 mg/100 ml lagen. Außerdem bestand kein signifikanter Unterschied mehr, wenn die Plasma-
glukosewerte unter Glukoseinfusion mit der Summe aus Glukose-,
Fruktose- und Xylitkonzentrationen unter Mischinfusion verglichen
wurde. Das Fehlen hyperglykämischer Werte unter Glukoseinfusion
haben wir auf den relativ geringen postoperativen Streß und die allmähliche Steigerung der Glukosezufuhr zurückgeführt. Auf der anderen Seite mußten wir bei den Zuckeraustauschstoffen, im Gegensatz
zur Glukose, eine entsprechend der zugeführten Menge steigende
renale Verlustquote von Xylit und Fruktose in Kauf nehmen. Der
maximale renale Kohlenhydratverlust pro Tag betrug jedoch unter
Mischinfusion nur 2,9% der total zugeführten Menge. Eindeutige

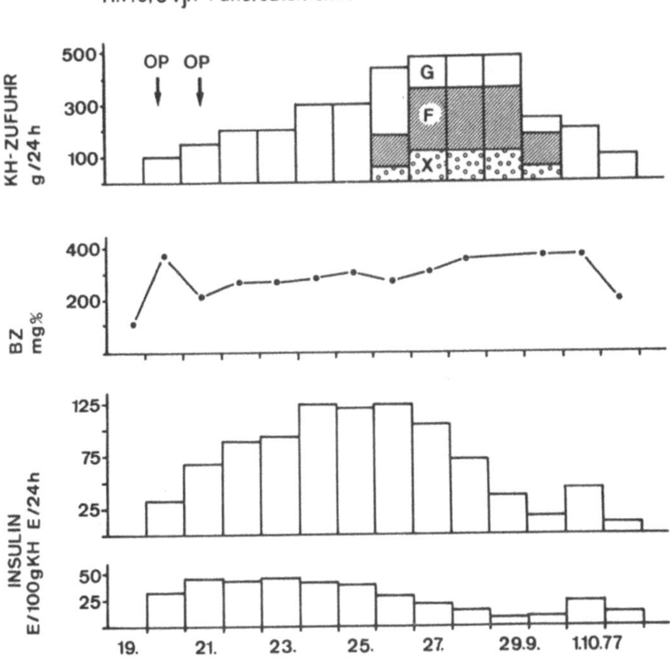

Abb. 2. Kohlenhydratzufuhr, Blutzuckerkonzentration und Insulinbedarf während der
postoperativen parenteralen Ernährung eines 54jährigen Mannes mit totaler Pankreatek-
tomie

klinische oder biochemische Vorteile der einen oder anderen Form der Kohlenhydratzufuhr konnten wir bei dieser Untersuchung nicht festhalten.

Eine bessere Chance für die Kohlenhydratkombination kann jedoch bei Patienten mit ausgeprägter Glukoseintoleranz erwartet werden. Gerade diese Patienten haben in der Regel auch einen weit größeren Energiebedarf, so daß die parenterale Zufuhr genügender Kalorienmengen problematisch wird. Die folgende klinische Beobachtung möge dies verdeutlichen:

Bei einem 54jährigen Mann mit distalem Choledochuskarzinom mußte eine Duodeno-Pankreatektomie nach *Whipple* und am folgenden Tag infolge einer nekrotisierenden Pankreatitis die totale Restpankreatektomie vorgenommen werden. Wegen Schwierigkeiten der Blutzuckereinstellung im Rahmen der parenteralen Ernährung mit Glukose erfolgte die Umstellung auf Dreizuckerlösung vom 5. bis 9. postoperativen Tage. Bei etwa gleichbleibender Blutglukosekonzentration konnten wir dabei eine deutliche Verbesserung der Kohlenhydrattoleranz feststellen. Diese dokumentierte sich besonders eindrücklich im Verhältnis der benötigten Insulinmenge pro zugeführten 100 g Kohlenhydraten, das von durchschnittlich 42,8 auf 12,8 E/100 g Kohlenhydrate gesenkt werden konnte (Abb. 2).

Bei einem Kollektiv von 12 schwerstkranken Patienten der chirurgischen Intensivpflegestation haben wir alleinige Glukose mit der Dreizuckerlösung im Rahmen der vollständigen parenteralen Ernährung verglichen (21). In alternierendem Rhythmus verabreichten wir den Patienten während je 4 Tagen entweder täglich 600 g Glukose oder 600 g der Kohlenhydratmischung (Tabelle 2). Bei den 12 Patienten konnten wir so insgesamt je 15 viertägige Perioden mit den beiden Lösungen einander gegenüberstellen. 14 Doppelperioden von

Tabelle 2. *Grundschema für die parenterale Ernährung*

Kohlenhydrate	600 g	
200 ml Glukose 30%, oder		täglich
2500 ml Dreizuckerlösung 24%		~3200 Cal.
(Glukose:Fruktose:Xylit — 1:2:1)		
Aminosäuren	1500 ml	
Hydrolysat 10%		
oder krist. AS 7%		
Intralipid 20%	100 ml	jeden 2. Tag
Macrodex 6% NaCl	500 ml	jeden 4. Tag
Blut / PPL / Albumin		
Elektrolyte / Vitamine		nach Bedarf

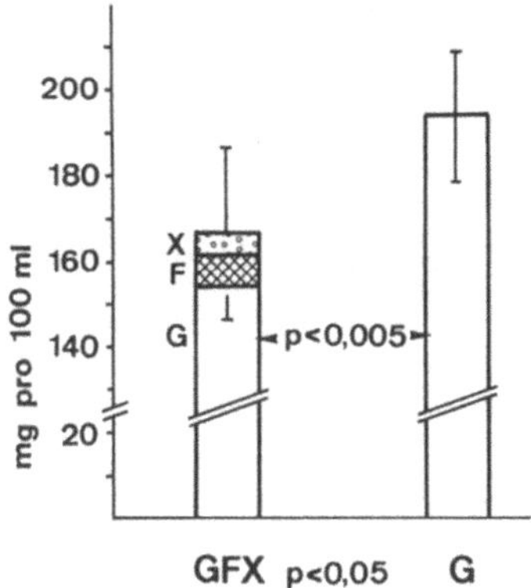

Abb. 3. Mittlere Plasmazuckerkonzentration während viertägiger Dauerinfusion von entweder 600 g Dreizuckerlösung in 24 Stunden (GFX 1:2:1) oder 600 g Glukose in 24 Stunden (G). ($\bar{x} \pm S\bar{x}$)

je 8 Tagen erlaubten eine statistische Beurteilung mit dem t-Test für Paarvergleiche.

Bei alleiniger Glukosezufuhr fanden wir nun eine mittlere tägliche Plasmaglukosekonzentration von $193,9 \pm 15,0$ mg%, während der Mischinfusion eine solche von $154,2 \pm 19,5$ mg%. Diese Differenz ist statistisch hoch signifikant. Die Fruktosekonzentration erreichte während der Infusion der Mischlösung eine mittlere Konzentration von $11,47 \pm 0,76$ mg%, Xylit eine solche von $3,64 \pm 0,75$ mg%. Auch die Summe der drei Kohlenhydratkonzentrationen ist mit $166,5 \pm 19,6$ mg% statistisch noch knapp signifikant tiefer als die Glukosekonzentration unter alleiniger Glukoseinfusion (Abb. 3).

Bei 7 Patienten war die mittlere Blutglukosekonzentration während den 4 Glukoseinfusionstagen um 40 mg% oder mehr höher als während den 4 Mischinfusionstagen. Bei 5 weiteren vergleichbaren Perioden war die Differenz kleiner als die mittlere Differenz des gesamten Kollektivs, fiel aber immer noch zugunsten der Mischinfusion aus. Ein Patient zeigte praktisch keinen Unterschied zwischen den beiden Lösungen. Lediglich 1 Patientin zeigte unter der Glukoseinfusion eine deutlich tiefere Blutglukosekonzentration als unter der Mischinfusion (Abb. 4). Es handelte sich um ein schweres Polytrauma, gefolgt von einer Sepsis. Bei dieser Patientin konnten wir weder mit Glukose noch mit der Mischinfusion trotz Einsatzes von großen Mengen Insulin (bis 248 E/Tag) eine akzeptable Kohlenhydrattoleranz erreichen.

Von wesentlicher Bedeutung scheint uns im weiteren die Feststellung zu sein, daß auch die therapeutisch benötigten Insulinmengen unter der Mischinfusion statistisch signifikant geringer waren.Unabhängig vom verwendeten Substrat war es unser Bestreben, hyperglykämische Blutzuckerkonzentrationen durch Einsatz von Insulin zu vermeiden. Dessen ungeachtet mußten wir bei 6 Patienten an 12 Tagen während der Glukoseinfusion, aber nur bei 3 Patienten an 6 Tagen während der Mischinfusion hyperglykämische Werte über 250 mg% feststellen.

8 Patienten benötigten während zwei vergleichbaren Perioden exogenes Insulin. Hierbei zeigte sich, daß während der Infusion von Glukose während total 36 Tagen an 31 Tagen Insulin eingesetzt werden mußte. Während der 36 Infusionstage mit Mischinfusion benötigten aber lediglich noch 6 Patienten an total 14 Tagen Insulin. Der

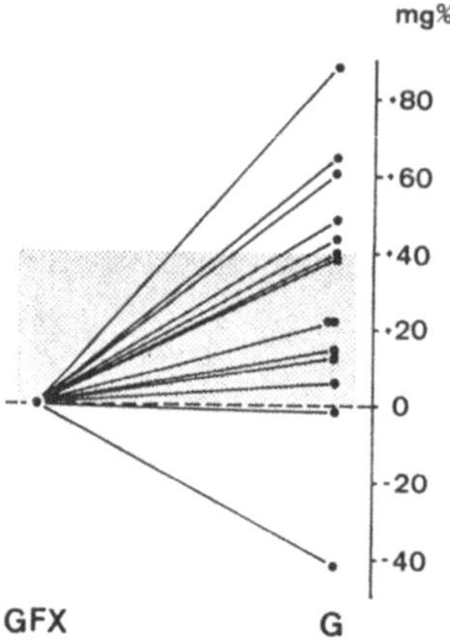

Abb. 4. Differenz der Plasmaglukosekonzentration bei 12 Patienten während viertägiger Dauerinfusion von entweder 600 g Dreizuckerlösung in 24 Stunden (GFX 1:2:1) oder 600 g Glukose pro 24 Stunden (G). ($\bar{x} \pm S\bar{x}$)

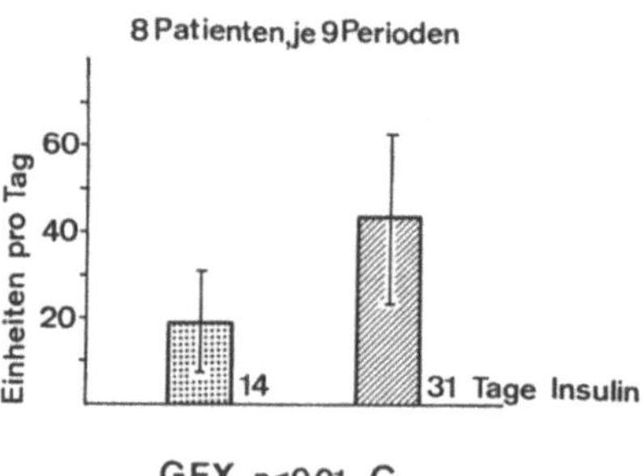

Abb. 5. Mittlere tägliche Insulinzufuhr während viertägiger Dauerinfusion von entweder 600 g einer Dreizuckerlösung in 24 Stunden (GFX 1:2:1) oder 600 g Glukose in 24 Stunden (G). ($\bar{x} \pm S\bar{x}$)

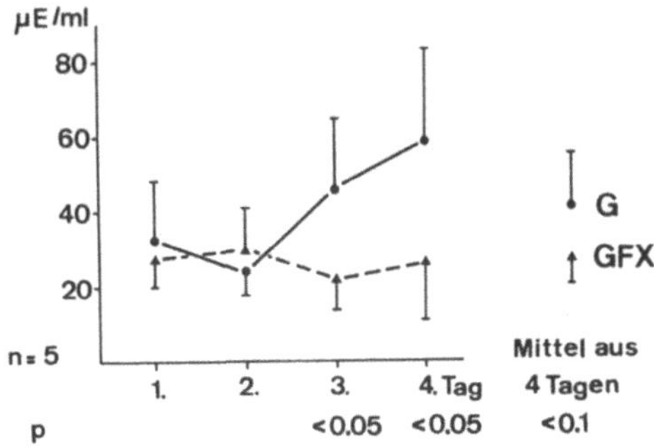

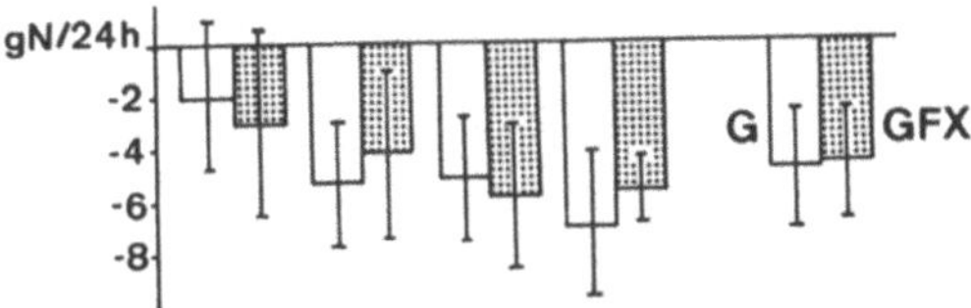

Abb. 6. Mittlere tägliche Plasmainsulinkonzentration und Stickstoffbilanz bei 5 Patienten ohne exogene Insulinzufuhr. ($\bar{x} \pm S\bar{x}$)

mittlere tägliche Insulinbedarf betrug während der Glukoseinfusion $43,7 \pm 19,7$ E, während der Mischinfusion lediglich $18,9 \pm 12,3$ E. Diese Differenz ist statistisch signifikant (Abb. 5).

Bei 5 Patienten konnten je zwei viertägige Vergleichsperioden ohne exogene Insulinzufuhr verglichen werden. Die endogene Plasmainsulinkonzentration betrug bei diesen Patienten im Durchschnitt $40,4 \pm 14,25$ µE/ml unter alleiniger Glukoseinfusion resp. $26,2 \pm 6,6$ µE/ml während der Mischinfusion. Dieser Unterschied ist nicht signifikant. Es zeigte sich jedoch, daß am 3. und 4. Tag der jeweiligen Infusionsperiode unter Glukoseinfusionen eine statistisch signifikant höhere Insulinkonzentration von $46,0 \pm 18,4$ µE/ml gegenüber $21,6 \pm 7,8$ µE/ml am 3. Tag und $58,4 \pm 24,2$ µE/ml gegenüber $25,8 \pm 14,0$ µE/ ml am 4. Tag gemessen werden konnte. Die höheren Insulinkonzentrationen während der Glukoseinfusion hatten jedoch keinen Einfluß auf die von uns gemessenen Stoffwechselparameter. Weder bei der Stickstoffbilanz noch bei den Serumkonzentrationen der freien Fettsäuren, des Pyruvats und des Laktats konnte ein mit der Konzentrationsdifferenz des Seruminsulins korrelierter Unterschied festgestellt werden (Abb. 6). Wir möchten diese Resultate dahingehend inter-

pretieren, daß die bei Kohlenhydratmischinfusion geringere Insulinsekretion keine erkennbaren negativen Effekte auf den Stoffwechsel
hatte.

Die renalen Kohlenhydratverluste betrugen bei der Glukoseinfusion 5,1±2,3 g in 24 Stunden oder 0,85% der zugeführten Menge.
Bei der Mischinfusion betrug der renale Verlust 10,2±2,2 g in
24 Stunden oder 1,7% der zugeführten Menge. Rund 2,5 g Fruktose,

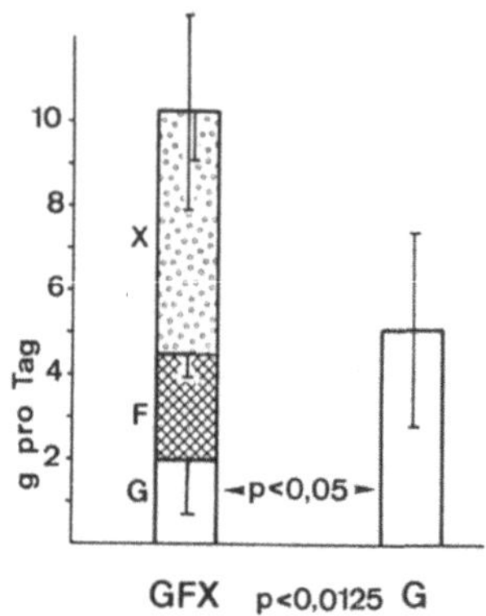

Abb. 7. Mittlere tägliche renale Kohlenhydratverluste während viertägiger Dauerinfusion
von entweder 600 g Dreizuckerlösung in 24 Stunden (GFX 1:2:1) oder 600 g Glukose in
24 Stunden (G). ($\bar{x} \pm S\bar{x}$)

5,8 g Xylit und 2 g Glukose sind für die doppelt so hohen renalen
Verluste der Mischinfusion verantwortlich. Eine osmotische Diurese
wurde nie beobachtet (Abb. 7).

Die klinische Verträglichkeit für die Kohlenhydratmischinfusion
war auch bei diesen Patienten gut. Die in der Literatur zitierten
Nebenwirkungen konnten wir nie beobachten (6, 8). Die Frage einer
Oxalatkristallablagerung in Nieren oder Gehirn konnten wir bei
unseren Patienten allerdings nicht untersuchen. Hingegen untersuchten wir verschiedene blutchemische Parameter (Tabelle 3), wobei
uns insbesondere der anorganische Phosphor, die Harnsäure, das
Bilirubin sowie die alkalische Phosphatase, SGOT und SGPT
interessierten. Bei all diesen Parametern konnten keine signifikanten
Unterschiede festgestellt werden. Trotzdem mag interessieren, daß
sowohl die Harnsäure wie alle Leberenzyme und das Bilirubin während der Infusion der Dreizuckerlösung geringgradig tiefer waren.

Ein spezielles Interesse galt auch der Frage einer allfälligen Laktatazidose unter der Infusion von Fruktose und Xylit. Insbesondere bei
kurzfristigen Fruktoseinfusionen wurde bekanntlich immer wieder

Tabelle 3. *Blutchemische Befunde* ($\bar{x} \pm S\bar{x}$)

	GFX	G	
Na (mVal/l)	137,8 $\pm$ 1,2	139,5 $\pm$ 1,1	
K (mVal/l)	3,7 $\pm$ 0,28	4,0 $\pm$ 0,09	
Cl (mVal/l)	101,5 $\pm$ 2,2	101,7 $\pm$ 2,1	
Mg (mg%)	1,93 $\pm$ 0,11	2,01 $\pm$ 0,14	
Phosphor (mg%)	3,2 $\pm$ 0,3	3,0 $\pm$ 0,3	
Harnsäure (mg%)	3,8 $\pm$ 0,7	4,2 $\pm$ 0,9	
Bilirubin (mg%)	3,3 $\pm$ 0,7	3,6 $\pm$ 0,7	
alk. Phosphatase (BE)	6,3 $\pm$ 0,7	7,8 $\pm$ 1,4	n.s.
SGOT (i.E.)	31,1 $\pm$ 7,5	42,9 $\pm$ 5,4	n.s.
SGPT (i.E.)	50 $\pm$ 11,2	60,7 $\pm$ 8,5	n.s.
Laktat (mMol/l)	2,28 $\pm$ 0,16	1,99 $\pm$ 0,22	
Pyruvat (µMol/l)	145 $\pm$ 9*	114 $\pm$ 11*	
Freie Fettsäuren (µMol/l)	344 $\pm$ 34	342 $\pm$ 32	
pH	7,41 $\pm$ 0,01	7,41 $\pm$ 0,01	
Basenüberschuß (mVal/l)	+0,3 $\pm$ 0,6	+0,7 $\pm$ 0,6	

* $p < 0,025$

eine vermehrte Laktatanreicherung und in Einzelfällen gar eine Laktatazidose beschrieben (5, 6). Sowohl das Laktat wie auch die freien Fettsäuren zeigten bei unseren Langzeitinfusionen nur sehr geringe nicht signifikante Differenzen. Lediglich beim Pyruvat fanden wir unter der Glukoseinfusion einen signifikant tieferen Wert von 0,114 mMol/l gegenüber 0,145 mMol/l bei der Dreizuckerlösung. Das pH lag bei beiden Gruppen bei 7,41. Bei keinem einzigen Patienten konnten wir eine metabolische Azidose feststellen.

Überraschend war auch die Feststellung, daß sowohl beim Laktat wie beim Pyruvat die Serumkonzentration während der Mischinfusion an allen vier Tagen etwa auf gleichem Niveau blieb, währenddem unter der Glukoseinfusion bei signifikant tieferem Ausgangswert am 1. Tag der Infusionsperiode ein kontinuierlicher Anstieg festgestellt werden konnte. Am 4. Tag der Glukoseinfusion wurde in der Folge sowohl beim Pyruvat wie auch beim Laktat eine mittlere Serumkonzentration erreicht, die derjenigen unter der Mischinfusion gleichkam (Abb. 8). Wir fanden keine Erklärung für diesen langsamen Anstieg der Laktat- und Pyruvatkonzentrationen unter Glukoseinfusion.

Wir möchten heute aufgrund unserer Erfahrungen die Zuckeraustauschstoffe in Kombination mit Glukose in ausgewählten Fällen von ausgeprägter Glukoseintoleranz für die Kalorienzufuhr bei der vollständigen parenteralen Ernährung empfehlen (10, 20, 21). Aus-

A. F. Leutenegger und H. Göschke:

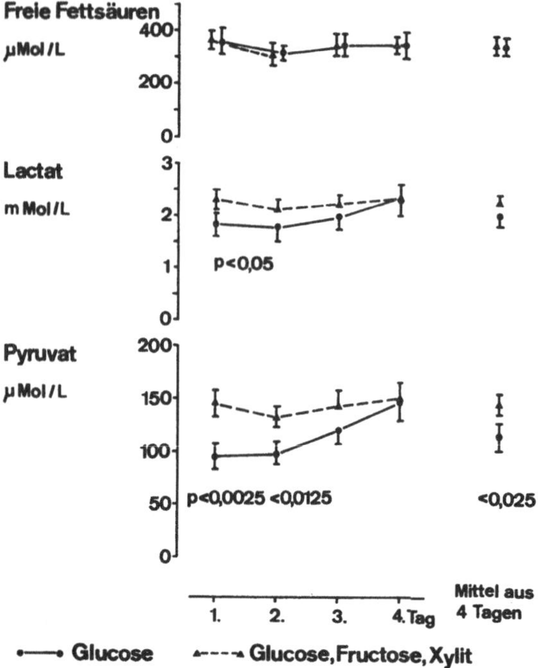

Abb. 8. Mittlere tägliche Plasmakonzentration von freien Fettsäuren, Laktat und Pyruvat während viertägiger Dauerinfusion von entweder 600 g Dreizuckerlösung in 24 Stunden (GFX 1:2:1) oder 600 g Glukose in 24 Stunden (G). ($\bar{x} \pm S\bar{x}$)

schlaggebend scheint uns die Tatsache zu sein, daß wir bei isokalorischer Zufuhr und vergleichbarer Stickstoffbilanz doch eine deutlich geringere exogene Insulinzufuhr benötigten und trotzdem eine signifikant tiefere Blutglukosekonzentration dokumentieren konnten. Die Kohlenhydrattoleranz kann durch die Verwendung einer Mischinfusion in vielen Fällen gesteigert werden. Bei Einhaltung der empfohlenen Dosierungsgrenzen haben wir weder beim Patienten mit einer Wahloperation noch beim schwerkranken Intensivpflegepatienten Nebenwirkungen der Dreizuckerlösungen festgestellt.

Literatur

1. *Bässler, K. H.*: Stoffwechsel der für die parenterale Ernährung verwendeten Nährstoffe. Infusionstherapie II: Parenterale Ernährung. Klin. Anaesth. und Intensivtherapie 7, 1—19 (1975).
2. *Berg, G., Bickel, H., Matzkies, F.*: Bilanz- und Stoffwechselverhalten von Fruktose, Xylit und Glukose sowie deren Mischungen bei Gesun-

den während 6stündiger parenteraler Ernährung. Dtsch. med. Wschr. *98*, 602—610 (1973).

3. *Berg, G., Matzkies, F., Bickel, H.:* Dosierungsgrenzen bei der Infusion von Glukose, Sorbit, Fruktose, Xylit und deren Mischungen. Dtsch. med. Wschr. *99*, 633—638 (1974).

4. *Bickel, H., Bünte, H., Coats, D. A., Misch, P., v. Rauffer, L., Scranowitz, P., Wopfner, F.:* Die Verwertung parenteral verabreichter Kohlenhydrate in der postoperativen Phase. Dtsch. med. Wschr. *98*, 809—813 (1973).

5. *Dudrick, S. J., Macfadyen, B. V., van Buren, C. T., Ruberg, R. L., Maynard, A. T.:* Parenteral hyperalimentation. Metabolic problems and solutions. Ann. Surg. *176*, 259—264 (1972).

6. *Eckart, J., Tempel, G., Jelen, S.:* Die Laktatazidose als Folge einer hochdosierten parenteralen Kohlenhydratzufuhr. Intensivmedizin *11*, 297 bis 304 (1974).

7. *Förster, H., Heller, L., Hellmund, U.:* Stoffwechseluntersuchungen bei kontinuierlicher Dauerinfusion von Glukose, Fruktose und Xylit über 48 Stunden. Dtsch. med. Wschr. *99*, 1723—1729 (1974).

8. *Förster, H., Heller, L., Hellmund, U., Boecker, S.:* Parenterale Ernährung: biochemische und klinische Befunde während der kontinuierlichen Dauerinfusion von Glukose, Fruktose, Sorbit und Xylit. Fortschr. Med. *93*, 1225—1230, 1257—1261 (1975).

9. *Göschke, H., Grötzinger, U., Nosbaum, J. A., Leutenegger, A., Berger, W., Gigon, J. P.:* Belastbarkeit des Glukosestoffwechsels bei intravenöser Hyperalimentation. Schweiz. med. Wschr. *103*, 1228—1234 (1973).

10. *Göschke, H., Leutenegger, A., Allgöwer, M.:* Postoperative tolerance to glucose and sugar substitutes, in: Monosaccharides and Polyalcohols in Nutrition, Therapy and Dietetics. (Int. Z. Vit. Ernährungsforschung, Suppl. 15.) Bern-Stuttgart-Wien: Hans Huber 1976.

11. *Göschke, H., Leutenegger, A.:* Hyperkalorische Ernährung. Wien. klin. Wschr. *89*, 141—146 (1977).

12. *Göschke, H., Nisoli, M., Leutenegger, A., Thölen, H.:* Comparison of glucose and fructose tolerance before and after starvation. Am. J. Clin. Nutr. *30*, 1398—1402 (1977).

13. *Keller, U., Frösch, E. R.:* Vergleichende Untersuchungen über den Stoffwechsel von Xylit, Sorbit und Fruktose beim Menschen. Schweiz. med. Wschr. *102*, 1017—1022 (1972).

14. *Haider, W., Lackner, F., Schlick, W., Benzer, H., Gerstenbrand, F., Irsigler, K., Korn, A., Krystof, G., Mayrhofer, O.:* Metabolic changes in the course of severe acute brain damage. Europ. J. Intensive Care Medicine *1*, 19—26 (1975).

15. *Halmagyi, M.:* Carbohydrates and polyols for energy supply of the surgical patient, in: Pentoses and Pentitols (*Horecker, B. L., Lang, K., Takagi, Y.,* Hrsg.). Berlin-Heidelberg-New York: Springer 1969.

16. *Heuckenkamp, P.-U., Zöllner, N.:* The comparative metabolism of carbohydrates administered intravenously. Nutr. Metabol. *14* (Suppl.), 58—73 (1972).

17. *Jarret, F.:* Parenteral nutrition. Progr. Surg. *13*, 125—137 (1974).
18. *Lackner, F., Baumgartner, L., Steinbereithner, K.:* 30 percent glucose versus a balanced mixture of levulose, glucose and xylitol (LGX) in TPA of intensive care patients. Acta chir. Scand. Suppl. *466*, 48—49 (1976).
19. *Lang, K.:* Utilisation of xylitol in animals and man, in: Pentoses and Pentitols (*Horecker, B. L., Lang, K., Takagi, Y.*, Hrsg.). Berlin-Heidelberg-New York: Springer 1969.
20. *Leutenegger, A., Göschke, H., Stutz, K., Mannhart, H.:* Zur Wahl der Kohlenhydrate in der postoperativen Infusionstherapie. Schweiz. Rundschau Med. (Praxis) *64*, 1639—1643 (1975).
21. *Leutenegger, A., Göschke, H., Stutz, K., Mannhart, H., Werdenberg, D., Wolff, G., Allgöwer, M.:* Comparison between glucose and a combination of glucose, fructose and xylitol as carbohydrates for total parenteral nutrition of surgical intensive care patients. Am. J. Surg. *133*, 199—205 (1977).
22. *Mehnert, H., Förster, H., Geser, C. A., Haslbeck, M., Dehmel, K. H.:* Clinical use of carbohydrates in parenteral nutrition, in: Parenteral Nutrition (*Meng, H. C., Law, D. H.*, Hrsg.). Springfield, Ill.: Ch. C Thomas 1970.
23. *Milewski, P., Dick, W.:* Bewertung von Kohlenhydraten für die Infusionstherapie in der Geburtsmedizin, in: Infusionstherapie II: Parenterale Ernährung. Klin. Anaesth. und Intensivmedizin *7*, 189—193 (1975).
24. *Phaf, C. W. R., Hardy, E. L. M.:* Criteria for management of metabolic imbalance, in: Current concepts in parenteral nutrition (*Greep, J. M., Soeters, P. B., Wesdrop, R. I. C., Phaf, C. W. R., Fischer, I. E.*, Hrsg.). The Hague: Martinus Nijhoff 1977.
25. *Semsroth, M., Baumgartner, L., Haider, W., Lackner, F., Steinbereithner, K.:* Vergleich von hochprozentiger Glukose mit Zuckeraustauschstoffen im Rahmen einer totalen parenteralen Ernährung bei Intensivpatienten. Resumé Schweiz. Ges. Anaesth., Reanimation, Intensivmedizin, 1976.
26. *Schultis, K., Geser, C. A.:* Observations on the anticatabolic effect of xylitol in the posttraumatic phase, in: Pentoses and Pentitols (*Horecker, B. L., Lang, K., Takagi, Y.*, Hrsg.). Berlin-Heidelberg-New York: Springer 1969.
27. *Schultis, K., Beisbarth, H.:* Pathobiochemie des Postaggressionsstoffwechsels, in: Infusionstherapie II: Parenterale Ernährung. Klin. Anaesth. und Intensivtherapie *7*, 35—49 (1975).
28. Arzneimittelkommission der Deutschen Ärzteschaft: Achtung: Dosierungsgrenzen bei der Infusion von Zuckeraustauschstoffen beachten. Dtsch. Ärztebl. *52*, 3399 (1972).

Hyperalimentation in der onkologischen Chirurgie

G. Pauser, H. Benzer, F. Coraim, W. Fasching,
W. Haider und M. Semsroth

Institut für Anästhesiologie, Universität Wien,
und II. Chirurgische Universitätsklinik, Wien, Österreich

Mit 7 Abbildungen

Die parenterale Ernährung bei Patienten, die großchirurgischen Eingriffen unterzogen werden müssen, ist als ein Teil des gesamten Managements während ihrer Erkrankung anzusehen (1). In dem von *Dudrick* geprägten Terminus „Hyperalimentation" soll zum Ausdruck gebracht werden, daß eine positive Stickstoffbilanz angestrebt wird. Dadurch sollen Mangelzustände beseitigt und eine Phase des Aufbaues erreicht werden (1). Wie schwierig solche Forderungen zu erfüllen sind, soll später anhand eines Problempatienten erläutert werden.

Die Gruppen um *Dudrick* (3), *Solassol* (4), *Shils* (5) sowie *Wretlind* (6) und *Rhoads* (2) haben sich besonders um die Langzeiternährung bemüht. Patientenzahlen von 500 brachten die Erfahrung für die Erstellung eines praktikablen Konzeptes für die totale parenterale Hyperalimentation (4).

Viele sich summierende Faktoren sind ursächlich für die defizitäre Ernährungslage des onkologisch-chirurgischen Patienten verantwortlich. Ein steigender Energieverbrauch führt über den körpereigenen Abbau von Proteinen zu einer negativen Stickstoffbilanz (7).

MAGENOPERATION	OP-TAG 18 GR	POST-OP. 15 GR
THORAKOTOMIE	5o-8o GR	15-2o GR
OESOPHAGUSOP.	1oo GR	18-2o GR

Abb. 1. Stickstoffbedarf in 24 Stunden

9*

NORMONUTRITION

N 1   2500 ML = 650 KALORIEN
ZUSAMMENSETZUNG
1250 ML 5%IGE GLUCOSE
1000 ML 10%IGE GLUCOSE
 250 ML AMINOFUSIN FORTE

N 2   2500 ML = 1550 KALORIEN
 750 ML 5%IGE GLUCOSE
1000 ML 10%IGE GLUCOSE
 500 ML 20%IGES INTRALIPID
 250 ML AMINOFUSIN FORTE

N 3   3000 ML = 1750 KALORIEN
1500 ML 10%IGE GLUCOSE
 750 ML 5%IGE GLUCOSE
 500 ML 20%IGES INTRALIPID
 250 ML AMINOFUSIN FORTE

N 4   2500 ML = 1800 KALORIEN
 500 ML 5%IGE GLUCOSE
1000 ML 10%IGE GLUCOSE
 500 ML 20%IGES INTRALIPID
 500 ML AMINOFUSIN FORTE
2a   250 ML 33%IGE GLUCOSE + 250 ML RINGER

HYPERALIMENTATION

H 1   3000 ML = 2500 KALORIEN
ZUSAMMENSETZUNG
1500 ML 15%IGE GLUCOSE (750 ML 33%IGE GLUCOSE)
 500 ML 33%IGE GLUCOSE
 500 ML 20%IGES INTRALIPID
 500 ML AMINOFUSIN FORTE

H 2   2500 ML = 3300 KALORIEN
 500 ML 50%IGE GLUCOSE (2x250 ML 60%IGE GLUCOSE)
1000 ML 33%IGE GLUCOSE
 500 ML 20%IGES INTRALIPID
 500 ML AMINOFUSIN FORTE
 500 ML 5%IGE GLUCOSE

H 3   3000 ML = 3600 KALORIEN
1000 ML 50%IGE GLUCOSE (4x250 ML 60%IGE GLUCOSE)
 500 ML 33%IGE GLUCOSE
 500 ML 20%IGES INTRALIPID
1000 ML AMINOFUSIN FORTE

H 4   3000 ML = 4000 KALORIEN
1000 ML 50%IGE GLUCOSE (4x250 ML 60%IGE GLUCOSE)
1000 ML 20%IGES INTRALIPID
2b   1000 ML AMINOFUSIN FORTE

Abb. 2 a, b. Zusammensetzung der Ernährungsmelange

So gibt *Solassol* den Stickstoffbedarf z. B. bei einer Ösophagusoperation am Operationstag mit 100 g und in der postoperativen Phase mit 18—20 g pro Tag (Abb. 1) an. Daß eine solche Bedarfsdeckung durch Zufuhr von Aminosäurelösungen allein nicht möglich ist, ist verständlich. Ein weiterer Faktor für die defizitäre Ernährungslage ist die Malabsorption. Diese kann zu Komplikationen, wie postoperative Infektionen, Fisteln und Anastomoseninsuffizienz, führen.

So fand *Zumtobel* (9) bei 50 Patienten mit operablen Karzinomen des Magens oder Dickdarms nur in 30% der Fälle normale Serumalbuminwerte. Die Folge der Hypalbuminämie waren doppelt so viele Komplikationen der oben erwähnten Art wie bei Patienten mit normalen Eiweißwerten. Da solche Patienten infolge ihrer Grunderkrankung bereits präoperativ und nicht erst mit dem Operationsstreß beginnend in einem Mangelzustand sind, ergibt sich der zwingende Schluß, genügend lange vor der Operation mit der Hyperalimentation zu beginnen (8).

Technisches Vorgehen: Prinzipiell streben wir an, bereits 8—10 Tage vor dem geplanten Operationstermin zu alimentieren. Dazu verwenden wir derzeit ein von *Solassol* angegebenes Regime einer Ernährungsmelange, beginnend am ersten Tag mit 650 Kalorien ansteigend bis zum achten Tag auf 4000 Kalorien (Abb. 2a, 2b). Die einzelnen Bestandteile der Melange werden in Infumixbeuteln abgemischt, wobei fettlösliche Vitamine, Phosphat, Kationenspurenelemente und entsprechend dem Bedarf Elektrolyte zugesetzt werden. Die Applika-

SERUM	HARN
ASTRUP	NATRIUM
NATRIUM	KALIUM
KALIUM	CHLORID
CHLORID	CALZIUM
CALZIUM	PHOSPHAT
PHOSPHAT	GLUCOSE
EISEN	HARNSÄURE
LDH	KREATININ
SGOT	HARNSTOFF-STICKSTOFF
SGPT	
AP	
BILIRUBIN	
CHOLESTERIN	
TRIGLYCERIDE	
BLUTZUCKER	
BUN	
KREATININ	
GESAMTEIWEISS	
HARNSÄURE	

Abb. 3. Erhobene Befunde

$$\text{N-VERLUST} = \text{HARNSTOFF-N} \times 24^h \text{ HARN} \times 2{,}114$$

$$+ 1{,}0 \text{ GR STICKSTOFF IM STUHL}$$

Abb. 4. Näherungsformel zur Erfassung des bettseitigen Stickstoffverlustes

tion erfolgt tunlichst über 24 Stunden mit dem Tropfenzähler, wenn der Patient bettlägrig ist. Es hat sich gezeigt, daß bei fast allen Patienten auf den Zusatz von Insulin verzichtet werden konnte, obgleich bei H_4-Lösungen 1000 ml 50%ige Dextrose verabreicht wird. Bei einem mittleren Körpergewicht entspricht dies einer Glukosebelastung von 0,3—0,5 g pro kg Körpergewicht und Stunde. Desgleichen war auch eine additive Gabe von Heparin zur Fettklärung überflüssig. Gelegentlich konnten wir beobachten, daß bei einer Applikationsdauer von nicht ganz 24 Stunden im Laufe der ernährungsfreien Phase Hypoglykämien bis auf Werte von 28 mg% zu beobachten waren, was im Sinne eines relativen Insulinüberschusses zu werten ist.

Zu Beginn der Ernährung sahen wir in der Regel eine leichte, klinisch unauffällige metabolische Azidose mit Werten bis —5 Base Excess. Desgleichen erhöhte sich die Serumosmolarität immer und blieb auf Werten um 330. Am Operationstag gehen wir auf die Lösung N_2 ohne Fett zurück und behalten dieses Regime 2—3 Tage bei, um es anschließend wieder stufenweise bis auf H_4 zu steigern. Anhand der nächsten Abbildung sehen Sie die täglich erhobenen Blut- und harnchemischen Parameter. Mit Hilfe des Harnstoff-Stickstoffwertes errechnen wir nach der Näherungsformel: Harnstoff-Stickstoff $\times$ 24-Stunden-Harn $\times$ 2,114 plus 1 g für den im Stuhl verlorenen Stickstoff den Gesamtverlust an Stickstoff (Abb. 4). Unter Berücksichtigung der Stickstoffzufuhr ermitteln wir die Tagesstickstoffbilanz. Als Präparate verwenden wir je nach Verfügbarkeit Lösungen mit einem Gesamtstickstoff pro Liter von 16,26 g oder andere Lösungen mit 15,2 g Stickstoff pro Liter. Später soll bei zwei Patienten die Praktikabilität dieser bettseitigen Stickstoffbilanzierung gezeigt werden.

Da die Melange trotz Abmischung mit Fett und Aminosäurelösungen eine hochprozentige Zuckerlösung darstellt, ist von vornherein ein zentralvenöser Zugang notwendig. Es bietet sich der übliche Subclavia- oder Jugularis-interna-Weg mit gängigen Kathetermaterialien an. Diese Methode eignet sich zur Hyperalimentation bettlägriger Patienten. Die anhand eigener Untersuchungen gezeigte materialabhängige Thromboserate sollte tunlichst berücksichtigt werden. So hat z. B. das Material PVC eine fast 90%ige Thromboserate, Teflon eine ca. 50%ige und Polyäthylen eine solche von unter 12%. Ähnlich gute Erfahrungen liegen von Silikonkautschuk vor.

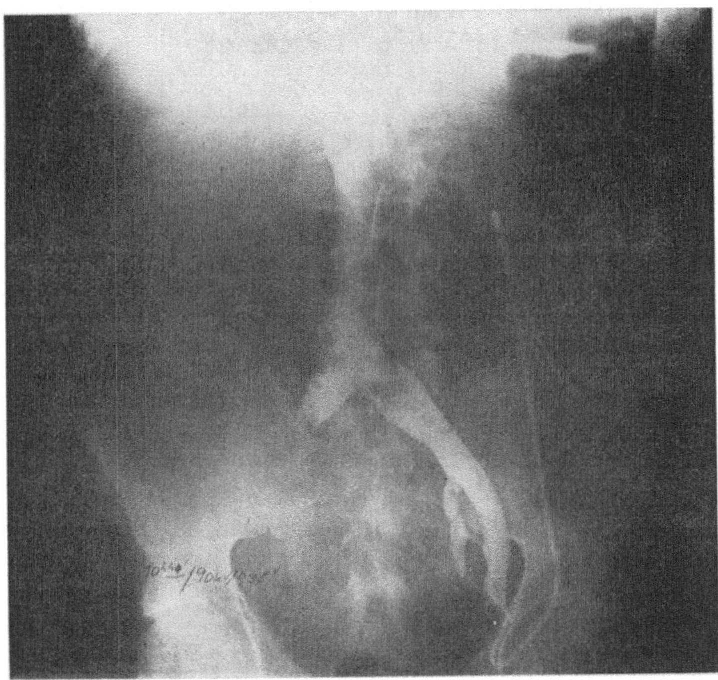

Abb. 5. Kontrastmitteldarstellung des Solassolschen Zugangsweges zur unteren Hohlvene

Bei jenen Patienten, wo wir eine relativ kurze Liegedauer des Zentralvenenkatheters erwarten können, wählen wir den Subclavia- bzw. Jugularis-interna-Weg. Bei Patienten jedoch, die einer ausgesprochenen Langzeiternährung bedürfen und darüber hinaus noch mobilisiert werden sollen, verwenden wir die von *Solassol* angegebene Technik. Es erfolgt hiebei die operative Implantation eines Teflon-vessel-tips seitständig an ein tiefes Gefäß entweder der unteren oder oberen Hohlvene. Die Schlauchleitung wird dann subkutan weit entfernt vom Einmündungsgebiet herausgeleitet, was den Vorteil des verminderten Infektionsrisikos bietet. In der Abbildung 5 sehen Sie eine Kontrastmitteldarstellung des nach *Solassol* angegebenen Zugangweges zur unteren Hohlvene. Die Melange wird dann in U-förmigen Silikonkautschukbeuteln zubereitet und über batteriebetriebene Pumpen kontinuierlich infundiert, so daß der Patient voll mobil ist. Diese Technik eignet sich auch zur häuslichen Ernährung (sogenannte Heimernährung).

Anhand eines 69jährigen Patienten, der wegen eines komplett stenosierenden Magenkarzinoms einer Magenresektion unterzogen werden mußte, wollen wir nun die Problematik einer sogenannten

Hyperalimentation diskutieren. Die Notwendigkeit und die damit verbundene Schwierigkeit einer Hyperalimentation lag bei diesem auch biologisch als 70jährigen imponierenden Patienten darin, daß er seit vier Wochen infolge der Magenausgangsstenose unstillbares Erbrechen hatte und somit in ein ausgeprägtes Ernährungsdefizit gekommen ist. Darüber hinaus bestand, wie der Operationsbefund ergab, neben dem karzinomatösen Organbefall eine Netzmetastasierung. Zum Operationstrauma kam im postoperativen Verlauf noch eine zytostatische Therapie hinzu. Es handelt sich also hier um die Demonstration einer Bilanzierung bei einem Problemfall und nicht bei einem Gesunden nach Cholezystektomie oder selektiver Vagotomie. Man sieht hier deutlich, daß präoperativ eine Verbesserung der Stickstoffbilanz erzielt werden konnte (Abb. 6). Aufgrund bestimmter Überlegungen nehmen wir am ersten postoperativen Tag die Melange von H_4 auf N_2 zurück und reduzieren hiemit allerdings die Kalorienzufuhr drastisch. Die operative Belastung führt zu einer Veränderung der Stoffwechsellage, bekannt unter dem Namen Postaggressionsstoff-

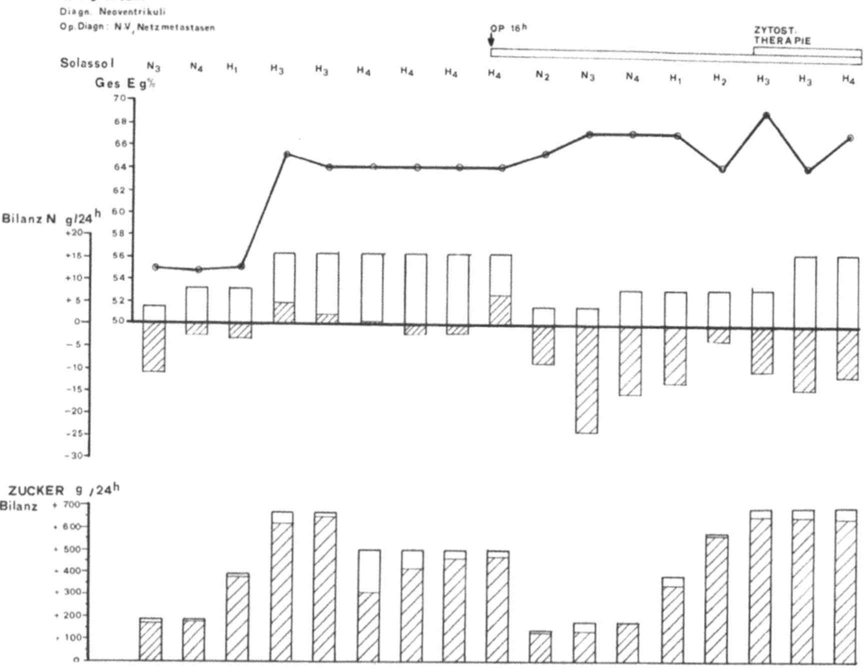

Abb. 6. Stickstoffbilanz- und Zuckerbilanzverlauf in Relation zur Ernährungsmelange; Gesamteiweiß. Patient R. I.

wechsel. Es liegt also eine Glukoseverwertungsstörung vor, die durch Zurücknahme der Glukosebelastung auch postoperativ zu tolerablen Zuckerverlusten im Harn führt. Fett reduzieren wir unmittelbar postoperativ, weil wir eine mangelnde Fettklärung und damit pulmonale Belastung fürchten. Darüber hinaus fürchten wir, daß die Insulinresistenz und damit verbundene Lipolyse zur vermehrten Freisetzung freier Fettsäuren führt, in deren Folge ein erhöhter Sauerstoffverbrauch und eine Ketoazidose auftreten könnten.

Man muß nun sehr ernsthaft diskutieren, ob es nicht besser wäre, postoperativ nicht mit der Kohlenhydratzufuhr zurückzugehen und die Glukoseverwertungsstörung durch ein diffiziles (von *Haider* schon gezeigtes) Insulinregime zu kompensieren. Dazu wäre eine ungekürzte Aminosäurezufuhr sinnvoll, da man durch den angebotenen Zucker den Durchfluß der Aminosäuren durch die Nieren bremsen könnte. Diese Wunschvorstellung wird allerdings aufgrund eigener Erfahrungen nicht selten dadurch getrübt, daß durch das hohe Stickstoffangebot der Organismus überlastet wird und mit einem Anstieg des Reststickstoffes und des Serumkreatinins reagiert. Ein Ausweg aus dieser Situation wird von *Solassol* beschritten, indem er in der unmittelbaren peroperativen Phase 1,5—2,5 l Plasma verabreicht. Auch wir versuchen nun, durch die Gabe von Fresh-frozen-Plasma nicht nur Albumin zu geben, sondern die gesamte Palette des menschlichen Plasmas in aktiver Form zu verabreichen. Dieser Patient allerdings erhielt zu keinem Zeitpunkt Humanalbumin oder Humanplasma. Um so mehr ist der Verlauf der Gesamteiweißkurve im Zusammenhang mit der Stickstoffbilanz von Interesse. Bei der Aufnahme besteht bei diesem Patienten ein ausgeprägter Eiweißmangel. Es gelingt, diesen im Rahmen der präoperativen Hyperalimentation und Optimierung der Stickstoffbilanz auf Normwerte zu bringen, so daß auch in der postoperativen, negativen Stickstoffbilanzphase kein für die Wundheilung ungünstiger Serumproteinmangel zur Beobachtung kam. Betrachtet man aber nicht nur allein die Stickstoffbilanz, sondern die Energiebilanz im gesamten, so sieht man, daß während der ganzen Alimentation, besonders auch unmittelbar postoperativ, die Glukose im Körper verwertet wurde. Ohne Insulinzufuhr blieben die Glukoseverluste im Harn ohne Ausnahme minimal. Der Patient verließ in gutem Allgemeinzustand trotz bestehender Metastasierung und zytostatischer Therapie am 16. postoperativen Tag die Klinik.

Anhand der nächsten Bilanz (Abb. 7) sollen die Schwierigkeiten der individuellen Adaptation an die angebotenen Aminosäuren gezeigt werden. Es handelt sich um einen 55jährigen Mann, der vor fünf Monaten wegen einer Mesenterialarterienembolie einer Darmresektion bis auf ein 60 cm langes Stück unterzogen werden mußte. Eine

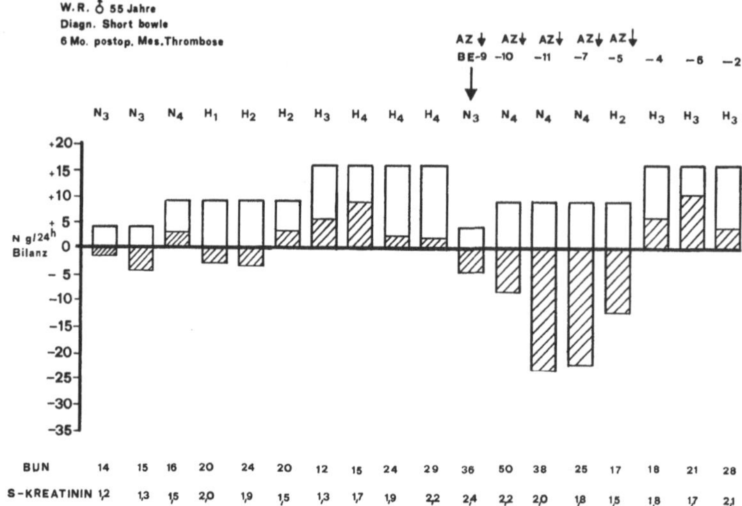

Abb. 7. Stickstoffbilanzverlauf in Relation zur Ernährungsmelange und zum Reststickstoff- und Serumkreatininspiegel. Patient W. R.

orale Nahrungsaufnahme ist beim Patienten derzeit nicht möglich. Als er an unsere Station zur Aufnahme kam, hatte er 30 kg an Körpergewicht verloren. Der Aufbau der Melange von N_2 auf H_4 ermöglichte wohl zunächst eine Verbesserung der Stickstoffbilanz, führte aber letztlich zu einem Anstieg des Serumkreatinins und Reststickstoffes. Damit verbunden war die Entwicklung einer klinisch relevanten Azidose. In diesem Moment nahmen wir das *Solassol*sche Regime von H_4 auf N_3 zurück. Dadurch war jedoch die gesamte Energiebilanz reduziert. Nach Stabilisierung wurde ein neuerlicher Aufbau der Alimentation vorgenommen. In dieser Situation würde eine individuelle, dem aktuellen Zustand des Patienten angepaßte Melange gegenüber dem starren Hyperalimentationsschema Vorteile bringen. Der Patient wird derzeit unterwiesen, das technische Handling mit der Pumpe und dem portablen Ernährungsbeutel und dessen Konnektierung an den Langzeitkatheter zu erlernen, um ihn in häusliche Pflege entlassen zu können.

Literatur

1. *Abbott, W.:* Indications for Parenteral Nutrition, in: Total parenteral Nutrition (*Fischer, J. E.*, Hrsg.). Boston: 1976.
2. *Rhoads, J. E.:* Historique et Base de la Nutrition parenterale, in: Proceedings of the International Congress of Parenteral Nutrition, Université de Montpellier, 1974.

3. *Dudrick, S. J., Wilmore, D. W., Vars, H. M., Rhoads, J. E.:* Long term total parenteral nutrition with growth, development and positiv nitrogen balance. Surgery *64*, 134—141 (1968).

4. *Solassol, Cl., Joyeux, H.:* Parenteral Nutrition in Cancer —Indications and Results, in: Fortschritte in der parenteralen Ernährung, Bd. 13: Klinische Anaesthesiologie und Intensivtherapie (*Ahnefeld, F. W., Bergmann, H., Curri, C., Dick, W., Halmágyi, M., Rügheimer, E.,* Hrsg.).

5. *Shils, M. E.:* Nutrition and Neoplastic Disease, in: Modern Nutrition in Health and Disease, 5. Aufl. (*Goodhart, R. S., Shils, M. E.,* Hrsg.). Philadelphia: Lea and Febiger 1973.

6. *Wretlind, A.:* Complete intravenous nutrition: Theoretical and experimental background. Nutr. Metab. *14*, 1 (1972).

7. *Dudrick, S. J., Copeland, E. M., Mac Fadyen, B. V.:* Parenteral Nutrition as an Adjunct to Cancer Therapy, in: Klin. Anaesth. Intensivpflege, Bd. 13, S. 1—12.

8. *Ingenbluk, J., de Visscher, M., de Dayer, Ph.:* Measurement of prealbumin as index of protein caloric malnutrition. Lancet *1972/II*, 106.

9. *Zumtobel, V.:* Die präoperative Statuserhebung, in: Postaggressionsstoffwechsel (*Heberer, G., Schultis, K., Hoffmann, K.,* Hrsg.). S. 69—76. Stuttgart-New York: Schattauer 1976.

Stickstoffbilanzen unter gleichzeitiger hochdosierter Zufuhr von Glukose bzw. Glukoseaustauschstoffen bei Intensivpatienten

M. Semsroth, W. Haider, F. Lackner und K. Steinbereithner

Abteilung für Intensivtherapie (Leiter: Prof. Dr. *H. Benzer*)
des Institutes für Anästhesiologie (Vorstand: Prof. Dr. Dr. h. c. mult. *O. Mayrhofer*),
Universität Wien,
II. Chirurgische Universitätsklinik Wien (Vorstand: Prof. Dr. *J. Navrátil*, Dr. Sc.),
Ludwig-Boltzmann-Institut für experimentelle Anästhesiologie,
Experimentelle Abteilung des Instituts für Anästhesiologie
(Leiter: Prof. Dr. *K. Steinbereithner*), Universität Wien, Österreich

Mit 4 Abbildungen

Einleitung

Parenteral zugeführte Aminosäuren werden ebenso wie aus dem Dünndarm resorbierte Aminosäuren nach oraler Proteinaufnahme nur dann zur Proteinsynthese verwertet, wenn gleichzeitig der Kalorienbedarf des Organismus durch simultane Zufuhr anderer Kalorienträger gedeckt wird (8, 9). Ohne zusätzliche Energiedonatoren werden Aminosäuren im Energiestoffwechsel verbrannt und damit der Proteinsynthese entzogen.

Diese Umwandlung der glukoplastischen Aminosäuren ist ein äußerst unökonomischer Prozeß: 100 g Protein liefern nur etwa 57 g Glukose, so daß 200 g Protein nötig wären, um allein den täglichen Glukosebedarf des ZNS zu decken. Hinzu kommen noch weitere „glukoseabhängige" Systeme wie Knochen- und Nierenmark, Erythrozyten, Fibroblasten, Phagozyten usw. Bei Unfallverletzten und operierten Patienten kann der Tagesbedarf der Zellbestandteile des Granulationsgewebes bis auf 180 g Glukose ansteigen (7). Rechnet man noch den täglichen Proteinbedarf von 1 g/kg KG hinzu (15), so wären das beachtliche Eiweißmengen, die dem Organismus verlorengingen.

Der Bedarf an Aminosäuren und Kalorien ist abhängig vom Zustand des Patienten. In katabolen Stoffwechsellagen ist die Glukoseverwertung gestört. Durch den streßbedingten Anstieg des Adrenalinspiegels wird die Insulinausschüttung gehemmt und Glukagon stimuliert (13). Dieses Überwiegen von Katecholaminen und Glukagon und die relative Abnahme der Insulinaktivität ändert den „Substratflow" in Richtung Proteinolyse d. h. Katabolie (10). Die unerwünschte Glukoneogenese aus Aminosäuren ist somit gesteigert. Das „Fließgleichgewicht" von Aufbau und Abbau, das zur Konstanz der Körperbausteine beim Erwachsenen führt, ist daher erheblich gestört. Erhöhte Infektgefährdung, verminderte Enzymsynthese, Wundheilungsstörung, mangelhafte Blutregeneration, Dekubitalulzera und Ödemneigung sind Folgen unzureichender Proteinversorgung (5, 11, 14, 16).

Jeder, der sich mit Ernährungsproblemen bei schwerkranken Intensivpatienten befaßt, weiß, wie schwierig es ist, ein entsprechendes Angebot sicherzustellen, die hohen Stickstoffverluste auszugleichen oder wenigstens die Stickstoffbilanzen zu verbessern. Über Ergebnisse eigener Untersuchungen soll im folgenden berichtet werden.

Methodik

Krankengut

Im Rahmen einer totalen parenteralen Ernährung über einen längeren Zeitraum (8—10 Tage) haben wir insgesamt 14 schwerkranke Patienten einer Intensivbehandlungsstation untersucht (Tabelle 1 und 2). Diesen 8 bzw. 6 Patienten wurden in 2 verschiedenen Infu-

Tabelle 1. *Patientengut. Programm I*

Nr.	Name	Geschl.	Alter	Diagnose
1	H.A.	♀	69	Mesenterial-Venenthrombose Dünndarmresektion
2	K.H.	♂	18	Polytrauma, Leberruptur, Leberresektion
3	P.D.	♂	34	Herzstich, Thorakotomie
4	S.A.	♂	30	Bauch-, Thoraxstich, Thorakotomie, Milzexstirpation
5	M.J.	♂	23	Bauchstich, Dünndarm-Perforation, Übernähung
6	St.E.	♂	24	Hiatushernie, Incarceration Magenresektion
7	A.H.	♂	40	Wirbelfraktur (D7) Transfixation
8	K.F.	♂	35	Thoraxschussverletzung, Thorakotomie

Tabelle 2. *Patientengut. Programm II*

NR.	NAME	GESCHL.	ALTER	DIAGNOSE
1	H.J.	♂	34	SERIENRIPPEN- UND UNTERARMFRAKTUR, VERPLATTUNG
2	B.A.	♂	55	POLYTRAUMA
3	ST.A.	♀	26	WIRBELFRAKTUR (D8), QUERSCHNITTSLÄHMUNG
4	G.B.	♂	33	TRANSTHORAKALER LEBERSTICH, THORAKOTOMIE
5	I.G.	♂	30	SERIENRIPPENFRAKTUR, ZWERCHFELLRUPTUR, THORAKOTOMIE
6	A.B.	♂	16	CONTUSIO CEREBRI

sionsregimen 15,2 g bzw. 19,0 g Stickstoff pro Tag in Form einer kristalloiden Aminosäurelösung verabreicht (entsprechend 0,2 g/kg KG/Tag bzw. 0,3 g/kg KG/Tag bei einem mittleren Körpergewicht von 70 kg). Simultan zu diesen Aminosäurelösungen wurden hochprozentige Zucker- bzw. Zuckeraustauschstoffe infundiert. Die Relation: stickstofffreie Kalorien/g N, betrug im ersten Regime 121 bzw. 124, im zweiten Untersuchungsabschnitt wurde sie auf 162 bzw. 156 erhöht. Die beiden Kohlenhydratlösungen wurden in zufälliger Zuordnung alternierend verabreicht, wobei im Versuchsplan I der Wechsel in zweitägigen Intervallen erfolgte, während im Versuchsplan II jede Kohlenhydratlösung jeweils 4 Tage infundiert wurde.

Die Infusionsgeschwindigkeiten lagen bei 0,24 g KH/h (I) bzw. 0,5 g KH/h (II), die tägliche Infusionsdauer der Regime betrug 21 Stunden. Danach wurde eine morgendliche 3stündige „Nüchternphase" mit ausschließlicher Infusion von 500 ml Lävulose (5%ig) eingeschaltet und die Blutabnahme (Ausgangswerte) vor Beginn der nächsten Infusionsperiode durchgeführt. — An den Leertagen erfolgte eine Lävulosezufuhr (ca. 3 l 5%ige Lösung) unter gleichzeitigem Elektrolytersatz.

Insulin wurde in beiden Programmen in der Größenordnung von 12 E/50 g Glukose bzw. 12 E/100 g Zuckeraustauschstoffe zugesetzt (Tabelle 3 und 4).

Besprechung der Ergebnisse

Bei der Besprechung der Ergebnisse soll zuerst die Frage diskutiert werden, inwieweit die hohen Konzentrationen der Kohlenhydratlösungen utilisiert wurden. In diesem Zusammenhang interessiert

Tabelle 3. *Infusionsregime I.* $N = 8$

INFUSION	ML	G-KH	INFUSION	ML	G-KH
GLUKOSE 30 %	1500	450	LGX 24%	1500	360
AMINOFUSIN 10%	1000	–	AMINOFUSIN 10 %	1000	100

$$\frac{\text{KCAL N-FREI}}{\text{GN}} = \frac{1845}{15,2} = 121 \qquad \frac{\text{KCAL N-FREI}}{\text{GN}} = \frac{1886}{15,2} = 124$$

2400 KCAL/24^H

INFUSIONSGESCHWINDIGKEIT: 0,25 G KH/KG/H

ZUSÄTZE: INSULIN: 12 E/50 G "INSULINBEDÜRFTIGES" KOHLENHYDRAT
KCL, K-PHOSPHAT, CALCIUM, ZINKSULFAT

Tabelle 4. *Infusionsregime II.* $N = 8$

INFUSION	ML	G-KH	INFUSION	ML	G-KH
GLUKOSE 50%	1500	750	LGX 40%	1500	600
AMINOFUSIN 10%	1250		AMINOFUSIN 10%	1250	125

$$\frac{\text{KCAL N-FREI}}{\text{GN}} = \frac{3075}{19} = 162 \qquad \frac{\text{KCAL N-FREI}}{\text{GN}} = \frac{2970}{19} = 156$$

3585 KCAL/24^H

INFUSIONSGESCHWINDIGKEIT: 0,5 G KH/KG/H

ZUSÄTZE: INSULIN: 12 E/50 G "INSULINBEDÜRFTIGES" KOHLENHYDRAT
KCL, K-PHOSPHAT, CALCIUM, ZINKSULFAT

primär die Frage, wie ein schwerkranker Intensivpatient den hohen osmotischen Load zu bewältigen vermag (Osmolalität der Lösungen: 50%ige Glukose: 3800 mosm/l, Aminofusin L: 900 mosm/l). Sowohl die *Serum-* als auch die *Harnosmolalitäten* blieben in beiden Gruppen im Normbereich, wobei die Serumwerte in der LGX-Gruppe signifikant höher lagen (Tabelle 5).

Bei einem Patienten, bei dem im Laufe der Untersuchung ein latenter Diabetes festgestellt wurde, mußte das Programm allerdings am sechsten Tag bei einer Serumosmolalität um 380 mosm/l abgebrochen werden, da sich eine Ausscheidungsinsuffizienz für Harnstoff einstellte und außerdem die Gefahr eines hyperosmolaren Komas bestand.

Tabelle 5. *Osmolalität von Serum und Harn*

		GLUKOSE		LGX
SERUM	I	302 ($\pm$16,0)	N.S.	299 ($\pm$8,6)
	II	291 ($\pm$ 7,7)	$p < 0,05$	294 ($\pm$8,3)
HARN	I	580 ($\pm$141)	$p < 0,05$	627 ($\pm$170)
	II	617 ($\pm$146)	$p < 0,05$	639 ($\pm$130)

Die Zuckerspiegel (Tabelle 6) hielten sich in tolerablen Grenzen, allerdings lagen die Werte in beiden Glukosegruppen bei großen Streubreiten signifikant höher als unter LGX.

Tabelle 6. *Blutzuckerspiegel (mg%). Mittelung aller Werte und Standardabweichung; 4-stündliche Bestimmung*

	GLUKOSE		LGX
I	150 (88)	$p < 0,001$	99 (50)
II	157 (79)	$p < 0,001$	82 (12)

Trotz Insulingaben konnte ein renaler Glukoseverlust nicht völlig vermieden werden; er blieb aber in den Glukosegruppen mit 21,7 g pro Tag im I. Programm und mit 52,1 g/Tag im II. Programm in erträglichen Bereichen (Tabelle 7). Zu den mäßigen Glukoseverlusten in den LGX-Gruppen kamen im ersten Versuchsabschnitt noch 3,0 g bzw. im zweiten Teil noch 8,0 g Lävulose und 28,2 g bzw. 14,2 g Xylit als Verluste hinzu (Abb. 1). (Sorbit im Urin — 50,0 g Sorbit/l

Tabelle 7. *Kohlenhydratausscheidung (g/die),* $\bar{x} + s$

KH-ZUFUHR I/II		GLUKOSE 450G/750G	LGX 460G/725G
LAEVULOSE		–	3,0 (1,5)
GLUKOSE	I	21,7 (27,0)	3,6 (7,6)
XYLIT		–	28,2 (11,8)
LAEVULOSE		–	8,0 (9,8)
GLUKOSE	II	52,1 (54,4)	2,5 (8,4)
XYLIT		–	14,2 (12,4)

Aminofusin-L — wurde nicht bestimmt.) In Relation zur Zufuhr (Abb. 2) sind das 4,7% bzw. 6,9% Glukoseverluste an den Glukosetagen im ersten bzw. zweiten Programm. An den LGX-Tagen betrugen die Glukoseverluste 4% bzw. 2%, die Lävuloseverluste 2% bzw. 5% und die Xylitausscheidung 18% bzw. 8%*. Es fällt auf, daß im Regime II trotz höherer Xylitbelastung die Ausscheidung deutlich zurückging; gegenwärtig können wir keine schlüssige Erklärung dafür anbieten. Überschlagsmäßig weisen diese Werte in Richtung einer mehr als 90%igen Utilisation für Glukose und Fruktose, während Xylit mit 18% bzw. 8% Verlust der zugeführten Xylitmenge nicht in gleichem Maße verwertet wurde.

Dieses Ergebnis steht nicht ganz im Einklang mit den Daten von *Halmágyi* (2), der für Glukose in katabolen Situationen niedrigere Utilisationsraten ermittelte, allerdings unter etwas anderen Versuchs- und Auswertungsbedingungen.

Verhalten der Harnsäure. Wie Tabelle 8 zeigt, kam es an den LGX-Tagen zwar zu einer (signifikanten) Erhöhung der Harnsäurewerte im „Nüchternblut". Die Absolutwerte lagen jedoch im Normalbereich, so daß die aus der Literatur bekannte erhöhte Harnsäureproduktion

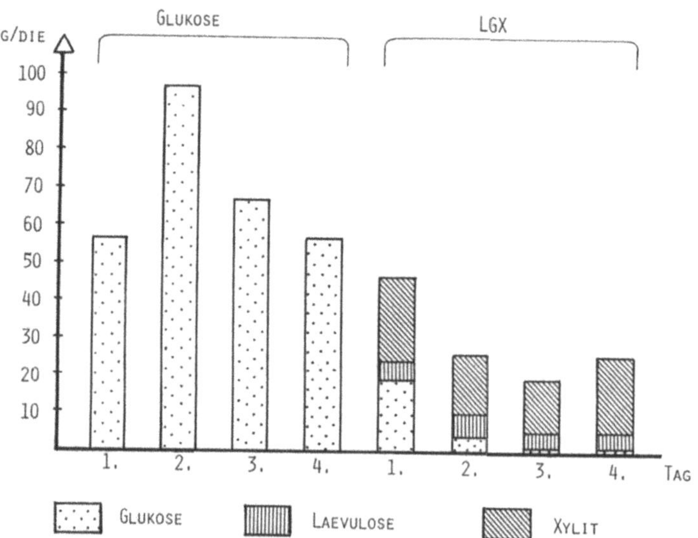

Abb. 1. Kohlenhydratverluste (Mittelwerte in g) an den einzelnen Infusionstagen (Regime II)

* Die Zuckeranalysen im Harn wurden am Institut für experimentelle Ernährung e. V. Erlangen durchgeführt, wofür wir den Herren Dr. *H. Beisbarth* und Dr. *H. Heid* sehr zu danken haben.

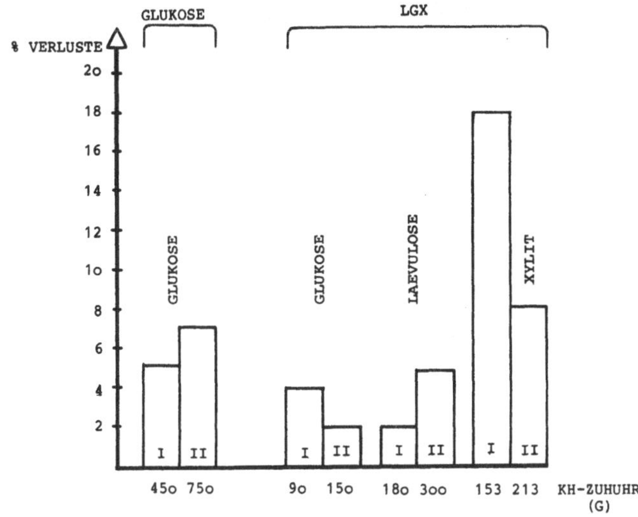

Abb. 2. Anteilige Kohlenhydratverluste (Prozent der Zufuhr) im Rahmen beider Infusionsregime

Tabelle 8. *Harnsäure im Serum und Harn (Mittelwert und Standardabweichung)*

		GLUKOSE		LGX
SERUM MG%	I	3,01 (0,58)	N.S.	3,16 (0,7)
	II	2,21 (1,2)	P<0,05	2,94 (2,04)
HARN G/24H	I	1,34 (0,53)	N.S.	1,22 (0,49)
	II	1,13 (1,2)	N.S.	1,34 (1,09)

unter Fruktose und Xylitbelastung in den von uns verwendeten Dosen nicht ins Gewicht fiel (1, 5, 6, 12, 16).

Stickstoffausscheidung (Tabelle 9). Wie bei schwerem Katabolismus nicht anders zu erwarten, boten alle unsere Patienten stark erhöhte Stickstoffverluste im Urin, wobei keine signifikanten Unterschiede zwischen den einzelnen Infusionsregimen feststellbar waren (Stickstoffverluste in Fäzes und über die Haut blieben unberücksichtigt). Der Anteil von Harnstoff-N an der Gesamt-N-Ausscheidung betrug etwa 80%, nur in der LGX-Gruppe des zweiten Programms lag er mit 70% etwas niedriger.

Auffallend ist der signifikant höhere Verlust an Alpha-Amino-Stickstoff in der LGX-Gruppe II. Diese Meßgröße gilt als Maß für die Summe nichtutilisierter Aminosäuren und ist Ausdruck eines bei

Tabelle 9. *Stickstoffausscheidung im Harn (Mittelwerte)*

		GES.-N (G/DIE)	UREA-N (G/DIE)	KREATININ-N (G/DIE	α-AMINO-N (G/DIE)
I	GLUKOSE	25,2	21,3	0,8	0,9
I	LGX	25,4	21,5	0,7	1,1
II	GLUKOSE	24,1	20,2	0,8	0,8 [*]
II	LGX	29,7	21,2	0,7	3,1 [*]

[*] $p < 0,01$

hohen Aminosäurekonzentrationen im Plasma auftretenden renalen „overflow" — etwa der Nierenzuckerschwelle vergleichbar.

Stickstoffbilanzen. Als Maß der Effektivität eines Infusionsregimes bei totaler parenteraler Ernährung gilt die Stickstoffbilanz. In dieser spiegeln sich nicht nur die katabole Antwort auf ein Trauma, sondern auch die Utilisation der zugeführten Eiweißbausteine wider. *Hartig* (3) konnte mit markiertem Stickstoff nachweisen, daß der posttraumatische Katabolismus nicht auf eine Minderung der Proteinsynthese-

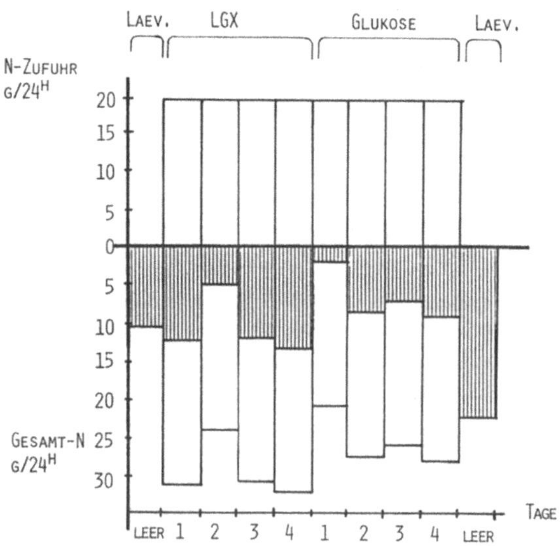

Abb. 3. Stickstoffbilanzen (Infusionsregime I, n = 8, Mittelwerte), der schraffierte Bereich entspricht dem Nettostickstoffverlust. Die 2-Tagesperioden wurden für beide Kohlenhydratregime aus Vergleichsgründen jeweils zu einer 4-Tagesperiode zusammengefaßt

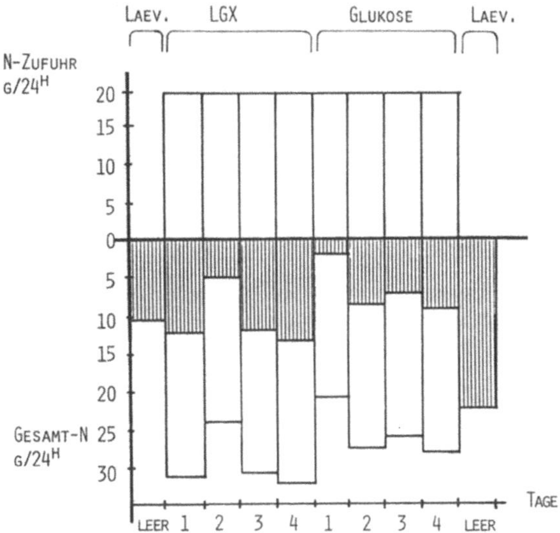

Abb. 4. Stickstoffbilanzen für Programm II (n = 6) wie in Abb. 3

rate, sondern auf eine verstärkte Proteinabbaurate zurückzuführen ist. Hinzu kommt noch, daß die Bedarfszahlen für die einzelnen essentiellen Aminosäuren bei steigender Gesamtzufuhr unterschiedlich stark ansteigen, was auch beim Intensivpatienten im katabolen Zustand eine Rolle spielen könnte (4).

Wie aus Abb. 3 und 4 zu erkennen, lassen sich diese Bilanzen mit beiden Regimen, verglichen zu den Leertagen, deutlich verbessern. Wenn man einen Vergleich der Einzelbilanzen unter der Zufuhr höherer Kalorien- und Stickstoffmengen (Regime II) anstellt, gelingt es zumindest in den Glukosegruppen eine signifikante Erhöhung der Anzahl positiver Bilanztage zu erzielen. Bei aller gebotenen Zurückhaltung (unterschiedliche Grundleiden, intermediäre Verschlechterungs- und Besserungsphasen als Störfaktoren in den untersuchten Kollektiven) scheint also der Schluß berechtigt, daß es bei Erhöhung der stickstofffreien Kalorien und der Stickstoffzufuhr zur Verbesserung der Stickstoffbilanzen kommt.

Es ist nun zu fragen, warum dieser Effekt unter höheren LGX-Gaben nicht so deutlich erkennbar ist. Hier können nur Vermutungen angestellt werden. Mit *Miller* (13) wäre zu diskutieren, ob ein geringeres Angebot „insulinpflichtiger" Kohlenhydrate zur verminderten endogenen Insulinstimulation führt und damit dessen anaboler Effekt geringer ausfällt. Dagegen spricht allerdings, daß *Halmágyi* (2) bei gleichem Kohlenhydratregime unter höherer Stickstoffzufuhr eine deutliche Zunahme der positiven Bilanztage feststellen konnte. Wir hoffen, in derzeit gemeinsam mit *Beisbarth* und *Mitarbeitern* laufenden Untersuchungen einer Lösung des Problems näherzukommen.

Schlußfolgerungen und Zusammenfassung

Versuchen wir abschließend eine zusammenfassende Beurteilung der vorgelegten Ergebnisse, so läßt sich zeigen, daß die getesteten Infusionsregime weder zu einer stärkeren osmotischen Belastung — genaue Überwachung vorausgesetzt — noch zu ernsteren Entgleisungen des Zuckerstoffwechsels führen. Auch die Zuckerverluste im Harn halten sich trotz des hohen Angebots in erträglichen Grenzen. Eine über Normalwerte gesteigerte Harnsäureproduktion, vereinzelt nach erhöhtem Angebot von Fruktose und Xylit beobachtet, trat bei den von uns gewählten Dosierungen nicht in Erscheinung. Mit dem geprüften Verfahren einer totalen parenteralen Ernährung gelingt es in allen Gruppen, die Stickstoffbilanzen deutlich zu verbessern, wobei allerdings bei schwerkranken Intensivpatienten auch nach Erhöhung des Stickstoff- und Kalorienangebotes eine positive Bilanz nur in etwa 20% bis 40% der Untersuchungstage erreicht werden konnte. Diese auf den ersten Blick eher bescheiden anmutenden Ergebnisse ändern nichts an der grundsätzlichen Notwendigkeit, gerade bei einem derartigen Patientengut durch ein entsprechend hohes Aminosäuren- und Kalorienangebot den deletären strukturellen und funktionellen Organschäden in Gefolge protrahierter Stickstoffverluste so weit wie möglich vorzubeugen.

Literatur

1. *Bickel, H., Schwemmle, K., Scranowitz, P., Wopfner, F.:* Glucose, Fructose und Xylit als Energieträger in der postoperativen parenteralen Ernährung. Dtsch. med. Wschr. *100*, 527—533 (1974).
2. *Halmágyi, M.:* Bilanzierte Substitutionstherapie durch Infusion (Elektrolyte, Aminosäuren und Energieträger) bei schwerkranken traumatisierten Patienten. Infusionstherapie *1*, 473—476 (1973/74).
3. *Hartig, W., Wetzel, K., Gebhardt, O., Czarnetzki, H.-D., Hübner, G.:* Der postoperative Eiweißstoffwechsel. Z. exp. Chir. *3*, 56—72 (1970).
4. *Hegstedt, D. M.:* Variation in requirements of nutrients-amino acids. Fedn. Proc. Fedn. Am. Socs. exp. Biol. *22*, 1424—1430 (1963).
5. *Heller, L.:* Die Bedeutung der Aminosäuren in der Ernährung unter Bedingungen des Postaggressionsstoffwechsels, in: Postaggressionsstoffwechsel (*Heberer, G., Schultis, K., Hoffmann, K.,* Hrsg.), S. 27—31. Stuttgart-New York: Schattauer 1976.

6. *Heuckenkamp, P.-U., Kaiser, W.:* Wirkung von Glukoseaustauschstoffen auf den Harnsäurestoffwechsel des Menschen. Münch. med. Wschr. *117*, 1445 (1975).

7. *Heuckenkamp, P.-U.:* Der Stellenwert der Kohlenhydrate im Rahmen der parenteralen Ernährung, in: Anaesthesiologie und Wiederbelebung, Bd. 103: Fettemulsionen in der parenteralen Ernährung (*Eyrich, K., Makowski, H.,* Hrsg.), S. 26—40. Berlin-Heidelberg-New York: Springer 1977.

8. *Jürgens, P.:* Die Stickstoffbilanz bei der intravenösen Zufuhr von Aminosäuren in ihrer Abhängigkeit von der Höhe der Kalorienzufuhr. (Scripta therapeutica, Bd. 11.) Erlangen: Primmer & Co. 1965.

9. *Lawson, L. J.:* Parenteral nutrition in surgery. Brit. J. Surg. *52*, 795 (1965).

10. *Long, J. M., Wilmore, D. W., Pruitt, B. A.:* Metabolic alterations and nutritional support after major thermal injury, in: Proceedings of the International Congress of parenteral Nutrition, 1974, Université de Montpellier (*Romieu, C., Solassol, C., Joyeux, H., Astruc, B.,* Hrsg.).

11. *Major, H.:* Wundheilung und Gewebseiweißverarmung. Langenbecks Arch. klin. Chir. *273*, 869 (1952).

12. *Mehnert, H., Förster, H.:* Fructose-induced hyperuricaemia. Lancet *1967/II*, 1205.

13. *Miller, B., Knauff, H. G., Bautz, G.:* Über den Einfluß verschiedener Calorienträger (Glucose, Fructose, Fett) auf die Utilisation parenteral zugeführter Aminosäuren. Res. exp. Med. *162*, 243—256 (1974).

14. *Scrimshaw, N. S., Taylor, C. E., Gordon, J. E.:* Interactions of nutrition and infection. WHO-Monographie, Genf 1968, S. 24.

15. *Steinbereithner, K.:* Problems of artificial alimentations in an intensive therapy unit (possibilities and limitations), in: Modern trends in anaesthesia (*Evans, Gray,* Hrsg.), Kap. 11. London: Butterworth 1966.

16. *Thompson, W. D., Ravdin, J. S., Frank, J. L.:* The effect of hypoproteinemia on wound disruption. Arch. Surg. *36*, 500 (1938).

Diskussion

Vormittag

Kraupp: Wir werden zunächst einmal den ersten Vortrag von Herrn *Grünert*, Ulm, zur Diskussion freigeben, der im wesentlichen die Biochemie des Kohlenhydratstoffwechsels behandelt hat, dann aber den Fettstoffwechsel, insbesondere den Mechanismus der Laktatazidose eingehender hervorgehoben hat. Diese drei Thematiken wollen wir zuerst zur Diskussion stellen.

Haider: Wir haben von diesem Randle-Mechanimus gehört und von der Tatsache, daß die Fettsäuren imstande sind, die Glukoseutilisation einzuschränken, und zwar einerseits dadurch, daß der Transportmechanimus der Glukose intrazellulär behindert wird, und andererseits dadurch, daß die weitere glykolytische Verarbeitung, also die Glukoseutilisation selber, behindert wird. Nun haben wir zum anderen gehört, daß die Pyruvatdehydrogenase, die den Schritt vom Pyruvat zum Azetyl-Coenzym A katalysiert, durch freie Fettsäuren behindert wird. Ist diese Tatsache der Behinderung der Pyruvatdehydrogenase durch die freien Fettsäuren das Korrelat dafür, was *Randle* damit gemeint hat, daß freie Fettsäuren die Glukoseutilisation hemmen?

Grünert: Es ist ganz klar, daß dies ein Punkt in dem polyfaktoriellen Geschehen ist; es ist auch eine in neuerer Zeit experimentell aufgezeigte Tatsache, daß die Aktivität der Pyruvatdehydrogenase durch sehr viele Faktoren inhibiert wird. Darunter spielt im wesentlichen das Azetyl-Coenzym A eine Rolle, es spielt eine Rolle das ATP und auch die Acyl-Coenzym-A-Verbindungen. Die Kenntnisse theoretischer Art gehen so weit: Man weiß aus dem ersten Schritt der Pyruvatdehydrogenase, daß im Subunit A der Serinrest phosphoryliert wird, was zur Inhibierung führt. Ich führe das nur an, um anzudeuten, wie speziell die Kenntnisse auf diesem Gebiet bereits sind. Es sind nicht nur phänomenologische, experimentelle Befunde, sondern kausale Reaktionsweisen bekannt, die sehr detailliert experimentell belegt sind, z. B. in einem Symposion 1975 in Israel über „Interconversion of enzymes".

Frage: Gibt es genauere Vorstellungen über den Wirkungsmechanismus der Biguanide bei der Erzeugung einer Laktatazidose?

Grünert: Bei der Erörterung der Biguanidwirkung muß man sorgfältig differenzieren. Es lag ja der erste Hinweis auf Wirkungsunterschiede darin, daß man in Frankreich überhaupt keine negativen Auswirkungen fand, während in anderen Ländern eine hohe Anzahl von negativen Rückwirkungen der Biguanidtherapie, meist im Sinne einer Laktazidose, auftraten. Das liegt zunächst daran, daß in manchen Ländern Metformin verordnet wird, während in anderen Ländern mehr das Phenphormin verbreitet ist. Grundsätzlich muß man hier der Nomenklatur nach ganz klare Position beziehen. Wie Herr *Förster* deutlich sagte, ist nicht jeder Laktatanstieg eine Laktazidose. Im Falle des Biguanidproblems haben wir eine Laktazidose, die dadurch zustande kommt, daß offensichtlich die Regenerierung des zytoplasmatischen, coenzymatisch gebundenen Wasserstoffs, der ja zur Regenerierung der Coenzyme durch die Mitochondrienmembran transportiert werden muß, blockiert wird. Das weiß man. Ob es eine Blockade des Malatmechanismus, ob es eine Beeinflussung des Glyzerophosphat-Shuttle ist, ist noch im experimentellen Stadium und kann allenfalls als Hypothese dienen. Experimentell gesichertes Faktum ist eine zytoplasmatische Azidose, die dann phänomenologisch natürlich zur Erscheinung der echten Laktazidose führt, die immer eine Laktazidose dann ist, wenn sie kausal den Laktatanstieg, eben durch ein Ausschleusen von Milchsäure, beinhaltet. Ob es tatsächlich zu einem Abfall des pH-Wertes kommt, ist sekundär abhängig von der Pufferkapazität des vorliegenden Organismus. Falls dieser biochemische Mechanismus dahintersteckt, muß man auch dann von einer Laktazidose sprechen, wenn der Laktatanstieg nur von der Abnahme der Pufferkapazitäten begleitet wird (Veränderungen im base-excess).

Förster: Wir haben den Mechanismus der Laktatazidose bei Biguaniden sehr ausführlich untersucht. Diese Laktatazidose wird durch zwei Mechanismen hervorgerufen: einmal durch eine verstärkte periphere Laktatbildung, zum zweiten durch eine verminderte Glukosebildung aus Laktat in der Leber, d. h. der Corizyklus wird massiv gestört. Vielleicht sollte man hier auch ein quantitatives Problem, gerade im Verhältnis zu den Zuckeraustauschstoffen, anschneiden. Es gibt Beobachtungen, wonach bei Biguanidapplikation Laktatazidosen mit Laktatwerten von 40 mmol/Liter erreicht werden. Dies sind Werte, die etwa das 10—20fache dessen darstellen, was bei Zufuhr von Kohlenhydraten überhaupt erzielt werden kann. Es gibt einige Fallbeobachtungen, bei denen eindeutig demonstriert worden ist, daß durch zusätzliche Applikation von Glukose eine vorbestehende Laktatazidose massiv verschlimmert worden ist. Ich habe einen Fall in Erinnerung, der im Jahre 1966 berichtet wurde. Dabei wurde bei einem Ausgangswert von 28 mmol/Liter Laktat (also etwa 250 mg %) durch Glukoseinfusion Werte von 45 mmol/Liter erreicht — mit anschließend tödlichem Ausgang. Insofern ist das Problem also hier ein ganz anderes. Der höchste Wert, der bei Fruktoseinfusion erreicht worden ist, war etwa 9 mmol/Liter Laktat. Dabei lag als Grundkrankheit eine Leberinsuffizienz vor. Blut- pH-Werte sind meist nicht gemessen worden. Hier könnte es sich durchaus um eine bei Leberparenchymschäden gar nicht so seltene Laktatalkalose gehandelt haben. Es hätte also in dem Fall voraussichtlich auch durch Glukoseinfusion ein ähnlicher, wenn nicht der gleiche Effekt hervorgerufen werden können.

Grünert: Darf ich noch einen Kommentar zur Laktazidose machen, ohne verführt zu sein, darüber eine eigene Vorlesung zu halten. Ich möchte noch einmal betonen, wie Herr *Förster* sagte, daß man zwei Seiten betrachten muß. Eine Laktazidose kann entstehen, indem die Peripherie, d. h. die Zelle durch verminderte Regeneration ihres coenzymatisch gebundenen Wasserstoffes mehr Laktat produziert oder aber indem die Leber in einer bestimmten Situation Laktat nicht verstoffwechseln kann, natürlich kann auch beides vorliegen. Zur Größenordnung muß man auch wissen, daß unter normalen Umständen die Leber eine etwa 10fach höhere Umsatzkapazität hat, als die gesamte Peripherie Laktat produzieren könnte. Das muß man im Auge behalten, falls es zu Konzentrationsveränderungen kommt. Wenn eine Laktazidose vorliegt (verursacht durch den Schutzmechanismus der Zelle, eine Säuerung des Zytosols zu verhindern), wenn also die Laktazidose bedingt ist durch eine erhöhte periphere Produktion, dann kann man die Laktatkonzentration als prognostischen Faktor für die Funktionstüchtigkeit der Leber einsetzen, der dann bei relativ niederen Konzentrationen von etwa 10 mMol/Liter angesiedelt ist. Wir haben gesehen, daß bei solchen komatösen Zuständen der Laktatanstieg relativ schwach ist und linear verläuft; falls die Leber in dieser Situation komatös zerfällt, kommt es zu einem exponentiellen Anstieg. Das ist eine völlig andere Situation als andere Laktatämien, wie sie z. B. Herr *Förster* anführte.

Hohenegger: Ich möchte kurz auf die Pyruvatdehydrogenase noch eingehen. Hier ist ja eine starke Abhängigkeit vom Säure-Basen-Haushalt gegeben. Die Pyruvatdehydrogenase geht in der Azidose sofort zu, so daß dann die Stoffwechselwege der Kohlenhydrate in Leber und Niere auf die Glukoneogenese umgeleitet werden. Das ist natürlich für die ganze Reanimation von enormer Bedeutung. Das heißt, daß eben zuerst solche Störungen ausgeglichen werden sollten, bevor man Zuckerinfusionen gibt.

Grünert: Ich kann vielleicht noch einen Punkt zur Unterstreichung dieser Situation anführen. Man muß wissen, daß das Pyruvat tatsächlich eine wesentliche Schaltstelle darstellt, dergestalt, daß, falls das Pyruvat dekarboxiliert wird, die Pyruvatdehydrogenase also als Gesamtkomplex aktiv ist, das Pyruvat seine glukoneogenetische Eigenschaft verliert. Diese glukoneogenetische Potenz des Pyruvats verschwindet bei aktiver Pyruvatdehydrogenase. In dem Ausmaß also, in dem Azetyl-Coenzym A gebildet wird, wird auch die Glukoneogenese eingeschränkt und umgekehrt.

Kraupp: Wir gehen jetzt zur Diskussion des zweiten Beitrages von Herrn *Förster* über, der ja im wesentlichen die Wirkungen einer Infusion von Glukose, Fruktose, Sorbit, Mannit und Maltose sowie deren Rückwirkungen auf den Glukosespiegel, die Insulinfreisetzungen und die kritische Frage der Urikämie und der energiereichen Phosphate in der Leber bei massiver Fruktosezufuhr behandelt hat.

Mayrhofer: Ich möchte zwei kurze Fragen stellen: Sie haben, Herr *Förster,* in Ihrer Zusammenfassung gesagt, daß es praktisch keine Kontraindikationen für die Infusionstherapie mit Glukose und den Nicht-Glukose-Kohlenhydraten gäbe. Sie haben aber in Ihrem Vortrag doch erwähnt, daß bei höherer Dosierung, etwa 140 g pro Stunde, 50 g übrigbleiben, die als Fett dann wahrscheinlich irgendwo auftauchen. Wir haben auch gehört, daß Fettlebern resultieren können, wenn zu hohe Dosierungen gegeben werden. Das wäre schon ein Punkt, den man für den praktischen Kliniker noch etwas klarer stellen sollte. Und meine zweite Frage wäre: Halten Sie den Harnsäureanstieg, der im Experiment bei den Nicht-Glukose-Kohlenhydraten beobachtet wird, nicht für gravierend genug, um den Gichtkranken von der Infusion solcher Kohlenhydrate auszuschließen, oder meinen Sie, daß man das auch dem Gichtkranken zumuten könnte?

Förster: Nun zunächst zur Dosierung. Wir haben bei den Probanden bewußt außerordentlich hoch dosiert. Diese Dosierung von 2 g/kg KG/h ist natürlich keine Empfehlung für die parenterale Ernährung. 2 g/kg KG/h wären bei 70 kg Körpergewicht 140 g/h oder 3340 g pro 24 Stunden. Eine derartige Dosierung hat für die parenterale Ernährung überhaupt keine Bedeutung. Bei der parenteralen Ernährung wird man im Regelfall mit Dosierungen von 0,25 g/kg KG/h bis 0,5 g/kg KG/h zurechtkommen, selbst bei polytraumatisierten Patienten. Man kann sicherlich auch noch etwas höher gehen, wenn man Fruktose verwendet. Bei Polyolen ist der Sicherheitsspielraum bei Stoffwechselgesunden etwa bei 0,33 g/kg erreicht. Überraschenderweise, und das ist mehrfach beschrieben worden, ist der Sicherheitsspielraum bei polytraumatisierten Patienten wesentlich größer. Hier können ohne weiteres auch 0,5 g/kg KG/h verabreicht werden. Es ist allerdings Voraussetzung, daß man unter diesen Bedingungen, d. h. bei einer möglichen Erreichung der Umsatzkapazität, Kontrollen durchführt. Wenn man Polyole in der Dosierung von 0,5 g/kg KG/h über längere Zeit verabreicht, würde ich dringend empfehlen, mindestens die Osmolarität im Serum zu messen, wenn nicht sogar die Polyolkonzentration, um ein Entgleisen in ein hyperosmolares Koma zu verhindern. Bei Fruktose besteht diese Möglichkeit nur über neugebildete Glukose. Es kann eigentlich theoretisch die Umsatzkapazität für Fruktose bei einer normalen parenteralen Ernährung überhaupt nicht erreicht werden. Selbst bei 2 g/kg KG/h ist sie sicherlich noch nicht überschritten. Für polytraumatisierte Patienten gilt hier sicherlich ähnliches.

Nun zum Harnsäureanstieg. Die Hyperurikämie ist bislang vorwiegend im Experiment nachgewiesen worden. Es wurde sogar versucht, die fruktoseinduzierte Hyperurikämie als Test für Gichtkranke auszuarbeiten. Man hat versucht, durch Fruktose einen erhöhten Anstieg bei Gichtpatienten hervorzurufen. Dies ist jedoch nicht gelungen. Nun zur Frage Gichtpatienten und Infusion von Nicht-Glukose-Kohlenhydraten: Hier würde ich meinen, wenn man Gichtpatienten für eine normale Operation vorbereitet, sollte man von Nicht-Glukose-Kohlenhydraten absehen, vor allem dann, wenn bei ihnen die Harnsäurekonzentration bereits stärker erhöht ist. Bei Patienten der Intensivstation ist die Harnsäurekonzentration im Regelfall ganz deutlich vermindert. Wir haben bislang nicht einen einzigen Patienten gesehen, der bei normaler Nierenfunktion auch nur eine annähernd normale Konzentration von Harnsäure hatte. Hier führt die Verabreichung von Nicht-Glukose-Kohlenhydraten über einen längeren Zeitraum zu keinen entsprechenden Veränderungen. Auch bei Gichtpatienten ist es bislang bei keinem einzigen Fall gelungen, selbst bei langfristiger parenteraler Verabreichung, einen Gichtanfall auszulösen oder eine wesentliche Harnsäureerhöhung hervorzurufen. Ich würde trotzdem zur Vorsicht warnen, obwohl bislang kein einziger Fall einer echten Nebenwirkung, d. h. etwa der Auslösung eines Gichtanfalls bei parenteraler Verabreichung von Nicht-Glukose-Kohlenhydraten beschrieben worden ist.

Hohenegger: Sehen Sie bei diesen hochdosierten Infusionen eine Stoffwechselsteigerung? An und für sich ist ja die spezifisch dynamische Wirkung der Kohlenhydrate gering oder überhaupt fehlend. Das zweite wäre, ob je respiratorische Quotienten unter solchen Situationen gemessen wurden, denn dann würde man ja auch einen gewissen Anhalt für die Lipogenese sehen. Dann wäre noch eine kurze Frage, die vielleicht an die beiden ersten Herren Referenten geht.

Vielleicht könnten sie etwas über die Energetik der Lipogenese sagen. Wie ich informiert bin, ist das ja eher ein energieliefernder Prozeß.

Förster: Die Stoffwechselsteigerung durch diese außerordentlich hohe Dosierung von Kohlenhydraten ist für Glukose nachgewiesen worden, und zwar kann durch Infusion sehr hochdosierter Glukose, etwa im Sinne der Ardenneschen Mehr-Schritt-Krebs-Therapie, eine ganz wesentliche Stoffwechselsteigerung mit Hyperthermie hervorgerufen werden. Dies ist vor kurzem mehrfach berichtet worden. Den gleichen Effekt könnte man sicher auch durch Fruktoseapplikation erreichen. Wir haben hierfür leider keine entsprechenden Meßapparaturen zur Verfügung und haben deswegen diesen Effekt nicht direkt messen können. Eine Temperatursteigerung, wir haben dies untersucht, wurde während der vierstündigen hochdosierten Infusion nicht hervorgerufen. Die Stoffwechselsteigerung kommt sicherlich nur bei einer Überdosierung zur Geltung. Eine Dosierung von 2 g/kg KG/h, ich möchte dies noch einmal wiederholen, kommt bei der parenteralen Therapie niemals in Betracht. Dabei könnte theoretisch auch eine Stoffwechselsteigerung stattfinden, wie sie für Glukose als Temperaturerhöhung beschrieben wurde. Den respiratorischen Quotienten haben wir leider ebenfalls nicht bestimmen können, da uns die entsprechenden Apparaturen nicht zur Verfügung standen. Es ist anzunehmen, daß unter diesen Bedingungen der gesamte Umsatz vorwiegend durch die parenteral zugeführten Kohlenhydrate gedeckt wird, zumindest beim stoffwechselgesunden Probanden. Die gesamten Angaben der Weltliteratur lassen erwarten, daß unter diesen Bedingungen eine völlige Umschaltung auf Kohlenhydratverbrennung erfolgt. Damit die Überleitung zur Lipogenese. Die Lipogenese aus Kohlenhydraten ist im Grunde genommen, abstrakt gesehen, eine Art Konzentrationsprozeß. Die Kohlenhydrate werden praktisch kondensiert, es wird Wasser und CO_2 abgespalten, und es entsteht dadurch das Kohlenwasserstoffgerüst, um es ganz allgemein auszudrücken. Dabei kommt es zu einer geringfügigen Umsatzsteigerung. Es werden geringe Mengen ATP verbraucht, obwohl es sich energetisch um einen annähernd neutralen Prozeß handelt. Wenn man eine weniger orthodoxe Rechnung durchführt, damit haben Sie völlig recht, dann kann es sich bei der Lipogenese sogar um einen energetisch günstigen Vorgang handeln. Dabei könnte zumindest theoretisch ATP gewonnen werden. Dies ist bislang in der Praxis allerdings nicht bewiesen worden. Man muß also davon ausgehen, daß es sich bei der Lipogenese in der Regel um einen weitgehend energetisch neutralen Vorgang handelt, bei dem weder Energie gewonnen noch Energie verloren wird. Es wird vielleicht etwas Wärmeenergie freigesetzt.

Grünert: Ganz so einfach ist es dann in der Praxis nicht, wenn man in einen hormonell gestörten Stoffwechsel einsteigt. Gleich ganz kurz vorweg, bevor ich zu diesem Problem der Lipogenese etwas sage, eine Bemerkung, die hier vielleicht gemacht werden muß. Wir haben jetzt über Einzelkohlenhydrate etwas gehört, und wir sollten dabei im Gedächtnis behalten, daß auch für die parenterale Ernährung die Einzelstoffinfusion genausowenig in Frage kommt wie die im Experiment eingesetzten sehr hohen Dosierungen. Herr *Leutenegger* wird ja darüber noch berichten. Die Basler Gruppe hat 1977 auch eine hervorragende Arbeit publiziert, aus der klar hervorgeht, daß in der Kombination für sich selbst genommen niedrigdosierter Stoffe die Stoffwechselwirkung anders zu beurteilen ist, als wenn wir relativ unphysiologisch einzelne Substanzen in hohen Dosierungen zuführen. Zur Lipogenese kann ich sagen, daß wir bei stoffwechselgestörten Patienten den RQ gemessen haben. Die aufgenommene Sauerstoffmenge und die ausgeschiedenen CO_2-Mengen haben wir bei Intensivpatienten, die kontrolliert beatmet wurden, massenspektrometisch gemessen. Es hat sich gezeigt, daß allein durch die Indikationsstellung der kontrollierten Beatmung das Patientenkollektiv sehr einheitlich wird, weil die Indikationsstellung für eine Beatmung sehr streng ist. Das waren also echte Intensivpatienten, die unter einer Dauerinfusion 6 Tage untersucht wurden. Dabei zeigte sich, daß der RQ wesentlich unter 0,7 liegen kann. Das verwirrt zunächst, weil man aus der Theorie weiß, daß der RQ nur auf 0,7 und nicht tiefer sinken kann, was bedeutet, daß eine reine Fettverbrennung vorliegt. Tatsächlich sind die Verhältnisse sehr viel verwirrender. Nur ein paar Aspekte noch dazu, sonst würde es zu weit führen. Es hat sich als Lehrmeinung festgesetzt, daß unter der Situation einer Lipogenese die Energieversorgung des Stoffwechsels über eine Glukoseoxydation erfolgt. Das ist auch im normalen Stoffwechselzustand richtig. Es trifft aber schon für die Leber nicht zu, wo die Energieproduktion normalerweise aus Fettsäuren erfolgt. Diese Fettsäurenoxydation beinhaltet gleichzeitig einen hohen Sauerstoffverbrauch. Das ist die eine Seite. Zusätzlich wird in dieser Situation noch Neutralfett als Depotsubstanz synthetisiert, und diese Triglyzeridsynthese ist in der Situation eines Intensivstoffwechsels keineswegs energetisch neutral, sondern kostet erhebliche Mengen an ATP. Die Energieverhältnisse wurden ja bislang immer an der Wärmeproduktion diskutiert. Vergessen wird, daß, was thermodynamisch gesehen als Wärme erscheint, Abfallenergie ist. Das ist der Anteil, der für den Körper als Energie nicht nutzbar ist; was für den Körper als Energie zählt, ist die Menge ATP, die er in diesen chemischen Reaktionen gewinnt. Er braucht die Energie allein schon um polymere Strukturen aufrechtzuerhalten, ganz abgesehen davon, sie aufzubauen. Aber das führt jetzt zu weit. Als Faktum jedenfalls sollte festgehalten werden, daß in intensivmedizinischem Bereich diese allgemeinen Lehrsätze der Energieproduktion bei Bildung von Speichersubstanz als Ausdruck einer Überschußversorgung mit Energieträgern nicht zutrifft.

Kraupp: Würde es bedeuten, daß unter dem Stoffwechsel der Intensivsituation thermodynamisch sozusagen eine Abnahme der freien Energie auftritt.

Grünert: Das ist richtig. Wir müssen hier, wenn wir thermodynamische Untersuchungen und Erörterungen anstellen, von der klassischen Thermodynamik des geschlossenen Systems mit reversiblen Reaktionen abkehren und die neue Thermodynamik irreversibler Prozesse ins Kalkül setzen. Das führt jetzt sicher zu weit, aber man sollte dem Arzt die Sicherheit geben, daß sich nicht das Weltbild umkehrt, sondern nur etwas komplizierte Aspekte auftauchen.

Förster: Ich möchte noch ganz kurz dazu ergänzen. Zunächst einmal muß man wohl festhalten, Herr *Grünert*, daß die ATP-Veränderungen im Grunde genommen nur erhöhte Durchsätze sein können. Es kann auch unter diesen Bedingungen keine ATP-„Speicherung" stattfinden und letztendlich wird doch das, was an Energie umgesetzt wird, als Wärmeenergie meßbar. Auch die ATP-Spaltung für Synthesevorgänge wird lediglich als Wärmeproduktion am Schluß meßbar und hier stimmt das alte thermodynamische Konzept unter allen Umständen immer noch. Die Wärmeenergie ist der Ausdruck der Energieumsetzungen im Organismus, sofern nicht entsprechende Energie gespeichert wird. Natürlich ist eine Fettspeicherung eine Energiespeicherung, aber das meinten Sie in dem Sinn nicht, sondern Sie meinten eine Speicherung von ATP oder anderen energiereichen Verbindungen, was aber nicht möglich ist. Zum anderen muß man davon ausgehen, daß bei einer Fettneusynthese aus Kohlenhydraten CO_2 in großem Umfang frei wird. Dies verändert natürlich den respiratorischen Quotienten ganz gewaltig. Deswegen sind der respiratorische Quotient und die indirekte Kalorimetrie bei einer Fettsäureneusynthese im Grunde genommen überhaupt nicht mehr anwendbar. Hier kommt nämlich ein zusätzlicher Faktor mit ins Spiel, der in der klassischen Betrachtungsweise nicht enthalten war. Es kommt nämlich eine CO_2-Produktion ohne Sauerstoffverbrauch zustande. Hier ist der respiratorische Quotient überhaupt nicht mehr brauchbar, da der respiratorische Quotient mit der Sauerstoffaufnahme gekoppelt ist.

Auf der anderen Seite kann die Wärmeproduktion, die klassische Form der direkten Kalorimetrie, eine sichere Aussage darüber erlauben, was im Organismus insgesamt vorgeht, wenn man vielleicht einmal von geringfügigen Veränderungen der ATP-Konzentration absieht. Eine Erhöhung des ATP-Durchsatzes, des Umsatzes von ATP, wird sich immer zwangsläufig auch in einer Erhöhung der Energieabgabe in der direkten Kalorimetrie messen lassen.

Grünert: Ich möchte nur noch kurz einen Kommentar geben, um nicht mißverstanden zu werden. Es ist klar, daß ich mit Energiespeicherung nicht die Erhöhung der ATP-Menge meine. Vielleicht einen Satz zur Richtigstellung, was ich meine mit Wärme als Abfallenergie. Das einsichtbarste Beispiel ist die Atmungskette. Wenn sie entsprechend der Wasserstoffoxydation mit Sauerstoff zu Wasser eine Energiebildung haben, die sich nach thermodynamischen Grundsätzen natürlich in einer Menge an freier und gebundener Energie aufteilen läßt, dann ist die in dieser chemischen Reaktion freiwerdende Energie für den Körper nur in dem Maße nutzbar, wie sie in die Bildung von ATP einfließt. Das meine ich als Energiespeicherung in ATP. Nennen wir es Umwandlung von Energie in ATP. Es kann nämlich der Ihnen bekannte Fall eintreten, daß die Atmungskette sehr wohl funktioniert, daß also Wasserstoff unter entsprechender Freisetzung von Energie zu Wasser oxydiert wird, und die ATP-Synthese in dieser Situation Null ist. Für diesen Fall ist die Energieausschöpfung des Organismus aus der chemischen Organisation Null, obgleich wir eine hohe Freisetzung von Wärme haben. Man muß bei der Interpretation dieser Zahlen im intensivmedizinischen Bereich vorsichtig sein, da wir nichts wissen über das Ausmaß und die Effizienz der Kopplung dieser Prozesse: einerseits der Energiefreisetzung durch chemische Reaktion in der Oxydation, andererseits die Ausnutzung dieser Energie in der für den Körper nutzbaren Form ATP. Das ist das Problem, und nur das wollte ich als Energiespeicherung gemeint wissen, natürlich nicht in einem Anstieg an ATP.

Raberger: Herr *Förster*, Sie haben gesagt, daß die Glukose und die anderen Zucker keinen Unterschied bezüglich der Beeinflussung der freien Fettsäuren, was die quantitativen Veränderungen anbelangt, besitzen. Das war ja auch klar zu sehen. Ich glaube, es ist aber ein deutlicher Unterschied, und das haben Sie ja auch gezeigt, wie die Veränderungen der freien Fettsäuren hervorgerufen werden. Während bei Glukoseinfusion ein deutlicher Insulinanstieg und dadurch bedingt eine indirekte antilipolytische Wirkung vorhanden ist, besitzen die anderen Zucker keine insulinfreisetzende Wirkungskomponente. Daher müssen Sie doch bei den anderen Zuckern eine direkte antilipolytische Wirkung fordern, die auch anhalten sollte, solange der Stoff noch im Organismus ist. Gibt es dazu überhaupt Befunde an isolierten Zellen?

Förster: Ja, es gibt an sich die Befunde von Herrn *Froesch*, in denen gezeigt worden ist, daß die Fettzelle in beschränktem Umfang in der

Lage ist, Fruktose, Sorbit oder auch Xylit zu metabolisieren. Es ist vollkommen klar, ich hatte kurz darauf hingewiesen, daß hier ein deutlicher Unterschied besteht. Die glukoseinduzierte Hemmung der Lipolyse geht unter allen Umständen über eine Zwischenschaltung von Insulin. Anders geht es in diesem Fall nicht. Wenn man das Insulin z. B. durch Antikörper abfängt, bekommt man durch Glukose keine Hemmung der Lipolyse mehr. Dabei handelt es sich also um einen indirekten Effekt der Glukose. Insulin ist unter allen Umständen erforderlich. Demgegenüber können Glukoseaustauschstoffe unter Umgehung dieser Zwischenschaltung offenbar direkt auf die Lipolyse einwirken und die Lipolyse hemmen. Dieser überschießende Anstieg der Fettsäurekonzentration nach Beendigung der Infusion von Glukose ist ein Ausdruck der nun erfolgten Wiederumstellung der hormonellen Situation. Die Insulinkonzentration sinkt gar nicht so stark ab, aber es kommt vor allen Dingen jetzt die Gegenregulation zur Geltung. Die lipolytischen Hormone, vor allen Dingen die Katecholamine, bewirken eine ganz starke Intensivierung der Lipolyse nach Absetzen der Glukoseinfusion als Gegenregulationsmechanismus. Nicht deswegen, weil nun keine Glukose mehr vorhanden ist, es ist immer noch genügend Glukose da, sondern um jetzt den Organismus vor einer möglichen Hypoglykämie zu schützen. Die reaktive Hypoglykämie ist infolgedessen fast nicht nachweisbar, selbst unter diesen extremen Bedingungen. Um zu dieser Schutzwirkung zu kommen, ist eine ganz starke Intensivierung der Lipolyse erforderlich, die zu einem massiven Anstieg der Fettsäurekonzentration im Blut führt. Über diese hohe Fettsäurekonzentration wird nun wiederum die periphere Verwertung von Glukose über den Glukose-fettsäurezyklus gehemmt. Dieser Gegenregulationsmechanismus ist im Grunde genommen bei den Glukoseaustauschstoffen völlig überflüssig, weil hier ein allmähliches Ausschleichen der Stoffwechselumstellung erfolgt. Die Glukoseaustauschstoffe haben niemals zu einer hormonellen Reaktion geführt. Deswegen ist es auch nicht erforderlich, daß im Anschluß an die Beendigung der Applikation eine Gegenregulation stattfindet. Hier sind hormonelle Regulationsvorgänge weder bei Beginn noch beim Absetzen erforderlich. Also wird man ganz allgemein ausgedrückt den Stoffwechsel insgesamt durch die Zuckeraustauschstoffe wesentlich weniger durcheinanderbringen als durch die Verwendung von Glukose. Dies ist vor allen Dingen dann der Fall, wenn man die Glukose nicht kontinuierlich, sondern diskontinuierlich appliziert, nämlich etwa 4 Stunden Infusion, dann 4 Stunden Pause (um eine Angleichung an die „normale" Nahrungszufuhr mit Mahlzeiten zu erreichen). Bei normaler Nahrungszufuhr ist die Situation völlig anders, hier ist überhaupt kein Vergleich mit der parenteralen Applikation zu sehen. Darauf möchte ich aber hier nicht eingehen, da das wahrscheinlich zu weit führen würde.

Kraupp: Gibt es heute moderne Befunde und Hinweise über Zusammenhänge zwischen dem Abfall der energiereichen Phosphate in der Leber und der hyperurikämischen Wirkung?

Förster: Der Hyperurikämie als Folge der Infusion von Glukoseaustauschstoffen liegen zwei verschiedene Mechanismen zugrunde. Einmal besteht ein direkter Effekt, der vor allen Dingen bei der Fruktose zur Geltung kommt. Über die Aufhebung von verschiedenen Rückkopplungsmechanismen wird der aktuelle Abbau der präformierten Adeninnukleotide erhöht. Die Konzentration in der Leber vorhandener Adeninnukleotide sinkt ab, gleichzeitig steigt die Harnsäureproduktion aus den präformierten Adeninnukleotiden entsprechend an. Aber das kann nur eine Teilerklärung sein. Etwa 20—30% der neugebildeten Harnsäure lassen sich auf diese Art und Weise erklären. Dieser Effekt kann im übrigen nur bei Fruktose eine Rolle spielen. Bei Sorbit und Xylit verändert sich die Konzentration der präformierten Adeninnukleotide überhaupt nicht. Der zweite Effekt ist, daß zusätzlich durch diese Substanzen eine Neusynthese von Purinen erwirkt wird. Diese Purinneusynthese geht von Ribosephosphat aus. Ribosephosphat entsteht über den nicht oxydativen Teil des Pentosephosphatzyklus, sowohl bei Applikation von Fruktose als auch Sorbit, aber vor allen Dingen und besonders ausgeprägt bei Xylit. Dabei scheint offenbar die Rückkopplung der Purinsynthese durchbrochen zu werden. Die Mechanismen, welche die Neusynthese steuern, scheinen nicht mehr voll zu funktionieren.

Dieser Effekt kann eindeutig nachgewiesen werden, etwa über den Einbau von markiertem Glyzin in Harnsäure. Wir konnten nachweisen, daß als Hauptmechanismus der Wirkung von Xylit die Neusynthese von Purinen gesteigert ist. Das gleiche gilt für den Spätmechanismus von Fruktose. Die Stimulierung der Purinneusynthese ist also allen Glukoseaustauschstoffen eigen. Dies erklärt vor allen Dingen die Wirkung einer längeren Applikation.

Haider: Noch kurz eine Bemerkung, weil Herr *Förster* Herrn *Froesch* angeführt hat. Herr *Froesch* aus Zürich hat ja Ihnen gänzlich widersprechende Befunde vorgelegt, indem er gezeigt hat, daß durch Glukoseaustauschstoffe sowohl der Glukosespiegel in die Höhe gehen als auch Insulin freigesetzt werden kann. Ich kann dazu nicht kritisch Stellung nehmen, aber ich würde Sie darum ersuchen.

Förster: Insgesamt gesehen kann man dazu sagen, daß Herr *Froesch* und ich überhaupt keine widersprechenden Befunde haben. Wir haben eigentlich genau die gleichen Befunde, der einzige Unterschied ist in der Interpretation. *Froesch* wie auch ich (ich habe dies an einem

Dia gezeigt) sind der Ansicht und haben es beide bewiesen, daß aus Glukoseaustauschstoffen unter anderem Glukose gebildet wird, und zwar in relativ hohem Umfang. Beim Diabetiker wird diese Glukose dann nicht mehr ausreichend verwertet. Wenn man einem insulinpflichtigen diabetischen Patienten Fruktoseinfusion verabreicht, dann erfolgt ein Anstieg der Glukosekonzentration. Das ist etwas völlig anderes als beim Intensivpatienten. Beim Intensivpatienten ist genügend Insulin vorhanden, dies haben zahlreiche Untersuchungen gezeigt, aber die Antiinsulinwirkung der Glukokortikoide und anderer Hormone ist ebenfalls vorhanden. Auf jeden Fall ist der Intensivpatient kein Insulinmangelpatient.

Froesch hat nachgewiesen, ich habe dies reproduziert, und wir sind absolut der gleichen Ansicht, daß bei Insulinmangel die Glukoseaustauschstoffe zu einem gewissen Teil in Glukose übergeführt werden. Das ist überhaupt keine Streitfrage. Für diese neugebildete Glukose ist beim diabetischen Insulinmangelpatienten natürlich Insulin erforderlich. Auch darüber gibt es keinerlei Kontroversen. Die Freisetzung von Insulin wird allerdings durch Glukoseaustauschstoffe nicht wesentlich stimuliert, das müßte ein Mißverständnis von Ihnen sein. Lediglich Xylit führt bei entsprechend hoch dosierter Applikation zu einer geringen Insulinsekretion. Herr *Dietze* aus München hat nachgewiesen, daß auch Fruktose eine geringe Insulinsekretion verursachen kann, wenn man die Insulinkonzentration direkt im Pfortaderblut mißt. Wir haben in der einen Abbildung auch gezeigt, daß ein geringfügiger Anstieg der Insulinsekretion bei Infusion von 2 g Fruktose pro kg KG vorhanden ist. Dieser geringfügige Anstieg ist sicher nicht verantwortlich dafür, daß verhältnismäßig sehr große Mengen Glukose sowohl beim stoffwechselgesunden Probanden als auch beim Patienten der Intensivstation umgesetzt werden können. Dies geschieht letztlich insulinunabhängig. Eine insulinunabhängige Verwertung der Glukose, die aus Glukoseaustauschstoffen gebildet worden ist, kann allerdings nur dann stattfinden, wenn eine Basissekretion von Insulin vorhanden ist und nicht beim absoluten Insulinmangeldiabetes. Diese Bedingungen sind ganz klar abzugrenzen und unumstritten.

Hohenegger: Ich möchte nur kurz fragen, ob die Leberverfettung auch ohne Glukose zu finden war?

Porta: Ich bin nicht sicher, ob ich das ausreichend gesagt habe, aber ich habe es einmal sicher gesagt, daß die Leberverfettungen von vornherein bei unseren Kontrollen und allen vorherigen Versuchsserien katecholaminbedingt sind. Wir haben es noch nicht an Homogenaten gemessen, aber wir sehen es an Leberschnitten bei Sudan-Färbung, daß die Leberverfettung bei beiden Zuckern sicherlich etwas zunimmt. Aber die Leberverfettung ist katecholaminbedingt und von vornherein vorhanden.

Hohenegger: Man müßte dann also annehmen, daß sowohl Lipolyse als auch die Lipidsynthese gesteigert ist.

Porta: Wir haben das nicht gemessen.

Hohenegger: Ja, aber die Lipolyse ist bekannt, und man müßte annehmen, daß beide Vorgänge zugleich gesteigert sind.

Porta: Das ist anzunehmen.

Rudasch: Mir hat eine Schlußfolgerung von Ihnen sehr gefallen, nämlich daß Sie gemeint haben, daß man individuell nach Notwendigkeit behandeln sollte. Was würden Sie z. B. als Parameter des Stresses nehmen? Hier haben Sie ja den Streß selber verursacht.

Porta: Man könnte den aktuellen Katecholamingehalt im Serum nehmen. Das ist eine relativ schwierige Bestimmung, zu der man viel Blut braucht. Die Bestimmungen, zu denen man wenig Blut braucht, sind erst in den Kinderschuhen. Man könnte auch unter Umständen bei gewissen Formen des Stresses, also bei der Form des Stresses, den wir appliziert haben, einen Abfall der Triglyzeride als Parameter nehmen. Nur glaube ich, daß der Streß, den wir appliziert haben, bewußt so schwer war, daß er auch bei den Intensivpatienten vermutlich zu den seltenen Ereignissen zählen wird. Ich kann Ihnen aus meiner Erfahrung heraus noch nichts sagen, aber es wird vielleicht einmal möglich sein, Parameter zu finden.

Förster: Ich möchte nur ganz kurz ergänzen, daß vielleicht das Streßmodell mit der Katecholaminwirkung zu einseitig ist. Bei Intensivpatienten ist eine ganz starke Erhöhung der Glukokortikoidausschüttung aus der Nebennierenrinde ein ganz wesentlicher Faktor, und zwar gibt es hier in manchen Fällen Konzentrationserhöhungen um den Faktor 10—15 gegenüber der Norm. Die Stoffwechseländerungen sind also nicht nur katecholaminbedingt, sondern gleichzeitig glukokortikoidbedingt. Dies sollte man zwar im Experiment nicht in dem Maß berücksichtigen. Man sollte aber bei den Intensivpatienten daran denken, das gleiche gilt auch bei operativen Patienten, daß es sich nicht nur um die Wirkung der Katecholamine handelt. Die Glukokortikoide, die ACTH-Produktion und möglicherweise auch die STH-Produktion haben ganz wesentliche Bedeutung in der langfristigen Wirkung.

Porta: Es ist mir bekannt, ich habe einige Arbeiten vorliegen, und ich glaube, es ist allgemein bekannt, daß die Katecholamine einen nicht zu übersehenden Einfluß auf die Glukokortikoidsekretion haben. In dem Moment, in dem ich exogen Katecholamine gebe, muß auch die Glukokortikoidsekretion stark gesteigert sein.

Förster: Aber Sie sind doch sicher auch der gleichen Meinung, daß man die beiden Dinge eigentlich in der Beurteilung entsprechender Streßsituationen, etwa bei polytraumatisierten Patienten, durchaus gemeinsam sehen muß.

Porta: Ja, aber das geht mit der Katecholaminapplikation Hand in Hand.

Grünert: Wir haben eigentlich die Frage, die anstand, vergessen. Es gibt schon einen Parameter, der im Streß eine Rolle spielt. Wir haben die ganze Zeit davon gesprochen. Das sind die Nicht-Ester-Fettsäuren oder freien Fettsäuren. Jeder, der damit arbeitet, weiß aber, daß es keine guten Methoden gibt. Nach unseren Untersuchungen kann man ohne Gefahr sagen, daß alle photometrischen Methoden im Prinzip falsch sind. Das führt aber vielleicht zu weit, das kann in Einzelgesprächen belegt werden. Das nimmt diesem Parameter trotzdem nicht seine zentrale Stellung. Wir sollten auch als Kliniker nicht vergessen, daß man diesen Streß durch physikalische Größen belegen kann. Wir haben gefunden, daß als Parameter tatsächlich die freien Fettsäuren in Frage kommen, wenn wir in der Lage sind, sie verbindlich und glaubwürdig zu messen. Wir können das.

Rudasch: Ich möchte noch etwas sagen. Ich habe das Gefühl, daß die freien Fettsäuren eine Momentanaufnahme geben, ich würde dies nie als Streßparameter nehmen.

Grünert: Wenn Sie das nicht als Streßparameter nehmen, ist das natürlich Ihre persönliche Entscheidung. Aber was wir aus der Biochemie wissen, ist, daß, wenn sich etwas an biochemischen Parametern ändert, es nur dieser Parameter sein kann. Die Katecholamine zu messen, halte ich für völlig ausgeschlossen, da sie noch empfindlicher sind als die freien Fettsäuren selbst. Sie sind zu fein in der Regulation, als daß sie einen stabilen Maßstab für eine Derangierung des Stoffwechsels geben könnten. Ich möchte vielleicht dazu sagen, daß, wenn wir von Streß reden, wir den biochemisch belegbaren Streß meinen. Wir wissen, daß wir das, was wir als biochemisch belegbaren Streß bezeichnen, nicht klinisch indizieren können. Das korreliert nicht.

Hohenegger: Ich glaube, es ist doch nicht so einfach, denn die Entwicklung einer Niereninsuffizienz und die Entwicklung einer akuten Azidose hemmt sofort die Lipolyse.

Grünert: Das stimmt bei diesen Krankheitsbildern. So einfach ist die Sache bei einem Streßpatienten nicht. Wir können auch nicht bei einem Streßpatienten durch die Glukoseinfusion, über eine Erzeugung einer Insulinsekretion, die Lipolyse hemmen. Da passiert gar nichts. Das ist ein eigenständiges Krankheitsbild, das mit Sicherheit nicht durch die Katecholamine allein, sondern durch Glukokortikoide und den ganzen multifaktoriellen Prozeß bedingt ist.

Nachmittag

Dudziak: Meine Damen und Herren, ich eröffne hiermit die Nachmittagsdiskussion und gebe meiner Hoffnung Ausdruck, daß wir nach den Vorträgen und der anschließenden Diskussion das Symposion zwar verwirrt, aber doch auf wesentlich höherem Niveau verwirrt, verlassen werden.

Zunächst möchte ich an diejenigen Kollegen, die sich mit Glukoseforschung beschäftigt haben, die Frage stellen, ob sie die Meinung vertreten, daß man in der Regel mit Glukose allein, ohne Verwendung anderer Kohlenhydrate, in der parenteralen Ernährung auskommen kann. Darf ich Sie, Herr *Haider*, bitten, diese Frage zunächst zu beantworten.

Haider: Das Thema meines Vortrages lautete: „Die Glukose in der akuten parenteralen Ernährung", deswegen bin ich auf die anderen Nährstoffe nicht eingegangen. Ich bin der Meinung, daß die Infusion von Fett und Aminosäuren durchaus von eminenter Bedeutung ist, aber ich würde sagen, daß die Utilisationsbasis, z. B. für das Fett, zuerst geschaffen werden muß, indem man versucht, die Glukoseverbrennung, die Glukoseutilisation zu normalisieren, um den Fettsäuren überhaupt die Chance zu geben, in den Zitronensäurezyklus eingeschleust zu werden. Das ist die alte Binsenwahrheit, die wir in der Schule gelernt haben: die Fette verbrennen im Feuer der Kohlenhydrate. Deswegen würde ich glauben, daß zu Beginn, in den ersten 12 oder 24 Stunden, vor allem die Normalisierung der Glukoseutilisation im Auge behalten werden sollte. Dann sind natürlich potentere Energiespender, wie das Fett und die Zufuhr anaboler Substanzen, eben der Aminosäuren oder stickstoffhältiger Substanzen, zu fordern.

Dudziak: Dann darf ich Sie, Herr *Förster*, fragen, ob Sie der Ansicht sind, daß man allein mit Zuckeraustauschstoffen, ohne daß man Glukose dazunimmt, in der parenteralen Ernährung auskommen kann. Ich möchte gleich hinzufügen, daß es mir jetzt nicht um Zusatz von Aminosäuren und Fetten geht. Darüber haben wir heute nicht gesprochen, und es ist ganz selbstverständlich, daß man sie in gewissen Situationen nehmen soll und muß.

Förster: Ich würde zunächst einmal sagen, daß man in der Infusionstherapie grundsätzlich sicher ohne Glukose zurechtkommen kann. Die Frage ist allerdings, ob man dies soll. Ich würde sagen, daß jeder Wissenschaftler, jeder Arzt, das nehmen sollte, was er beherrscht. Allerdings sollte man eine ganz klare Einschränkung machen. Die Verwendung von zusätzlichem Insulin bei Glukose halte ich für außerordentlich ungünstig. Herr *Haider* hat Herrn *Daweke* erwähnt.

Ich möchte Herrn *Mehnert* erwähnen. Herr *Mehnert* ist der Ansicht, daß dabei auf jeden Fall die Möglichkeit von Antikörperbildung besteht. Aber was viel wichtiger ist, das ist die Größenordnung, wie sie Herr *Haider* genannt hat, nämlich 400—800 Einheiten pro Tag parenteral. Man muß sich das einmal vorstellen. Der tatsächliche Bedarf ist 40 Einheiten pro Tag.

Wenn man derartig große Mengen von Insulin parenteral verabreicht, besteht nun einmal die Gefahr von Nebenwirkungen, und man sollte diese Nebenwirkungen nicht zu gering ansetzen.

Auch Herr *Dudrick*, der in den USA keine Alternative zu Glukose bzw. zu Glukose + Insulin hat, hat vor der Gefahr der Insulinhypoglykämie und der Hyperglykämie bei derartiger Behandlung gewarnt.

Dudziak: Herr *Förster*, bevor ich das Wort an Herrn *Haider* weitergebe, möchte ich Sie fragen, welche Gefahren und Nebenwirkungen Sie meinen, wenn Sie von der massiven Insulinverwendung abraten. Sie haben von Hypo- bzw. Hyperglykämie gesprochen, sowie von Antikörperbildung. Sind damit alle Gefahren genannt?

Förster: Das sind sicherlich die wesentlichen Gefahren. Man kann ganz sicher sein, daß bei einer Verabreichung von Insulin in dieser Größenordnung die Gefahr von Hypoglykämie besteht. *Dudrick* hat mehrere solche Fälle beschrieben. Es ist in der normalen Intensivstation immer sehr schwierig, daß die Infusion immer gleichmäßig läuft. Wenn man Insulin in der Infusionslösung gibt, also gleichzeitig mit Zucker verabreicht, dann besteht die Frage, wieviel davon de facto zum Patienten gelangt. Ein Großteil des Insulins bleibt am Infusionssystem, an den Flaschen usw. hängen. Etwa zwischen 30 und 70%, wie ausgedehnte Untersuchungen gezeigt haben, kommen tatsächlich zum Patienten. Der Rest bleibt adsorbiert. Und noch wesentlich gefährlicher ist die gleichzeitige Verabreichung von Insulin über einen Perfusor, zusätzlich zur Glukoseinfusion. Hier kann es z. B. passieren, daß die Glukoseinfusion abgestellt wird, während das Insulin weiterläuft. Solche Fälle sind beschrieben worden, und dies ist durchaus im Bereich des Möglichen.

Dudziak: Herr *Haider*, ich bitte Sie sehr, jetzt Ihre Meinung dazu zu sagen.

Haider: Ich glaube, man sollte bei der Diskussion dieser Problematik nicht technische und menschliche Versagensfehler miteinbeziehen. Man dürfte dann auch kein Kalium zuführen, weil es einer Schwester passieren kann, daß sie eine Kaliuminfusion hineinlaufen läßt. Ich glaube, das ist keine Basis. Wir haben gesehen, daß es in der Situation des Schockes zu einer verminderten bzw. manchmal fehlenden Insulinsekretion kommt. Wir haben gesehen, daß das Insulin eines der entscheidendsten zentralen Hormone im Stoffwechsel nicht nur des Zuckers, sondern auch der Fettzelle und der Proteine darstellt. Es hat also keinen Sinn, sich jetzt nur darauf zu beschränken, zu fragen: kann ich in diesem Zustand irgendwie unter Umgehung des Insulins Zucker zuführen? Ich glaube, es ist von entscheidender Bedeutung, daß man dem Organismus in einer Notsituation ein fehlendes, enorm wichtiges Agens zur Verfügung stellt. Ich glaube, daß es nicht tendenziös ist, wenn ich sage, daß es auf der Welt Millionen von Diabetikern gibt, die sich weiß Gott wieviel Einheiten täglich spritzen und relativ gut damit leben, ohne auf einem Vulkan sitzen zu müssen. Daß man eine potente Therapie mit der entsprechenden Sorgfalt handhaben muß, dürfte, glaube ich, nicht prinzipiell gegen die Therapie sprechen.

Förster: Nun, die Frage stellt sich doch eigentlich folgendermaßen: Glukose plus Insulin mit Gefahren, Glukoseaustauschstoffe ohne Insulin ohne Gefahren? Menschliches Versagen ist in jedem Fall möglich. Also würde ich als Theoretiker sagen, und die meisten Praktiker müßten mir beipflichten: Wenn man eine gefahrlose Therapie einer doch potentiell gefährlichen Therapie gegenüberstellt, sollte man die gefahrlose Therapie der möglicherweise gefährlichen Therapie vorziehen. Dies sollte man, meine ich, in der Routine durchaus tun, eben auch unter Berücksichtigung der menschlichen Versagensmöglichkeiten, die wohl bei jeder Betreuung von Patienten gegeben sind.

Grünert: Ich möchte versuchen, die Diskussion möglichst sachlich zu halten. Es stellt sich jedenfalls ganz bestimmt die zentrale Frage nach dem ursächlichen Störfaktor im intensivmedizinischen Zustand. Wir haben heute öfter gehört, daß das, was eigentlich derangiert ist, der Glukosestoffwechsel in seiner Wechselbeziehung zum Fettstoffwechsel ist, und daß die eigentlichen Verursacher dieser Störung die freien Fettsäuren sind. In dieser Situation eines Intensivstoffwechsels ist nicht die Frage der parenteralen Ernährung vorrangig, sondern ganz entscheidend die therapeutische Korrektur dieses gestörten Stoffwechsels. Das ist eine völlig andere Situation und eine völlig andere Aufgabe. Unsere primäre Aufgabe muß sein, die über den Bedarf hinausgehende lipolytische Freisetzung von Fettsäuren zu bremsen. Dann sind wir die Kalamität los. Dann sind wir die periphere Glukoseverwertungsstörung los und dann sind wir die leidige Diskussion über Glukose mit Insulin oder Glukoseaustauschstoffe ohne Insulin auch los.

Dudziak: Vielen Dank, ich möchte meinen, daß eine etwas leidenschaftliche Diskussion zu diesem Thema sogar erwünscht ist, zumal mit Sicherheit in Zukunft darüber weiter gesprochen und gestritten wird. Nun möchte ich Sie, Herr *Leutenegger,* fragen, wie Ihre Meinung zur Verwendung von Glukose mit Xylit bzw. einer Mischung von Glukose, Xylit und Fruktose ist?

Leutenegger: Wie ich bereits in meinem Referat gesagt habe, ist unser Standpunkt klar: Glukose so lange wie möglich, denn das ist das physiologische Substrat. Es gibt jedoch Fälle, da kommt man nicht mehr hin, mit Glukose genügend Kohlenhydrate verabreichen zu können, um den Patienten genügend ernähren zu können, selbst unter Einsatz von großen Mengen Insulin. Und in diesen Fällen haben wir dokumentiert, daß es mit den Austauschzuckern möglich ist, eine bessere kalorische Versorgung sicherzustellen. Ich möchte noch zu Herrn *Haider* zwei Punkte sagen: 1. Das Insulin: Wenn Insulin — auch wir verabreichen Insulin —, dann unseres Erachtens, wenn irgendwie möglich, zusammen mit den verabreichten Glukose- oder anderen Kohlenhydratinfusionen. Die Gefahr einer unabhängigen Insulinweiterapplikation bei sistierender Kohlenhydratinfusion ist eminent. Gerade die bewußtlosen, sedierten, beatmeten Patienten werden Ihnen mit keinem Symptom zeigen, daß sie schwerst hypoglykämisch sind. Die einzige Möglichkeit zur Erfassung der Hypoglykämie ist die kontinuierliche Blutzuckermessung.

Das ist ein Unterschied zum wachen Patienten: der wird dann einmal bewußtlos, das fällt auf. Aber der sedierte und bewußtlose Patient kann nur durch Laborkontrollen überwacht werden und diese Überwachung ist lückenhaft. Die schweren Hypoglykämien dazwischen erfassen Sie nicht und die haben schwerste Konsequenzen. Der 2. Punkt, zu dem ich noch etwas sagen möchte: Sie haben die Schocksituation erwähnt mit schwersten Störungen der Insulinsekretion, und hier kann ich Ihnen nur sagen: schockierte Patienten ernähre ich nicht, bei denen behandle ich zuerst den Schock; nachher kann ich sie wieder ernähren.

Haider: Wenn ich mit der zweiten Frage beginnen darf, das ist ein großes Anliegen, hier quasi ein Weltbild zu etablieren. Ich möchte sagen, die Ernährung im landläufigen Sinn, wie Sie es ausdrücken, „nun man hat etwas anderes zu tun, als den Patienten zu ernähren", ist etwas ganz Anderes als die Ernährung im Sinne einer akuten parenteralen Alimentation bei einem Schwerschockierten. Ich glaube, das ist eine prinzipiell falsche Voraussetzung. Die Nährstoffe, die Substrate, von denen der Organismus seine Energie schöpft, sind ja die Grundlage für jede Therapie. Sie können dem Patienten einen Adrenalindauertropf anhängen, Sie können ihm Volumen geben, Sie müssen aber dem Myokard die Möglichkeit geben, dieses Volumen, das Sie jetzt als Expander oder Blut oder kristalline Lösung infundiert haben, auch zu pumpen. Sie können einen Patienten beatmen, ihm den Sauerstoffbedarf decken, aber es nützt nichts, wenn der

Sauerstoff nicht in die Peripherie gebracht wird, und dort nicht utilisiert wird. Deshalb sollte es sogar als Forderung gelten, eine akute parenterale Alimentation als Voraussetzung für jede weitere medikamentöse oder apparative Therapie durchzuführen. Zu Ihrer ersten Frage: Ich glaube, um es noch einmal zu sagen, man muß trennen zwischen der Tatsache von technischen Problemen und prinzipiellen Gegenargumenten. Die Technik müßte man jetzt allmählich ausfeilen. Man müßte herausfinden, wie günstig das oder jenes ist, wie am wenigsten passiert, ob man Insulin zur Flasche zugeben soll — da können die Gegner wieder sagen, dabei wird zuviel durch Adsorption vermindert — oder im Perfusor oder direkt i.v.; ich glaube, da müßte man durchaus auf einen grünen Zweig kommen. Es dreht sich hier um das Prinzipielle: soll ich eine potente Therapie, die unter Umständen auch eine eingreifende Änderung in den verschiedenen vitalen Parametern bringt, prinzipiell deswegen verdammen, weil das Handling so schwer ist, oder soll ich nicht sagen, ich muß mich eben hier unterwerfen und im entscheidenden Punkt eine entsprechend dichte Konfrontation mit diesem Thema suchen.

Dudziak: Nun möchte ich gerne Herrn *Förster* oder Herrn *Grünert* fragen, ob es ernst zu nehmende Nebenwirkungen von Glukose gibt. Auf der anderen Seite darf ich Herrn *Haider* bitten, beantworten zu wollen, ob es seiner Ansicht nach ernst zu nehmende Nebenwirkungen von Zuckeraustauschstoffen gibt. Wir haben heute alle gehört, daß es sie gibt. Sie wurden manchmal als Azidose, manchmal als Laktatämie bezeichnet, wobei ihr Ausmaß und ihre Bedeutung noch nicht klar definiert wurden.

Grünert: Herr *Leutenegger* hat mit einem außerordentlich wertvollen Dia geendet. Wenn wir die Stoffwechselsituation, die wir diskutieren, beachten, dann wird auch die Wirkung eines Stoffes durch die Dosis bedingt. Die Glukose kann deletäre Folgen haben, wenn wir sie in einer Dosis zuführen, wie der Stoffwechsel sie in einer bestimmten Situation einfach nicht verwerten kann. Das trifft auf jeden Stoff zu, und es bedarf eigentlich einer ziemlichen Überwindung, um bei einer vorliegenden Verwertungsstörung einer Substanz dennoch eine zusätzlich erhöhte Zufuhr vorzunehmen. Einige Therapeuten mögen sich dadurch auszeichnen, daß sie den Umgang mit Insulin offensichtlich exzellent beherrschen. Es ist aber außerordentlich gefährlich, mit einer so brisanten Sache in die Allgemeinheit zu gehen. Deswegen würde ich, um abzuschließen, als ernst zu nehmende Nebenwirkung für Glukose behaupten, daß bei Nichtbeachtung der metabolischen Situation, d. h. bei einer Nichtbeurteilbarkeit einer erlaubten Dosierung, diese Glukose genauso gefährlich in der Applikation ist wie jeder andere Stoff unter gleichen Kautelen.

Dudziak: Ich danke Ihnen sehr und möchte eine Zusatzfrage stellen für alle diejenigen, die wahrscheinlich auch darüber nachdenken, welche Bedeutung für den zellulären Stoffwechsel die hohen Plasmakonzentrationen von Glukose bei einer solch hohen Dosierung haben. Sind Störungen des intrazellulären Stoffwechsels zu erwarten, wenn wir so hohe Plasmaglukosespiegel erreichen?

Grünert: Es ist zweifelsfrei so, daß die Hauptgefahr die Hyperosmolarität ist. Der gefährlichste Aspekt in dieser Therapie betrifft in der Tat das Insulin. Ich möchte noch einmal unterstreichen, was Herr *Leutenegger* sagte: Wir können gerade bei einem bewußtlosen Patienten eben nicht feststellen, wann dieser Patient in eine Hypoglykämiephase rutscht, und das ist meines Erachtens bei dieser Therapieform die allergrößte Gefahr.

Dudziak: Ja, dann möchte ich jetzt Herrn *Haider* bitten, dazu zu erwidern.

Haider: Wir haben uns im Laufe der letzten Jahre zu einem „Weltbild“, um das Wort noch einmal zu nehmen, durchgerungen, aufgrund verschiedener Empfehlungen aus der Literatur, und haben versucht, es nachzuvollziehen und ein bißchen zu verbessern. Ich darf noch einmal auf die Befunde von *Allison* hinweisen, der bis zu zwei Liter 50%iger Glukose gegeben und sich davor nicht gescheut hat, es ist am Anfang natürlich eine horrende Angabe, 1000 Einheiten Insulin pro Tag zuzusetzen, natürlich unter extremen Sicherungsbedingungen. Er hat das als Behandlung des Sick-cell-Syndroms bezeichnet, bei dem die energetische Situation an der Zelle so schlecht ist, daß sie der Natriumpumpe nicht mehr gerecht werden kann und daß es zu einem intrazellulären Natriumeinfluß mit intrazellulärem Wassereinfluß und einem Zellödem kommt. Er konnte zeigen, daß durch diese Therapie ohne weitere Natriumzufuhr der Serumnatriumspiegel und die Ausscheidung des Harnnatriums angestiegen sind. Er hat das als Regeneration der Zellpumpe interpretiert. Er konnte auch zeigen, daß der Reststickstoff abgesunken ist, als Zeichen für die Blockierung der Glukoneogenese aus Stickstoffsubstanzen. Es ist ganz klar, daß es Situationen gibt, wo man sich sozusagen nach der Decke strecken muß. Ich will nicht sagen, daß hochprozentige Glukose mit Insulin zu verabfolgen ist wie eine Infusion von 5%iger Lävulose oder so. Es ist immer die Frage: Ist es tunlich, dem Praktiker auf dem Land oder den jungen Ärzten auf dem Land so etwas zu empfehlen und zu sagen: „Nun macht das nur so“? Ich glaube, man sollte da wirklich unterscheiden zwischen der Empfehlung, die man jungen Ärzten auf dem Lande geben kann, und einem Versuch, eine Richtung zu etablieren, die auf wissenschaftlichen Erkenntnissen basiert. Die Frage lautet nicht, kann der das dort draußen im Nachtdienst alleine machen, sondern, kann man überhaupt mit einer schweren Post-schockstörung fertig werden? Wenn ja, wenn man hier den Zipfel einer Möglichkeit sieht, ist es, glaube ich, unser aller Aufgabe, diesen Weg zu verfolgen, um ihn zu vereinfachen und vielleicht späterhin auch dem Arzt im Landkrankenhaus eine einfache Möglichkeit und ein einfaches Handling anzubieten, mit einer schweren Situation fertig zu werden.

Leutenegger: Ich habe nur noch eine kurze weitere Frage an Herrn *Haider:* Neben der Frage der Glukoseüberwachung und dem Insulinbedarf stellt sich meines Erachtens bei so exzessiven Insulingaben auch das Problem der Kaliumsubstitution mit entsprechender Problematik wie Rhythmusstörungen, Rhythmusüberwachung. Haben Sie da mit diesen exzessiven Mengen von Insulin spezielle Beobachtungen gemacht?

Haider: Ich habe in einem meiner Dias gezeigt, daß der Kaliumeinstrom in die Zelle gesteigert ist in einer Patientengruppe, die Glukose und Insulin bekommen hat. Nun, wenn ich das spezielle Beispiel meines engeren Arbeitskreises, die Operationen an der Herz-Lungen-Maschine, heranziehen darf, kommt es während dieser Prozedur zu einem enormen intrazellulären Kaliumverlust. Ich glaube, es ist nur recht und billig, wenn wir die Möglichkeit ausschöpfen, Kalium auch tatsächlich einzuschleusen und damit das Potential der Zelle an Kalium wieder zu normalisieren. Natürlich muß man dann entsprechend mehr Kalium substituieren. Sie können jetzt sagen, daß ich dadurch drei Serumkaliumbestimmungen mehr an einem Nachmittag habe, als wenn ich das nicht machen würde. Aber glauben Sie nicht, daß es günstiger ist, wenn ich bei einer Bestimmung eine Hypokaliämie oder die Tendenz zu einer Hypokaliämie sehe und ich sie durch Substitution ausgleichen kann? Ich weiß dann, daß ich ein gutes Verhältnis zwischen extra- und intrazellulärem Kalium habe, und muß nicht fürchten, daß das intrazelluläre Kalium und der gesamte Kaliumbestand zu nieder ist.

Leutenegger: Noch eine letzte Bemerkung dazu: das beruhigt mich sehr. Ich habe jetzt realisiert, daß es sich bei Ihren Patienten ausschließlich um Patienten an der Herz-Lungen-Maschine oder nachher im Herzwachsaal handelt. Das sind einfach andere Bedingungen. Diese Patienten sind am Monitor mit geschultem Personal, das selbst eine Rhythmusstörung als Hypokaliämie oder Hyperkaliämie entdecken oder wenigstens vermuten kann. Das sind Bedingungen, die wir für die normale parenterale Ernährung kranker Menschen nicht voraussetzen dürfen, und deshalb finde ich Ihre Therapie sehr gefährlich.

Haider: Mein Thema war: die akute parenterale Alimentation beim Schwerstkranken. Es ist ganz klar, daß man einen Patienten auf einer

Wachstation oder einen normalen postoperativen Patienten nicht dieser Therapie unterzogen wird. Ich stimme mit Ihnen überein: der Patient, von dem Sie sprechen, braucht das, was ich sage, nicht. Aber dem Schwerstkranken das sozusagen zu verweigern, weil ich eine Problematik im Monitoring habe, finde ich nicht gerechtfertigt.

Dudziak: Ich möchte einige Sätze zum Serumkaliumspiegel in der postoperativen Phase, insbesondere nach Operationen mit einer Herz-Lungen-Maschine, sagen. Viele Kollegen bedienen sich des Verhältnisses Ki/Ke für die Feststellung eines ungestörten Kaliumstoffwechsels, als ob es möglich wäre, diese Größe klinisch einwandfrei zu bestimmen. Sie wissen, daß wir leider das Kalium intrazellulär nicht messen können. Infolgedessen geben uns Kaliumverschiebungen im Serum keine gute Auskunft über den aktuellen intrazellulären Gehalt. Bei Verminderung des Serumkaliums wissen wir zumindest nicht ganz genau, ob das Kalium tatsächlich in die Zelle gewandert ist. Hinzu kommt, daß Kaliumbestimmungen in den Erythrozyten nicht repräsentativ für das Verhalten des intrazellulären Kaliums in anderen Organen sind.

Förster: Ich möchte vielleicht zuerst noch ganz kurz die Ausführungen von Herrn *Grünert* ergänzen. Durch Zuckeraustauschstoffe kann man ohne Insulin eine Verminderung der Fettsäurekonzentration auch im posttraumatischen Zustand beim Streßpatienten erreichen. Darin würde ich die Voraussetzung für eine Therapie ohne Insulin sehen. Ganz allgemein möchte ich vielleicht doch noch einmal zu Herrn *Haider* sagen: Herr *Haider* ist eigentlich zu bewundern, daß er ein so hervorragend geschultes Personal hat, und er ist darum zu beneiden. Aber ich glaube, daß man dies nicht verallgemeinern kann und daß in der Routine die Situation doch ganz anders aussieht, und zwar in den meisten Krankenhäusern sowohl in Österreich wie in der Bundesrepublik Deutschland. Selbst in der Schweiz scheint dies nach den Ausführungen von Herrn *Leutenegger* nicht so viel anders zu sein. Man muß wohl eher mit den menschlichen Schwächen rechnen als mit den Größen. Natürlich ist eine Therapie mit Glukose plus Insulin gefahrlos möglich bei entsprechender Beachtung der Ausnahmemöglichkeiten. Aber es ist ganz sicher auch möglich, in den meisten Fällen mit Glukoseaustauschstoffen ohne Insulin zurechtzukommen. Dies scheint mir, im ganzen gesehen, doch die gefahrlosere Therapie zu sein.

Dudziak: Dann darf ich jetzt auf die Nebenwirkungen der Zuckeraustauschstoffe zurückkommen. Ich nenne als Beispiele Laktatazidose, Leberschädigung, Harnsäureanstieg und Hypophosphatämie.

Grünert: Man muß prinzipiell als erstes festhalten, daß diese sogenannten Nebenwirkungen mit Sicherheit in erster Linie ein Dosisproblem darstellen. Ich möchte mich da eigentlich Herrn *Förster* anschließen: die einzige Nebenwirkung, die wir den Zuckeraustauschstoffen zuschieben können, ist vielleicht im Anstieg der Harnsäurewerte zu sehen. Was gerade die Laktazidose angeht, müssen wir wirklich noch einmal mit Betonung feststellen, daß das ganz sicher ein Dosisproblem ist und ganz sicher nicht eine spezifische Eigenschaft beispielsweise der Fruktose. Nur bei Fruktose tritt sie eben viel früher auf, aus Gründen, die wir angeführt haben, es fehlt die hormonelle Steuerung usw., aber es ist nicht primär eine stoffspezifische Eigenschaft.

Dudziak: Zu der Hypophosphatämie hätte ich noch eine Frage: Wodurch kann sie eigentlich erklärt werden? Ich meine, mich erinnern zu können, daß gerade bei niereninsuffizienten Patienten keine Hypophosphatämie beobachtet wird, oder irre ich mich?

Kleinberger: Es gibt einzelne Fallberichte mit Nierenversagen, bei denen unter parenteraler Ernährung Hypophosphatämien beobachtet wurden. Auf diese Berichte hin haben wir das Krankengut unserer Intensivstation prospektiv untersucht. Aufgrund unserer Ergebnisse muß man die Ansicht revidieren, daß bei niereninsuffizienten Patienten keine Hypophosphatämien auftreten.

Dudziak: Ich glaube, daß das eine interessante Erkenntnis war, deshalb frage ich Sie: Wie können Sie uns die Entstehung der Hypophosphatämie erklären?

Kleinberger: Bei unseren Patienten, bei denen das Serumkreatinin über 3 mg% war, kann der renale Phosphatverlust — wir haben ihn bei Patienten, die eine Diurese hatten, auch gemessen — vernachlässigt werden. 62% unserer Patienten wurden hämodialysiert und die meisten Patienten bekamen als „Ulkusprophylaxe" das phosphatfällende Antazidum Alucol®, so daß einerseits durch die Dialyse und andererseits enterale Phosphatverluste möglich sind. Da die Hypophosphatämien sich innerhalb weniger Stunden bis Tage ausbildeten, können die Dialyse und die Alucolmedikation keine tragende Bedeutung gehabt haben. Ich würde glauben, daß die Hypophosphatämie am ehesten durch eine Verschiebung des Phosphats vom Extra- in den Intrazellularraum zu erklären ist.

Förster: Ich möchte noch einmal über die Nebenwirkungen einige ergänzende Worte sagen: Es gibt bislang auf der ganzen Welt keinen einzigen Fall einer Laktatazidose bei Verwendung von Fruktose. Insofern ist diese Nebenwirkung für meine Begriffe eigentlich nicht dokumentiert und nicht bewiesen. Man sollte deswegen nicht mehr darüber reden, meine ich. Man sollte grundsätzlich darauf achten, daß die Möglichkeit der Verschlimmerung von Laktatazidosen bei Kohlenhydrattherapie besteht. Aber es ist bislang kein einziger Fall in der

Weltliteratur nachgewiesen, wo ein solcher Zusammenhang direkt gegeben ist. Bei den übrigen Nebenwirkungen würde ich ebenfalls noch einmal betonen, es gibt bislang keine einzige Dokumentation darüber, daß ein Kausalzusammenhang zwischen der Verabreichung von Zuckeraustauschstoffen und den entsprechenden Nebenwirkungen wirklich vorhanden ist. Insofern sollte man auch hier zurückhaltend sein bei der Beurteilung der sogenannten Nebenwirkungen.

Grünert: Vielleicht noch einen kurzen Kommentar, damit es nicht zu schön klingt. Sie wollen doch konzedieren, daß man mit Fruktose eine Laktazidose erzeugen kann, daß es nur die Frage ist, wie man infundiert.

Förster: Nun, da würde ich sagen, man kann eine Laktatazidose mit Fruktose nur dann in einer Stoffwechselsituation erzeugen, wenn man sie auch mit Glukose erzeugen könnte. Insofern sind wir uns sicher einig. Der geringfügige Anstieg der Laktatkonzentration bei hochdosierten Fruktoseinfusionen ist als Laktatämie zu bezeichnen. Durch Hyperventilation erhält man wesentlich stärkere Veränderungen der Laktatkonzentration als durch Fruktose.

Steuer: Ich wollte eigentlich noch etwas sagen zu der einzigen Nebenwirkung, die nur unter den Zuckeraustauschstoffen auftritt, nämlich dem Harnsäureanstieg. Erstaunlicherweise haben mir die Befunde bei unseren Intensivpatienten gezeigt, daß gerade dieser befürchtete Harnsäureanstieg nicht stattgefunden hat. Ich finde das bemerkenswert, weil gerade diese Patientengruppe ja die Gruppe ist, die mit diesem Präparat behandelt wird.

Leutenegger: Bei uns auch.

Steuer: Das ist eine erfreuliche Übereinstimmung.

Dudziak: Dann möchte ich nach der Ursache des ATP-Abfalles fragen. Welche Konsequenzen sollte man aus diesen interessanten Befunden ziehen, und was bedeuten sie?

Förster: Der ATP-Abfall bei hochdosierter Applikation von Fruktose ist ein Befund, der außerordentlich interessant ist. Er hat aber meines Erachtens keinerlei pathologische Konsequenzen aus dem ganz einfachen Grund: Er hat keinen Stellenwert in dieser Hinsicht, man kann nichts damit anfangen. Im Grunde genommen ist es ein biochemischer Befund, der im Raum steht. Es ist keinerlei leberschädigende Wirkung damit verbunden, es ist überhaupt keinerlei Zusammenhang zu irgendwelchen späteren Störungen vorhanden. Dies zum einen. Zum zweiten ist diese starke Abnahme der ATP-Konzentration nur dann festzustellen, wenn hochdosierte Fruktose infundiert wird, als sogenannte Stoßinfusion. Unter diesen Bedingungen kommt als Negativ zur Geltung, daß die Fruktose im Gegensatz zu Sorbit und Xylit in der Leber außerordentlich rasch phosphoryliert werden kann mit einer Kapazität, die etwa 4- bis 6mal so hoch ist. Bei der initialen Phosphorylierung wird natürlich zunächst ATP verbraucht, es wird dann später wieder im Stoffwechsel regeneriert. Bei Dauerinfusionen ist keine Veränderung der Konzentration der Adeninnukleotide in der Leber festzustellen.

Benzer: Ich habe eine sehr einfache Frage an die Experten. Worin liegen nicht die Nebenwirkungen der Zuckeraustauschstoffe, worin liegen eigentlich die Nachteile einer so einfachen Therapieanwendung, und warum verwenden Sie eigentlich überhaupt Glukose, Herr *Leutenegger,* und kommen unter Umständen in die Gefahr, daß Sie hinüberschreiten müssen zu den Austauschstoffen? Also die Nachteile, nicht die Nebenwirkungen!

Leutenegger: Warum wir vorwiegend Glukose verwenden, das ist darin begründet, daß bis vor kurzem in der Schweiz die Zuckeraustauschstoffe nicht zugelassen waren. Sie waren zum Verkauf verboten, zuerst ganz verboten, dann stufenweise wieder etwas zugelassen, jetzt kann man sie wieder haben und brauchen. Die Verbote beruhten auf Publikationen von Nebenwirkungen, hauptsächlich von *Woods,* von *Thomas,* aufgrund der Serie in Australien mit Xylitchargen, die kontaminiert waren (diese Nebenwirkungen sind sicher nicht dem Stoff als solchem anzulasten), dann aufgrund von Gruppen in der Schweiz, hauptsächlich von *Froesch,* der gezeigt hat, daß diese Zuckeraustauschstoffe sowieso zu Glukose würden. Aufgrund dieser Befunde wurde der Verkauf verboten. Jetzt ist das wieder rückgängig gemacht worden, wir können also die Zuckeraustauschstoffe brauchen, und nun gibt es eigentlich nur noch einen Grund, und das ist der preisliche. Die Glukose ist einfach billiger als die Zuckeraustauschstoffe. Es bleibt vielleicht noch etwas zu erwähnen — wir haben heute nie darüber gesprochen —, es geht um die Frage: Ist es notwendig, die Serumkonzentrationen der Austauschzucker zu kontrollieren bei Patienten, die mit hochdosierten Austauschzuckern behandelt werden, oder dürfen wir uns auf die Bestimmung der Blutglukose verlassen? Aufgrund der Arbeiten von *Froesch* und *Keller,* die ja bis zu 80% Umwandlung in Glukose nachgewiesen haben, könnte man glauben, man dürfe sich auf die Glukose verlassen. Aufgrund unserer eigenen Untersuchungen möchte ich das auch bestätigen. Wir haben minimale Konzentrationen von Fruktose und Xylit festgestellt. Ich kann aber nicht verheimlichen, daß es einzelne Patienten gibt, die außerhalb der Durchschnittswerte liegen und höhere Konzentrationen an Xylit oder an Fruktose aufweisen. Es ist nicht von der Hand zu weisen, daß wir bei diesen Patienten aufgrund der Osmolarität Probleme haben könnten, die vielleicht eine gezielte Bestimmung dieser Parameter, also der Serumkonzentrationen von Fruktose und Xylit erfordern. Diese Bestimmung ist nun wesentlich komplizierter als die Glukosebestimmung, sie gehört nicht zur Routine eines normalen Krankenhauses und würde dann wieder eine Einschränkung dieser Stoffe bedeuten.

Dudziak: Welche Dosierung würden Sie für die Verwendung von Glukoseaustauschstoffen empfehlen?

Leutenegger: Für Fruktose und Sorbit 0,25 g, für Xylit 0,125 g/kg KG/h für eine Dauerinfusion. Unter Dauerinfusion verstehe ich einfach über viele Tage unbeschränkt.

Dudziak: Und den Rest des Bedarfes würden Sie mit Glukose decken?

Leutenegger: Ja, wir kommen so ohne weiteres in einer Kombinationslösung auf 0,5 g/kg KG/h. Wir können damit dem 70 kg schweren Patienten täglich 840 g Kohlenhydrate zuführen, was immer ausreicht.

Dudziak: Deckt sich das mit Ihren Erfahrungen, Herr *Förster?*

Förster: Ja, aufgrund von Erfahrungen an mehreren 100 Probanden würde ich sagen, daß bei Fruktose, selbst bei einer Dosierung von 1 g/kg KG/h, mit Sicherheit keine Verwertungsstörung eintritt. Ich würde aber trotzdem sagen, man sollte einen Sicherheitsspielraum beibehalten, und ich würde die Dosierung annähernd verdoppeln gegenüber der von Herrn *Leutenegger.* Ich würde sagen, daß für Fruktose mit Sicherheit 0,5 g/kg KG/h, bei den beiden Polyolen 0,25 g/kg KG/h vertragen werden. Dabei dürften keinerlei Störungen auftreten. Wir haben noch keinen einzigen Fall gefunden, bei dem dabei eine wesentliche Erhöhung der Konzentration der entsprechenden Substanz im Blut eingetreten ist.

Mayrhofer: Ein Punkt, der in der Diskussion unter den Tisch gefallen ist, ist die doch relativ hohe Harnausscheidung von Xylit — überhaupt bei den Polyolen —, was vielleicht auch ein Faktor wäre, der neben dem höheren Preis ins Gewicht fallen könnte. Wenn 10% von dem, was man hineingibt, gleich über die Niere ausgeschieden werden, ist das nicht sehr ökonomisch.

Leutenegger: Ich danke für diesen Hinweis, das wollte ich auch noch erwähnen. Die renalen Verluste der Zuckeraustauschstoffe sind unbestrittenermaßen auch nach Adaption größer als diejenigen der Glukose, allerdings bei metabolisch kranken Patienten mit gestörter Kohlenhydratverwertung geringer als beim Gesunden, speziell für Xylit. Und ich glaube, wenn andere Vorteile für Xylit sprechen, wir aber renale Verluste von 3,8—4% in Kauf nehmen müssen, dann können wir ja dem Patienten 4% mehr zugeben. Hingegen ist es eine Frage der Dehydratation, die wir allerdings bei diesen Mengen nie beobachtet haben. Und zu Herrn *Förster* noch zur Dosierung. Die

Arzneimittelkommission in Deutschland empfiehlt die Dosis, die ich angegeben habe, gibt aber sofort auch die Möglichkeit, sie zu verdoppeln. Wir sind da zusammen einverstanden.

Haider: Ist es nicht relativ einfach zu interpretieren, warum beim Stoffwechselkranken so wenig Xylit ausgeschieden wird? Glauben Sie nicht, daß gerade bei Stoffwechselkranken die *Froesch*schen Befunde ins Gewicht fallen, daß Xylit zu Glukose umgewandelt wird. Wir haben ja gesehen, wo der Xylit, der Sorbit und die Lävulose in die Glykolyse eingespeist werden. Ist es nicht ein sehr einfacher Befund, daß gerade dort, wo der Organismus einen erhöhten Bedarf hat, er Xylit zu Glukose umwandelt und daher weniger Xylit ausscheidet.

Leutenegger: Es sind nicht wesentlich größere Glukoseverluste oder zirkulierende Glukose festgestellt worden.

Haider: Ich wollte noch Herrn *Förster* fragen: Sie haben am Vormittag gesagt, daß dann, wenn Glukose gestört verwertet wird, sehr wohl ein größerer Prozentsatz von Xylit zu Glukose umgewandelt wird. Sie haben, glaube ich, auch gesagt, daß in der Postaggressionsphase Insulin relativ normal, wenn nicht sogar in erhöhtem Maß vorhanden ist, und das, glaube ich, ist ein springender Punkt, der vielleicht ein bißchen anklingen sollte. Ich habe das aus einer Arbeit von *Geser* und *Schultis*, vor 5—6 Jahren erschienen, wo postuliert wird, daß in der Postaggressionsphase ein erhöhter Insulinspiegel vorhanden ist. Nun, ich habe mir diese Arbeit herausgesucht und gefunden, daß diese Befunde an Cholezystektomierten erhoben wurden, die noch dazu bis einschließlich des vierten postoperativen Tages (wenn in Amerika die Leute schon wieder nach Hause gehen) als Postaggressionsphase untersucht wurden. Ich würde diskutieren wollen, ob nicht dieser Arbeitsgruppe die Phase der Insulinsuppression entgangen ist.

Dudziak: Wir haben bereits gehört und gelesen, daß im Postaggressionssyndrom kontroverse Ansichten über das Verhalten des Insulinspiegels im Blut bestehen. Es wurden Befunde mitgeteilt, daß der Insulinspiegel sehr niedrig ist. Andere Autoren fanden normale Insulinwerte und schließlich gibt es Berichte über erhöhte Insulinspiegel. Ich gebe zuerst an Herrn *Förster*, weil er Insulin bei Patienten, die sich tatsächlich im Postaggressionssyndrom befanden und intensivtherapiebedürftig waren, gemessen hat.

Förster: Die Befunde sind an sich eindeutig: Die Glukoseaustauschstoffe werden ohne zusätzliches Insulin und ohne Blutglukoseanstieg bei den Patienten verwertet. Dies sind empirische Befunde, darüber zu diskutieren ist eigentlich sinnlos, vor allem mit Glaubensgrundsätzen kommen wir in diesem Zusammenhang sicher nicht weiter. Bei vielen solchen polytraumatisierten Patienten ist der Seruminsulinspiegel eindeutig erhöht, das ist mehrfach gemessen worden. Bei anderen Fällen ist er nicht in dem Maß erhöht. Wir haben einen Überblick über etwa 30 Patienten, bei denen der Seruminsulinspiegel jeweils erhöht war, und zwar bereits im „nüchternen" Zustand. Hierbei konnte mit Fruktose bzw. mit Sorbit eine ausgeglichene Stoffwechselsituation erreicht werden, ohne zusätzliche Insulinapplikation. Wir halten dies für einen eindeutigen Vorteil.

Haider: Man kann fremde Arbeiten ja nur interpretieren, indem man sagt, man glaubt, daß das und das passiert ist. Ich stelle durchaus zur Diskussion, daß der Arbeitsgruppe die Phase der Insulinsuppression entgangen ist, weil sie eine viel zu lange Zeit zu einem Zeitraum zusammengefaßt hat. Ich möchte auf die Befunde von *Larry Carey* aus dem Vietnamkrieg, auf die Befunde von *Allison* und auf eigene Befunde an der Herz-Lungen-Maschine hinweisen, die zeigen, daß in den ersten 12—48 Stunden die Insulinsekretion fehlt und der Insulinspiegel absinkt. Im weiteren Verlauf tritt eine Insulinresistenz auf, wobei trotz erhöhten Insulinspiegels eine Hyperglykämie bestehen bleibt.

Dudziak: Ich glaube, wir werden das Problem heute nicht lösen können.

Wurnig: Ich danke sehr, daß ich diese Frage noch stellen darf, die mir bei unserem Krankengut sehr unter der Haut brennt und sehr am Herzen liegt. Bei Fällen, die gut voruntersucht sind, die man der parenteralen Ernährung zuführen muß, wie z. B. Patienten, die an die Herz-Lungen-Maschine kommen, wird das sicher kein Problem sein. Bei Fällen, die wir aber zu behandeln haben, häufig mit kongenitalen Veränderungen, die als Neugeborene zur Behandlung kommen, als junge Kinder und Säuglinge, kann aber entweder eine hereditäre Fruktoseintoleranz bestehen oder auch, könnte ich mir vorstellen, ein nicht bekannter Diabetes mellitus. Beides sind nun echte Probleme, vor allem die Fruktoseintoleranz. Ich könnte mir vorstellen, daß es sogar zu juridischen Komplikationen führen kann, wenn man Zuckeraustauschstoffe verwendet, und zwar deswegen, weil wegen dieser Gefahr von vielen Pädiatern die Anwendung von Zuckeraustauschstoffen grundsätzlich abgelehnt und verboten wird. Andererseits muß ich aber aus persönlicher Erfahrung sagen, daß sich uns in den letzten 15 Jahren in der Praxis die Kombinationen der Zuckeraustauschstoffe mit Glukose am besten bewährt haben, wie auch aus diesen Vorträgen hervorgegangen ist. Es ist uns auch in den letzten 15 Jahren niemals eine Fruktoseintoleranz untergekommen. Man weiß aber aus Berichten, daß solche tödlichen Zwischenfälle vorgekommen sind, auch bei Erwachsenen, wo das nicht bekannt war. Es ist daher tatsächlich die Gefahr gegeben, daß man diese Situation übersieht und im Fall einer Fruktoseintoleranz Gefahr läuft, eben einen solchen Exitus zu erzielen. Bei einem unbekannten Diabetes habe ich schon einmal bereits vor 15 Jahren nahezu ein diabetisches Koma erzielt, weil wir versucht haben, präoperativ eine solche parenterale Ernährung anzukurbeln.

Dudziak: Ich danke Ihnen sehr für diese Frage, die ich an Herrn *Förster* weitergebe!

Förster: In der Bundesrepublik Deutschland und in Österreich sind die hereditäre Fruktoseintoleranz und der Fruktose-1-6-Di-Phosphatasemangel sicherlich kein Problem. Es werden in der Bundesrepublik etwa 6 bis 8 Fälle im Jahr beobachtet, und bei diesen Fällen wäre natürlich die Infusion von Fruktose und von Sorbit kontraindiziert. Allerdings gibt es eine ganz einfache Möglichkeit der Diagnose und Kontrolle. Wenn man solchen Patienten Glukoseaustauschstoffe infundiert, also Fruktose oder Sorbit, kommt es zu einer ganz stark ausgeprägten Hypoglykämie. Die Glukosekonzentration muß sowieso bestimmt werden. Wenn bei solchen Patienten eine Hypoglykämie eintritt, handelt es sich offenbar um eine Fruktoseintoleranz und dann muß entsprechend anders therapiert werden. Im übrigen kommt es in diesen Fällen auch zusätzlich noch rasch zu einer Hyperbilirubinämie und zu einer Leberschädigung, was ebenfalls zu einer Änderung der Therapie führen würde. Es ist an sich klar, daß Sie keinen Fall beobachten konnten, eben wegen der außerordentlichen Seltenheit. Die Möglichkeit des Diabetes, auch des unbekannten Diabetes, ist wesentlich größer. Hier wäre dann die Kontraindikation Glukose. Was kann man dann überhaupt noch geben?

Dudziak: Nun möchte ich zur Hyperalimentation übergehen und Herrn *Pauser* eine Frage stellen: Was verstehen Sie konkret unter dem Begriff Hyperalimentation?

Pauser: Wie Sie aus meinem Referat entnommen haben, habe ich diesen Begriff bewußt sehr sorgfältig und kritisch gebracht und auch einmal das sogenannte Wort Hyperalimentation gebraucht, denn, was man unter dem Begriff Hyperalimentation anstreben kann, wäre eine Optimierung der Stickstoffbilanz. Wie Sie aus der einen Kurve entnommen haben, war bei diesem Patienten in der günstigsten Phase eben ein oszillierender Stickstoffwert, der einmal leicht positiv, einmal leicht negativ war, zu erreichen, was allerdings bei der Grunderkrankung und bei dem langen Geschehen (4wöchige Nahrungskarenz) vielleicht schon einen positiven Erfolg darstellt. Ich glaube, einer meiner Vorredner hat ja ein anderes Bild einer Stickstoffbilanz gebracht, wo also durchwegs eine negative Stickstoffbilanz aufgezeigt wurde, die nie in den positiven Bereich hineingekommen ist. Und dort liegt, so glaube ich, die Schwierigkeit.

Dudziak: Frau *Semsroth*, sind Patienten, die einer Hyperalimentation unterzogen werden, eigentlich in der Lage, eine positive Stickstoffbilanz zu entwickeln?

Semsroth: In der Lage sind sie schon, aber, wie wir gesehen haben, nicht generell, sondern bei unserem aufgezeigten Patientengut eben nur in 20% bei den Zuckeraustauschstoffen und in 40% bei der hochdosierten Glukoselösung. Das Problem ist, glaube ich, doch auch neben der ausreichenden Kaloriengabe die Stickstoffzufuhr, die wahrscheinlich für unsere Intensivpatienten mit 19 g Stickstoff/Tag noch zu niedrig lag; wir müssen z. B. in eine höhere Dosierung gehen, ich denke da an 0,4 g Stickstoff/kg/Tag. Wir lagen bei unserer höheren Dosierung nur bei 0,3 g N/Tag.

Dudziak: Wenn ich Herrn *Pauser* richtig verstanden habe, bevorzugt er die Technik der intravenösen Hyperalimentation. Bezogen auf herzkranke Patienten, die Sie gezeigt haben, stellt sich die Frage, ob man auch per os hyperalimentieren kann, oder ergeben sich da Verwertungsschwierigkeiten?

Pauser: Diese Patientin war keine Herzpatientin, es war lediglich ein Lungenbild eines Herzpatienten vorhanden, wo ich nur die Technik des Katheters zeigen wollte. Allerdings muß ich sagen, daß bei diesem Patienten, der einer ausgeprägten kardialen Kachexie erlegen war (mit etwa 40 kg, ein erwachsener Mann von 40 Jahren), die Alimentation akut abgebrochen werden mußte, weil die Flüssigkeitsbelastung von 3 Litern, wie es auf der höchsten Stufe der Hyperalimentation zu verabreichen ist, bereits zu viel für sein Herz gewesen ist, da er schon 2 künstliche Herzklappen eingesetzt bekommen hatte und eben zum Einbau der 3. Klappe hyperalimentiert hätte werden sollen. Dieser Versuch ist also fehlgeschlagen. Bei den anderen Patienten handelte es sich um durchaus onkologisch-chirurgische Patienten. Dieses hätte auch der Titel des Beitrages sein sollen, er konnte jedoch nicht mehr ins Programm aufgenommen werden.

Kleinberger: Der Begriff Hyperalimentation ist meiner Ansicht nach nicht ideal, da unter Hyperalimentation eine sehr unterschiedliche Kalorienzufuhr verstanden wird. Die einen meinen lediglich den Überbegriff der parenteralen Ernährung ohne Bezug auf die Kalorienzufuhr und andere tatsächlich eine Hyperalimentation. Hyperalimentation heißt Überernährung. Die kalorische Basalversorgung liegt bei 25—30 kcal/kg/Tag. Wo beginnt nun der Begriff der Hyperalimentation, bei 30, 40, 50 kcal/kg/Tag? — Ich glaube, darüber sollte man sich einig sein.

Pauser: Ich glaube, hier liegen wir auf einer Linie, da wir uns nach dem Schema von *Solassol* richten. Ab 50 kcal pro kg Körpergewicht können wir von Hyperalimentation sprechen.

Kleinberger: Meine Diskussionsbemerkung ist nicht in Richtung des Ernährungsschemas von Prof. *Solassol* gegangen. Ich glaube, man sollte sagen, wo der Begriff der Hyperalimentation beginnt. In der Regel wird am Krankenbett die Kalorienzufuhr in Gesamtkalorienzufuhr pro Tag diskutiert und von 3000, 4000 und 5000 kcal/Tag gesprochen. Meiner Ansicht sind diese Angaben problematisch, da z. B. 3000 kcal für einen 70 kg schweren Patienten eine Normalalimentation und für einen 35 kg schweren Patienten schon eine riskante Hyperalimentation bedeuten kann. Wenn man über Ernährung spricht, soll man das Gewicht der Patienten unbedingt berücksichtigen.

Dudziak: Es wäre schon von großer Bedeutung, wenn Sie uns sagen könnten, was Sie bei welchen Patienten mit der Hyperalimentation bezwecken. Wenn man sich auf einen 70 kg schweren Patienten bezieht, welcher ein Kardiakarzinom hat, so entsteht die Frage, weshalb man bei ihm acht Tage vor der Operation eine Hyperalimentation durchführt?

Pauser: Bei einem 70 kg schweren Patienten könnte man sich das überlegen. Der Patient, den ich hier aufgezeigt habe, mit einer Magenausgangsstenose, war ein 50 kg schwerer Patient von normaler Größe. Dieser war sicherlich in einer extrem katabolen Situation, und es hat ja der Erfolg der Operation gezeigt, daß trotz einer schlechten Ausgangslage der Serumalbuminwerte der großchirurgische Eingriff gutgegangen ist, die Anastomose gehalten hat, was durchaus sonst zu Schwierigkeiten führen kann. Was von den Chirurgen gefürchtet wird, ist die Anastomoseninsuffizienz.

Dudziak: Wenn ich Sie richtig verstanden habe, möchten Sie bei dem Patienten eine Gewichtszunahme vor der Operation erzielen, mit dem Gedanken, daß ein Gewichtsverlust nach der Operation sowieso resultieren wird. Sie geben aber dem Patienten nach der Operation völlig normale Infusionstherapie und verzichten auf die Hyperalimentation.

Pauser: Nach der Operation nehmen wir ja das Regime aus den angegebenen Gründen kurzfristig zurück und steigern es dann eben auf „Hyperalimentationswerte". Bei einem normalgewichtigen Patienten oder im gezeigten Fall sogar untergewichtigen Patienten gehen wir dabei bis auf 4000 Kalorien.

Semsroth: Zur Frage von Herrn *Dudziak*, was wir konkret unter einer Hyperalimentation verstehen, möchte ich noch folgendes sagen: An einem Diagramm habe ich die Abhängigkeiten vom Zustand des Patienten und seinem Energie- und Stickstoffverbrauch aufzuzeigen versucht. Ob ich nun eine parenterale Hyperalimentation betreibe oder nicht, ist von den Konditionen des Patienten abhängig. Was für den einen eine Hyperalimentation ist, ist für den anderen noch lange keine. Wenn ich mir z. B. einen Rekonvaleszenten vorstelle, so braucht der vielleicht 2000 kcal pro Tag und ca. 10 g Stickstoff, während ein Tetanuskranker oder ein schwer Verbrannter vielleicht 5000 kcl/Tag und sicher 20 und mehr g Stickstoff/Tag braucht. Deshalb müßte man im Grunde für jeden parenteral ernährten Patienten täglich neu definieren, ob man ihn in eine anabole Stoffwechsellage gebracht hat oder nicht, und dazu bräuchte man natürlich täglich eine genaue N-Bilanz.

Grünert: Vielleicht ein Wort zum Begriff Hyperalimentation. Ich glaube, daß der Mann, der ihn in die Literatur eingeführt hat, *S. J. Dudrick*, darüber am unglücklichsten ist. Ich finde, es verwirrt die Situation ziemlich. Man sollte sich auf den Begriff der parenteralen Ernährung festlegen. Und über den Bedarf der Energie und der Substanzen dann von Fall zu Fall Feststellungen treffen und nicht von vornherein.

Leutenegger: Vom chirurgischen Standpunkt aus interessiert natürlich besonders, ob wir durch parenterale Ernährung präoperativ den Patienten in einen Zustand bringen können, der unserer Operation eine bessere Chance gibt. Was kann man hierbei als Parameter für den Ernährungszustand bringen? Es ist eine Möglichkeit, die Gewichtskorrelation zur Körpergröße zu nehmen. Zuverlässiger ist die Serumalbuminkonzentration. *Daily* untersuchte in einer experimentellen Arbeit die Reißfestigkeit und die Insuffizienzrate von Dickdarmanastomosen an Ratten in Abhängigkeit vom Serumalbumin, erreicht durch mehr oder weniger gute parenterale Ernährung. Hier konnte gezeigt werden, daß bei einer Grenze von 3,5 g Albumin/100 ml die ganz entscheidende Phase erreicht wird, bei welcher die Anastomosen besser halten. Und ich kann Ihnen sagen, daß aufgrund dieser Untersuchungen *Dudrick* jeden Patienten, der zum Wahleintritt kommt, parenteral ernährt, bis er ein Serumalbumin von 3,5 g% hat und erst dann zur Operation schreitet. Mit ihm zusammen hat die Gruppe um *Copeland* am MD-Anderson-Tumorhospital in Houston eine verblüffende Serie von Tumorchirurgiepatienten gezeigt, mit — unter diesen Konditionen operiert — minimalen Insuffizienzraten. Was ich noch verraten kann: Das Serumalbumin von 3,5 g% wird von *Dudrick* nicht nur mit Aminosäuren, sondern zusätzlich mit Albumininfusionen erreicht.

Dudziak: Zum Abschluß unserer Diskussion möchte ich mich bei den Teilnehmern recht herzlich bedanken. Ich habe den Eindruck gewonnen, daß wir die Zuckeraustauschstoffe ein wenig gesellschaftsfähiger gemacht haben, und bin der festen Überzeugung, daß wir uns in ein paar Jahren wieder treffen und uns über die sinnvolle Verwendung von Glukose und Lävulose sowie anderer Zuckeraustauschstoffe, gestützt auf neue Befunde, wesentlich präziser unterhalten können.